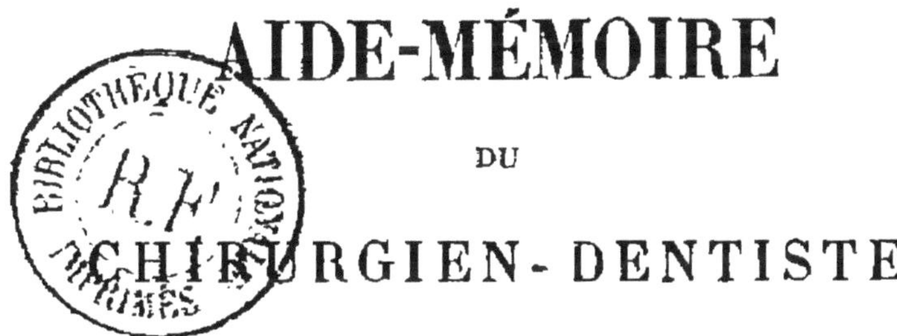

AIDE-MÉMOIRE

DU

CHIRURGIEN-DENTISTE

PREMIÈRE PARTIE

THÉRAPEUTIQUE DE LA CARIE DENTAIRE

AIDE-MÉMOIRE

DU

CHIRURGIEN-DENTISTE

PREMIÈRE PARTIE

THÉRAPEUTIQUE DE LA CARIE DENTAIRE

1 volume in-18 jésus cartonné avec 188 figures.

DEUXIÈME PARTIE

AFFECTIONS DENTAIRES ET AFFECTIONS DE LA CAVITÉ BUCCALE ET DES MAXILLAIRES

TROISIÈME ÉDITION

Par **Paul DUBOIS**

Avec la collaboration de Messieurs les Docteurs

L. THOMAS, ISCH-WALL, PAQUY

Publié sous le patronage de l'École dentaire de Paris

1900

1 volume in-18 jésus cartonné, avec 100 figures

AIDE-MÉMOIRE

DU

CHIRURGIEN-DENTISTE

PAR

PAUL DUBOIS

Publié sous le patronage de l'École dentaire de Paris

PREMIÈRE PARTIE

THÉRAPEUTIQUE DE LA CARIE DENTAIRE

QUATRIÈME ÉDITION

Avec 188 figures dans le texte

PARIS
VIGOT FRÈRES, ÉDITEURS
23, PLACE DE L'ÉCOLE-DE-MÉDECINE, 23

1905

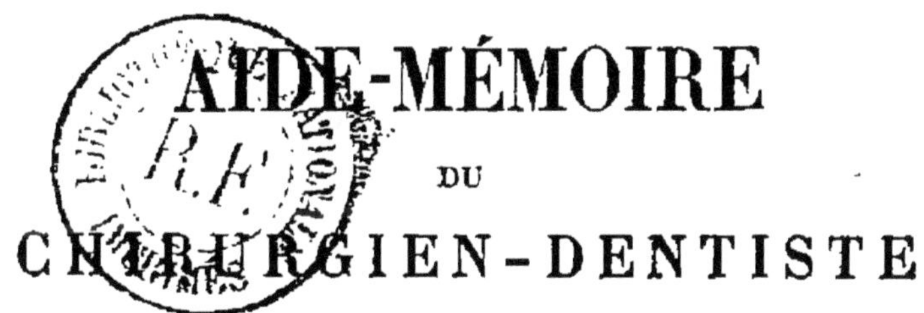

AIDE-MÉMOIRE
DU
CHIRURGIEN-DENTISTE

AVANT-PROPOS

INSTALLATION DU CABINET D'OPÉRATIONS

Avant d'aborder l'étude de la carie dentaire, nous présenterons ici, en un court aperçu, les appareils et instruments d'utilité générale les plus usuels, nous réservant d'examiner plus tard ceux qui conviennent d'une manière spéciale à un genre d'opérations.

MEUBLES ET APPAREILS

Fauteuil d'Opérations

Le fauteuil d'opérations a une importance considérable pour le dentiste; il doit prendre aisément toutes les positions que commande le travail dans la bouche, les quitter avec facilité, sans arrêt, pendant l'exécution des opérations, et enfin, avoir une grande fixité; si ces qualités peuvent se combiner avec l'élégance et la dissimulation du mécanisme, il aura les qualités requises. Un fauteuil d'opérations doit permettre les mouvements suivants:

1° *L'élévation et l'abaissement.* Le siège étant à son niveau, le bas sera à 0m,45 centimètres du sol, le plus haut atteindra 0m,98 centimètres. Les opérations sur la mâchoire inférieure, particulièrement l'extraction, demandent que l'opérateur domine entièrement son patient. Pour les opérations sur la mâchoire supérieure, notamment pour les enfants et les individus de petite taille, il est bon que le fauteuil soit plus ou moins élevé; celles-ci se font avec le minimum de fatigue quand l'opérateur n'a pas besoin de se courber et que le champ opératoire est à la hauteur de son épaule. Cela est particulièrement indiqué pour opérer dans la région cervicale des bicuspides et des molaires.

Non seulement tout le fauteuil doit pouvoir s'élever et s'abaisser, mais encore le dossier doit avoir des mouvements distincts de l'ensemble.

2° *Mouvement de renversement.* Le dossier du fauteuil doit pouvoir prendre la ligne verticale et permettre le renversement presque horizontal. Cela est important, dans le cas de syncope, à la suite de l'anesthésie, pour les opérations de nettoyage à la partie linguale de la mâchoire inférieure, pour les manœuvres sur les dernières molaires supérieures; dans ces derniers cas, le renversement doit se faire sur un angle obtus de 120° à 150°. Le renversement de tout le fauteuil s'adapte moins aux nécessités opératoires que celui du dossier

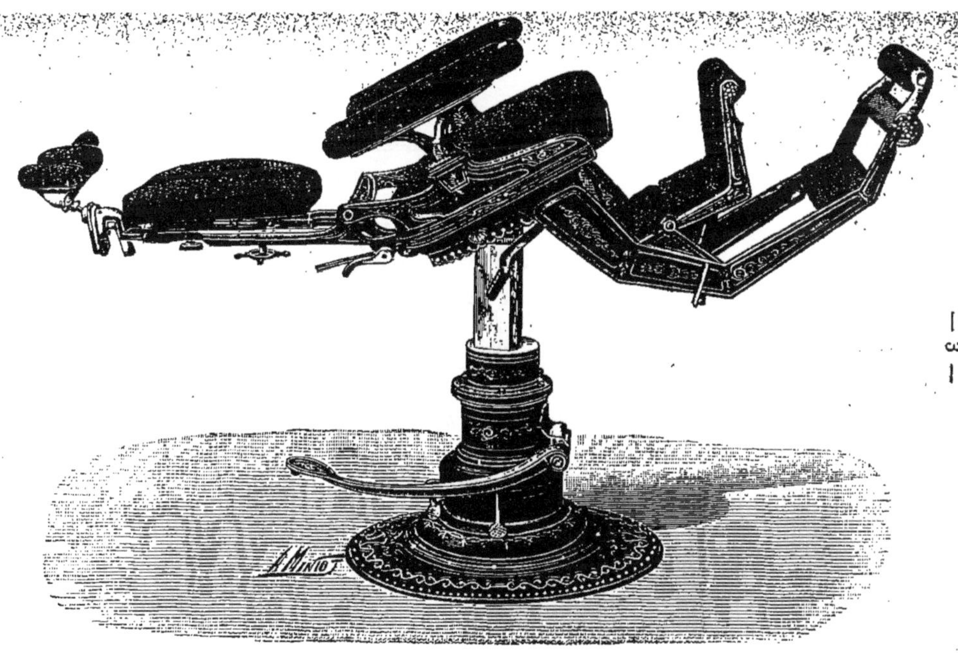

Fig. 1. — Fauteuil « Mamelzer ».

seul. Il n'est pas sans importance que le marchepied suive tous les mouvements du fauteuil. Il doit pouvoir s'élever et s'allonger selon les besoins.

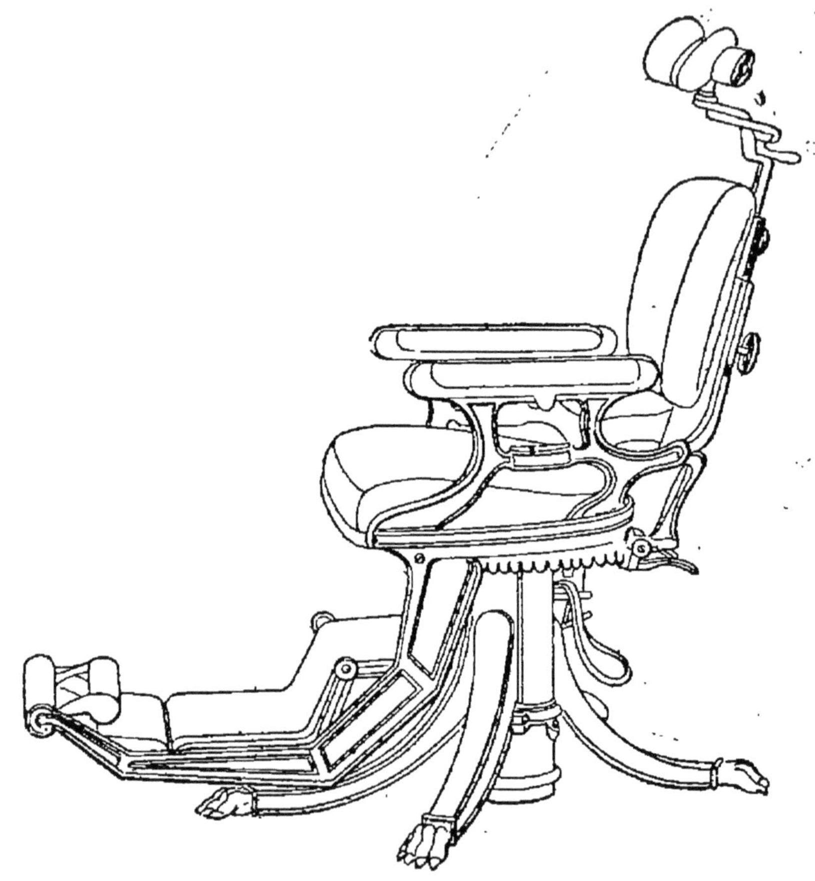

Fig. 2. — Fauteuil modèle de Wilkerson.

3° *Le mouvement de rotation sur l'axe.* Quoique moins essentiel que les précédents, il facilite l'entrée et la sortie du fauteuil, le placement en bonne lumière, à l'abri des rayons solaires directs, la manœuvre à droite et à gauche.

4° *L'appui-tête* doit avoir tous les mouvements : élévation, abaissement, projection en avant, en arrière, mouvements d'inclinaison, de latéralité, et les garder avec une fixité inébranlable. Il faut, de plus, que la tête y soit bien assujettie, qu'elle y reste sans fatigue et sans gêne. L'ajustement du fauteuil à la taille du patient et selon l'opération à exécuter doit être fait avant tout examen.

Le modèle qui répond le mieux aux conditions énoncées ci-dessus est le fauteuil Mamelzer (fig. 1), dont la position la plus basse est à $0^{m},45$ du sol et la plus haute à $0^{m},74$.

Construit sur un socle ovale, il permet à l'opérateur de s'approcher le plus près possible du fauteuil sans le toucher.

Le piston sur lequel repose le corps du fauteuil est triangulaire de façon à éviter le jeu latéral de toute la partie supérieure du fauteuil, et c'est là un avantage important tant au point de vue de l'extraction que des aurifications.

Le décubitus dorsal est obtenu d'une façon complète pour pratiquer les anesthésies locales et générales.

La têtière est à la demande construite à coussins mobiles prenant exactement la forme de la tête du patient.

Le corps du fauteuil pivote entièrement sur son axe avec une extrême douceur, et la descente se fait au moyen d'une pédale placée de telle façon que l'opérateur peut l'actionner sans se déplacer au cours d'une opération.

Les bras sont mobiles ainsi que le marchepied, et

le dossier se renverse indépendamment du corps du fauteuil.

La pompe, du principe des pompes foulantes, fonctionnant à l'huile, sans secousse ni bruit, est d'une simplicité remarquable, et par conséquent indéréglable ; la vitesse de descente est obtenue à volonté par un écrou molleté fixé à la pédale de descente à la portée de l'opérateur.

Le fauteuil Wilkerson est aussi un bon modèle, mais sa base est plus encombrante et les leviers moins simplifiés (fig. 2).

Les fauteuils à manivelle peuvent servir aux débu-

FIG. 3. — Fauteuil modèle Heymen.

tants, pour un second cabinet et pour le voyage. Le meilleur modèle de voyage a été combiné par M. Heymen (fig. 3).

Crachoir

Le crachoir attenant au fauteuil, et suivant tous ses mouvements, est préférable à tous les autres ; le crachoir-meuble sera délaissé, il gêne, quand on doit se placer à gauche, et il peut se trouver, par suite des déplacements du fauteuil, trop éloigné du patient. Le crachoir monté sur un support de tablette ou un support spécial peut rendre des services, quoiqu'il n'ait pas les qualités de mobilité du crachoir attaché au fauteuil.

Le crachoir le plus hygiénique est le crachoir en verre ; il permet de placer au fond un liquide stérilisant : eau hydrargyrisée, solution de chlorure de zinc. Ceux en cuivre nickelé sont plus élégants. Les fabricants lui ajoutent parfois un godet destiné à recueillir l'or ; mais cela retarde, et quelquefois empêche l'écoulement des liquides au fond du vase ; cette adjonction n'a qu'une utilité restreinte et a des inconvénients évidents.

La maison White a construit un crachoir auquel s'ajoutent une fontaine et une pompe à salive, ce qui est très élégant, quoique un peu compliqué, car l'appareil nécessite une arrivée et un écoulement d'eau particuliers.

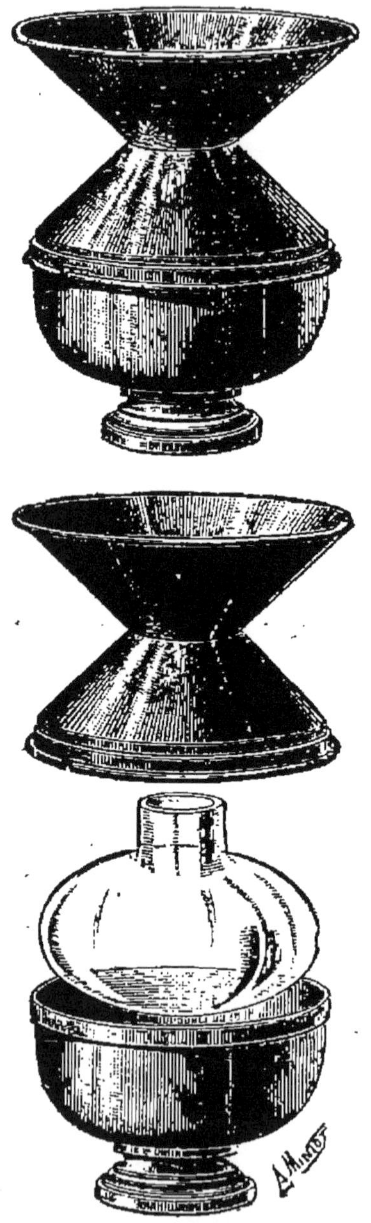

Fig. 4. — Crachoir aseptique de Mamelzer.

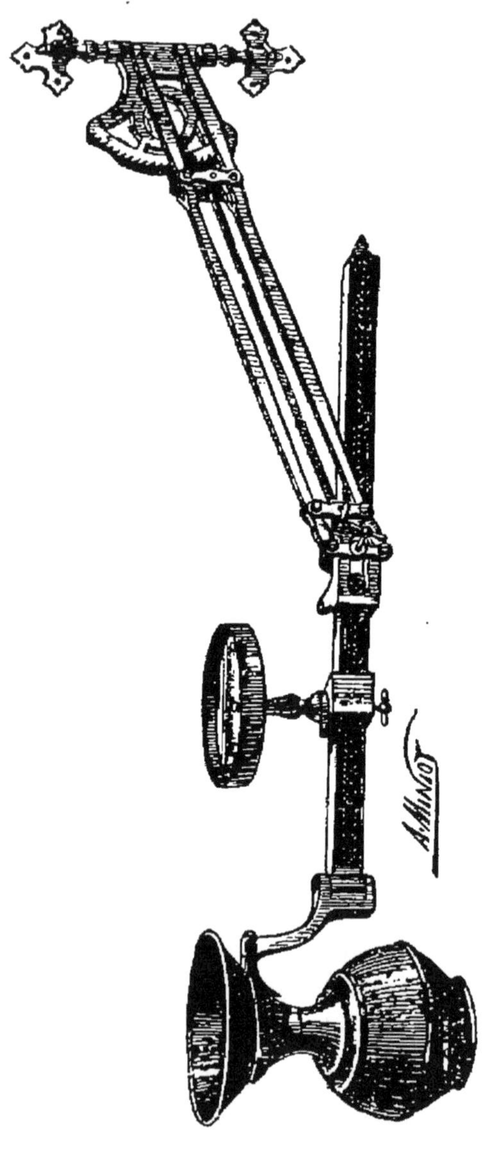

Fig 5. — Support de crachoir à crémaillère mobile en tous sens avec plateau porte-verre.

Tablette opératoire

La tablette opératoire est essentielle dans le cabinet du dentiste, elle permet d'avoir sous la main et à proxi-

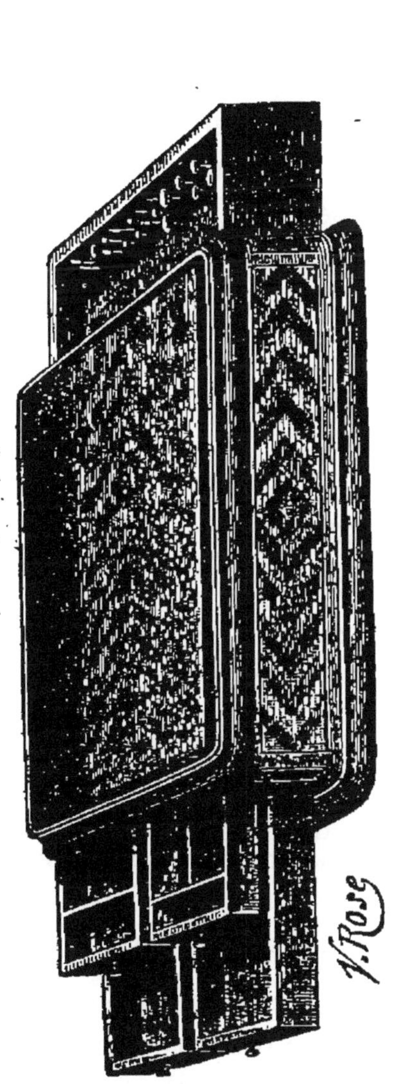

Fig. 6. — Tablette opératoire sans support.

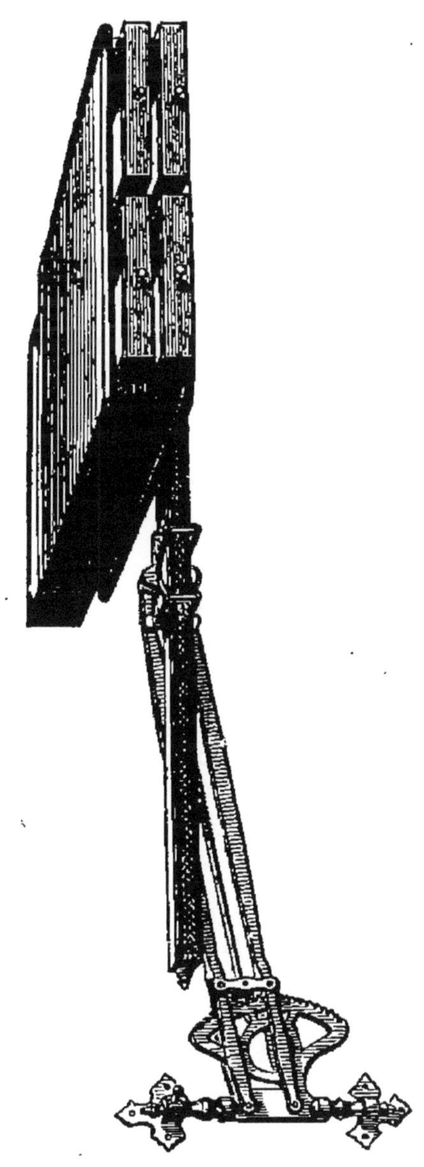

Fig. 7. — Tablette opératoire avec support de Mamelzer.

mité de la bouche du patient les instruments et médicaments les plus usuels. Elle doit avoir une grande mobilité dans tous les sens. Celles qui se fixent au chambranle de la fenêtre ou au mur sont moins gênantes que celles attenant au fauteuil ou supportées sur un pied.

La tablette du modèle d'Allan est la plus usitée. Celle de Holmes est un peu lourde et compliquée.

Il n'est pas sans avantage d'avoir deux tablettes, l'une à droite, l'autre à gauche ; celle de gauche peut être moins importante : elle recevra de préférence la lampe d'éclairage et contiendra les instruments d'aurification.

Le choix et l'aménagement des outils, dans la

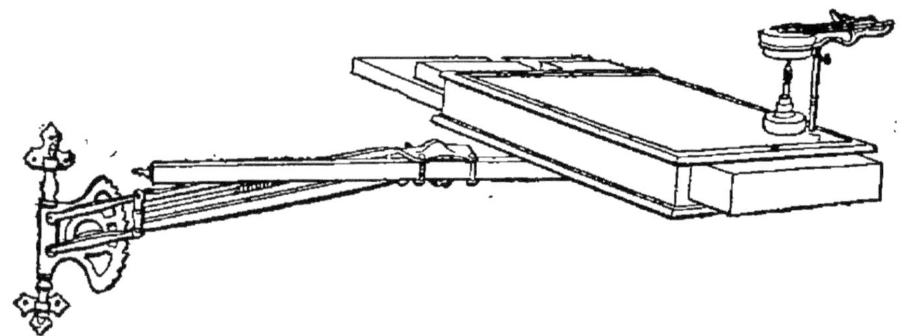

Fig. 8. — Tablette opératoire modèle de Allan, support de Mamelzer. Réchaud de Flagg, à gutta-percha, fixé sur le côté.

tablette opératoire, seront soigneusement faits ; elle ne doit contenir que ce qui est réellement d'usage général, c'est-à-dire : les instruments devant être montés sur le tour 18 excavateurs, 2 couteaux émail, fouloirs et spatules à matières plastiques ; sondes et fraises à

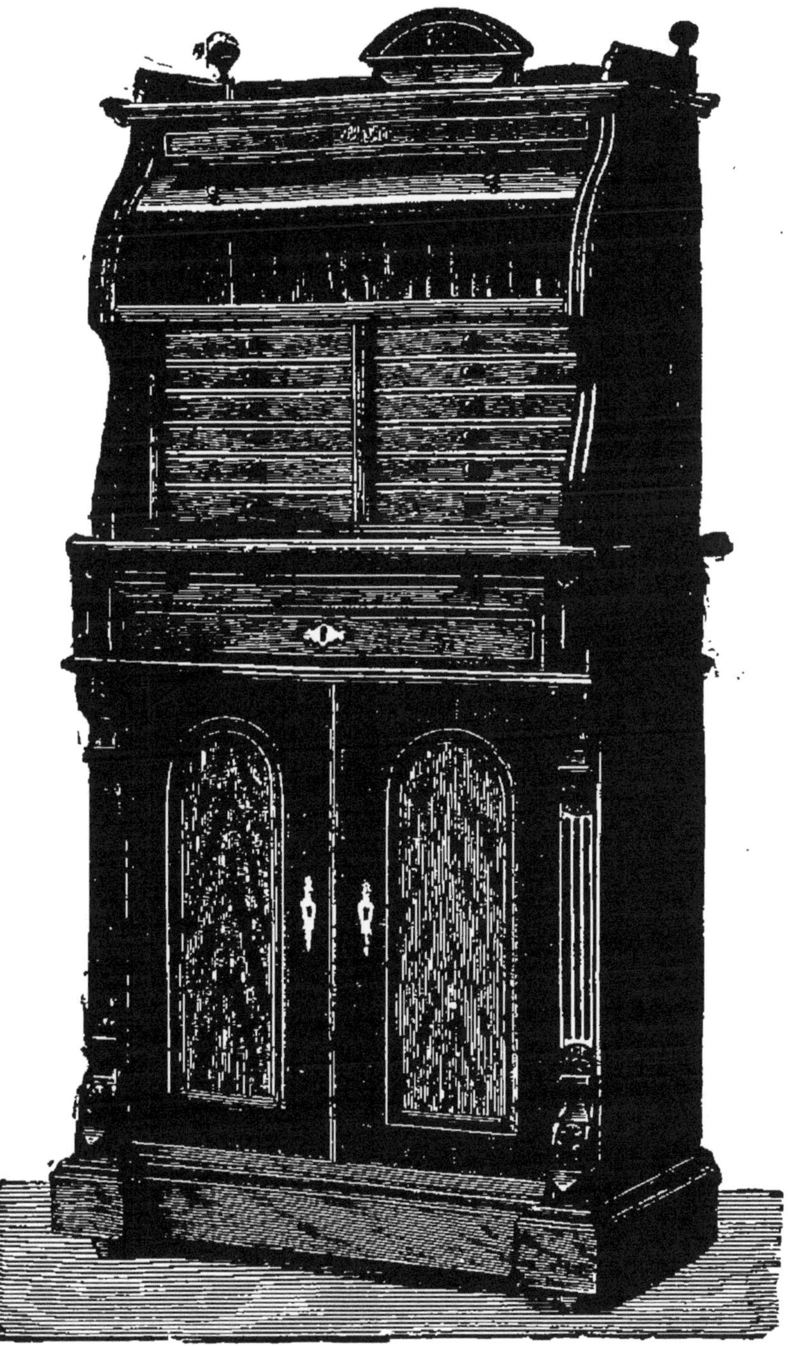

FIG. 9. — Meuble à outils, modèle courant.

canaux ; gutta-percha, amadou, papier à articuler, papier absorbant, etc. Il est bon de placer sur le côté un porte-coton.

Certains praticiens placent l'or à même dans la tablette, nous pensons qu'il risque de s'y salir, d'être mouillé, aussi préférons-nous le renfermer dans une boîte spéciale. Nous faisons porter sur la tablette le petit bouilloir de Flagg, afin d'avoir de la gutta-percha chauffée par l'eau constamment à notre portée.

Il est plus facile de tenir toujours propre la tablette recouverte d'un verre dépoli, car le drap se salit et la serviette se déplace.

Meuble à outils

Les gros outils, daviers, porte-empreintes, les matières obturatrices, la bouillotte, etc., etc., doivent être contenus ou placés dans un meuble spécial, comprenant de grands et de petits tiroirs et des tablettes. Après essai, le meuble reproduit ci-dessus (fig. 9) est celui qui nous a paru convenir le mieux à ces différents services.

Comme on le voit, il comporte au milieu un grand tiroir de 10 centimètres de profondeur, puis une dizaine de petits servant à caser tous les instruments. En haut, une porte à rideau dissimule un espace assez grand pour la pharmacie, tandis que le corps du bas fermé par une porte à deux battants est destiné à recevoir le linge, les médicaments de réserve, etc.

Le meuble a en tout 1^m,80 de hauteur; 82 centimètres de largeur et 43 centimètres de profondeur.

Éclairage

On se ménagera, dans le cabinet d'opérations, le maximum de lumière naturelle en ne plaçant pas de

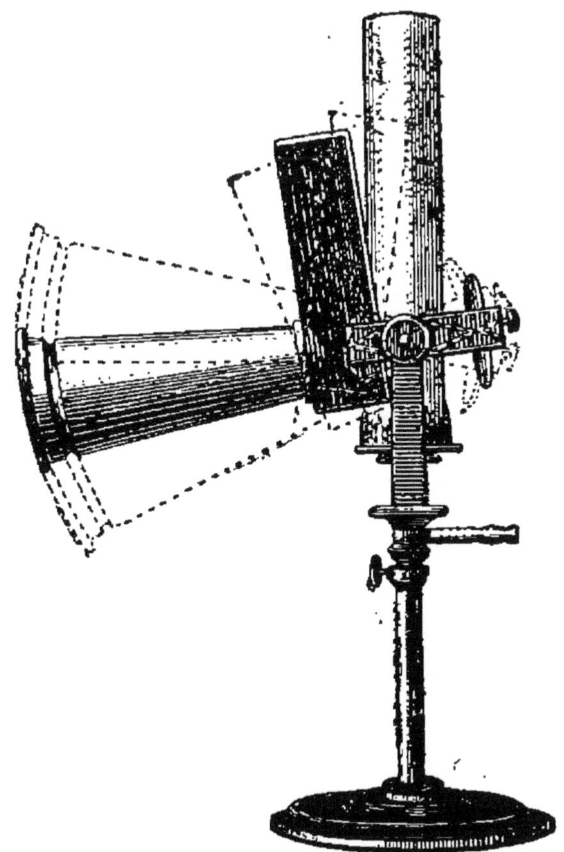

FIG. 10. — Réflecteur avec lampe à gaz, modèle Telschow.

rideaux de tenture autour de la fenêtre, placée vis-à-vis du fauteuil. L'orientation au nord est préférable.

La meilleure lumière artificielle est l'électricité, surtout avec les petites lampes à incandescence d'une force

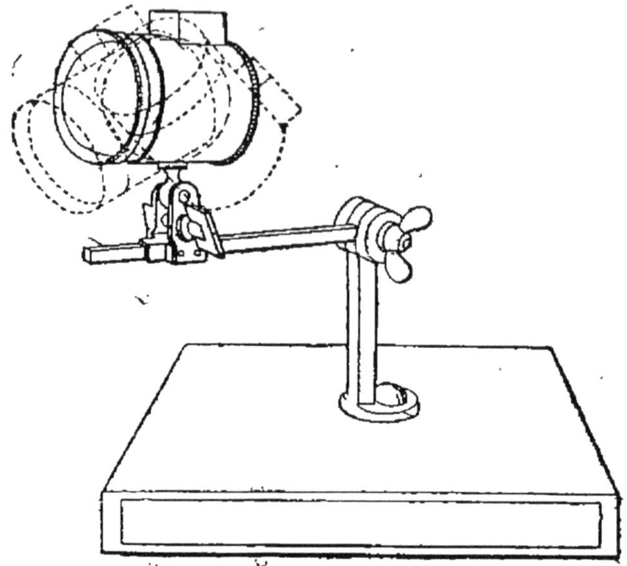

Fig. 11. — Lampe à incandescence placée dans un tube projetant et concentrant la lumière sur le point voulu. Installation sur la tablette opératoire. Modèle de M. Barbe.

de 6 à 12 volts, selon la distance du foyer lumineux et du champ opératoire. Il est bon d'enchâsser la lampe

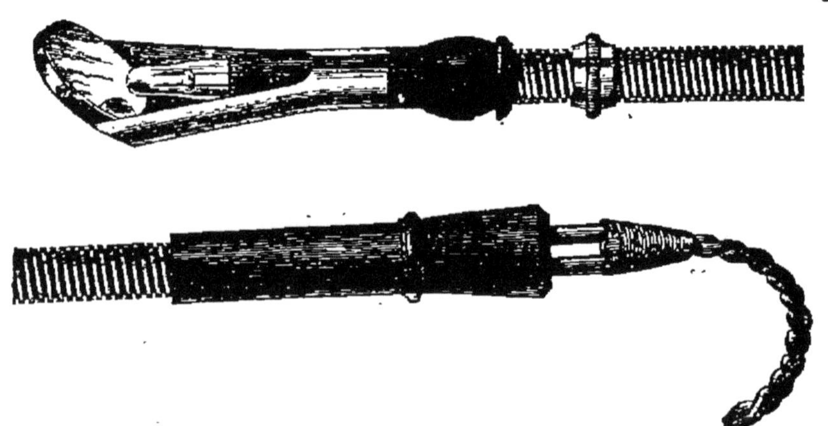

Fig. 12. — Lampes à incandescence et miroir pouvant s'introduire dans la bouche.

dans un tube servant de réflecteur, placé au centre de la tablette et supporté par un pied ou une tige permettant la rotation, l'élévation l'abaissement, et l'inclinaison à tous les angles voulus. L'installation, combinée par M. Barbe, répond à tous ces besoins.

A ce foyer central, on peut ajouter de très petites lampes de 2 à 3 volts supportées sur un manche et destinées à être introduites dans la cavité buccale même, afin d'établir plus sûrement le diagnostic, ou faciliter certains temps d'opération.

Les tubes de verre plein de M. Belin rendront, dans ce cas, les plus grands services : ils éclairent sans chauffer et peuvent être mis en contact avec les muqueuses et les dents sans risque de brûlure.

A défaut d'électricité, le gaz est le meilleur agent d'éclairage, surtout avec les becs et brûleurs Auër et avec le réflecteur Telschow.

Celui-ci peut être monté sur un pied ou être placé dans une douille reposant sur l'une des tablettes.

Le même réflecteur peut s'adapter à des lampes à huile ou à pétrole.

Pompes à salive

La pompe à salive ne rend que des services restreints, elle peut débarrasser la bouche de grandes quantités de salive, et, à ce titre, elle peut s'adjoindre à la digue, afin d'éviter la submersion du champ opératoire, ou l'écoulement de la salive sur les vêtements, mais elle ne peut, à elle seule, être un moyen assez parfait de préservation de l'humidité. Pour ces raisons, on délaissera les systèmes encombrants et compliqués pour les pompes simples et peu gênantes, par exemple celles qui sont une application du principe du siphon.

La bouche peut être considérée comme un récipient supérieur dont on veut faire écouler le liquide dans un récipient inférieur; pour cela il suffit d'amorcer, c'est-

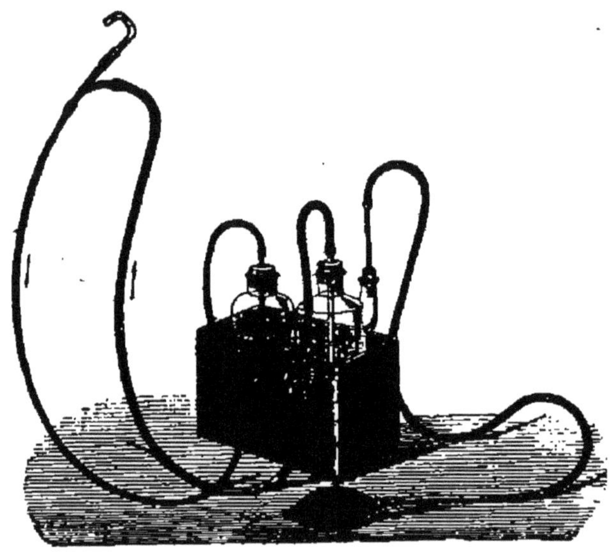

Fig. 13. — Pompe à salive. modèle P. Dubois. La main, en pressant sur la poire P, fait monter le liquide d'un premier flacon F, près de l'embouchure.

à-dire de chasser l'air en faisant monter un liquide jusqu'à l'embouchure; une fois la continuité du liquide établie, le récipient supérieur, c'est-à-dire la bouche, — se vide dans le récipient inférieur, — un bocal, par exemple. M. Michaëls faisait monter le liquide en le refoulant avec la bouche; j'ai perfectionné le système, en amorçant à l'aide d'une poire.

MM. Ronnet et Tralero ont construit un modèle également simple, mais il nécessite le concours du patient qui doit presser sur la poire pour que la pompe fonctionne.

Celle de M. Telschow marche, grâce à un petit corps de pompe actionné par la pédale du tour dentaire, par l'électricité, par l'air comprimé. M. Michaëls a démontré que ce dernier peut aussi permettre d'établir très simplement une pompe à salive marchant automatiquement, quand le robinet d'air est ouvert.

Nous mentionnerons pour mémoire les pompes à salive se fixant au mur, celles qui portent sur un pied, comme celles de Rogers, de White. Nous n'en conseillons pas l'emploi.

Petits moteurs à usages opératoires

Enlever à l'opérateur le rôle de force motrice, pour ne lui laisser que le soin de diriger les instruments, serait un progrès considérable ; la liberté et l'exactitude des mouvements seraient beaucoup plus parfaites. Aussi nombre de dentistes distingués se sont-ils ingéniés pour s'affranchir de l'obligation d'actionner la pédale, ou le ressort d'un maillet.

Nous exposerons succinctement les plus heureuses tentatives d'applications mécaniques, ayant pour but d'assurer la marche indépendante de nos instruments d'excision et de condensation.

Moteur à eau. La force la plus économique à employer est le moteur à eau. Les modèles Hastie, de Hammond, sont les meilleurs. Ces moteurs nécessitent une assez forte pression d'eau. Hammond dit : « Je « trouvai que la pression de l'eau d'un réservoir placé

« au sommet d'une très haute maison n'était pas suf-
« fisante pour produire le travail nécessaire pour
« enlever de l'émail dur et que c'était, comme les
« autres moteurs, une *machine à coudre* insuffisam-
« ment forte pour des opérations dentaires. »

Le moteur à eau demande donc une pression qu'on ne peut rencontrer partout. Là où elle existe et où il est possible d'établir une canalisation, ce moyen est sans rival.

Moteur à vapeur. Une très petite machine à vapeur pourrait être employée comme générateur de force motrice pour actionner une dynamo placée loin du cabinet ; elle rendrait des services, si on voulait l'utiliser, pour faire marcher directement le tour dentaire, mais cela ne serait pas sans inconvénient, par suite de la difficulté de placer la machine, dans le voisinage du cabinet d'opérations, et de dissimuler la transmission.

Moteur à gaz. Ce que nous venons de dire de la machine à vapeur s'applique aux moteurs à gaz ; de plus, leur trépidation et le bruit qu'ils font ont découragé tous ceux qui, jusqu'ici, ont voulu les utiliser.

Moteur à air comprimé. L'air comprimé est une source de force motrice bien mieux adaptée à nos besoins que les moteurs à vapeur ou à gaz, à condition qu'il existe, comme à Paris et dans certaines grandes villes, une canalisation d'air comprimé. Alors il suffit d'obtenir un branchement sur les tuyaux distributeurs. Le diamètre des conduites étant très petit, elles se posent aussi aisément que celles qui amènent l'eau ou le gaz. A Paris, l'air comprimé est fourni à une pression minima de 6 kilogrammètres, suffisante pour actionner le tour dentaire et concurremment une machine dynamo; la rotation de celle-ci permet d'avoir à sa disposition toutes les applications électriques : lampes, air chaud, cautères. M. Michaels, qui, le pre-

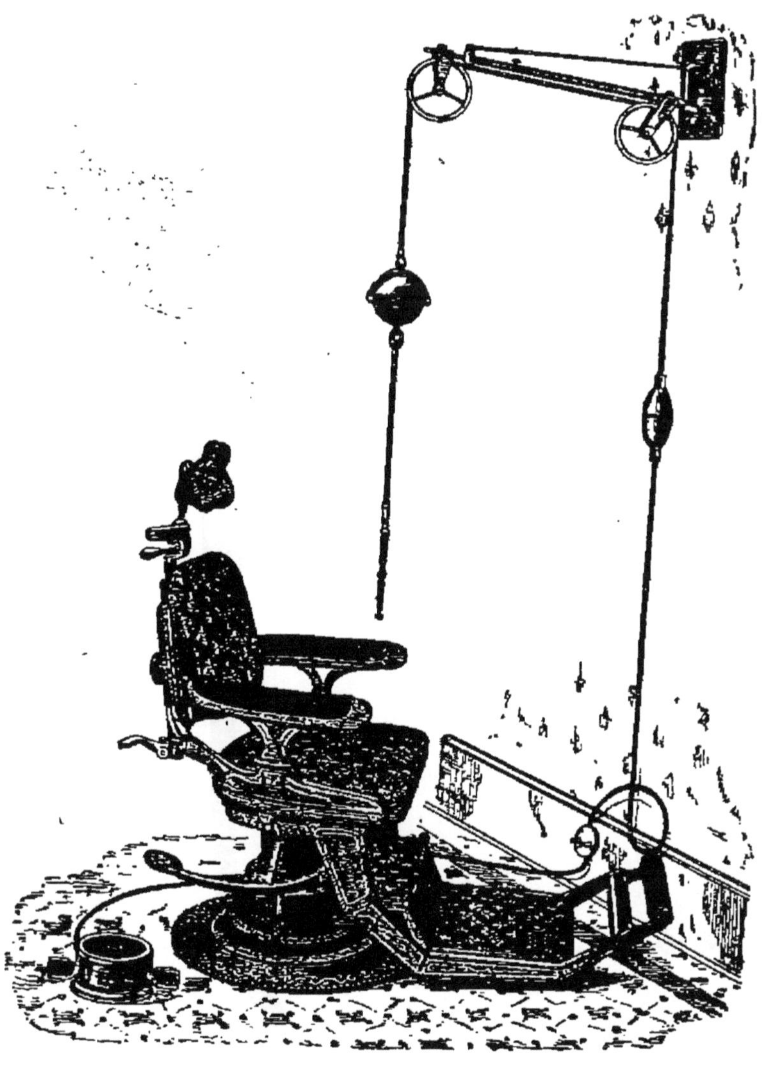

Fig. 14. — Disposition générale, vis-à-vis du fauteuil, du moteur électrique, modèle Trouvé.

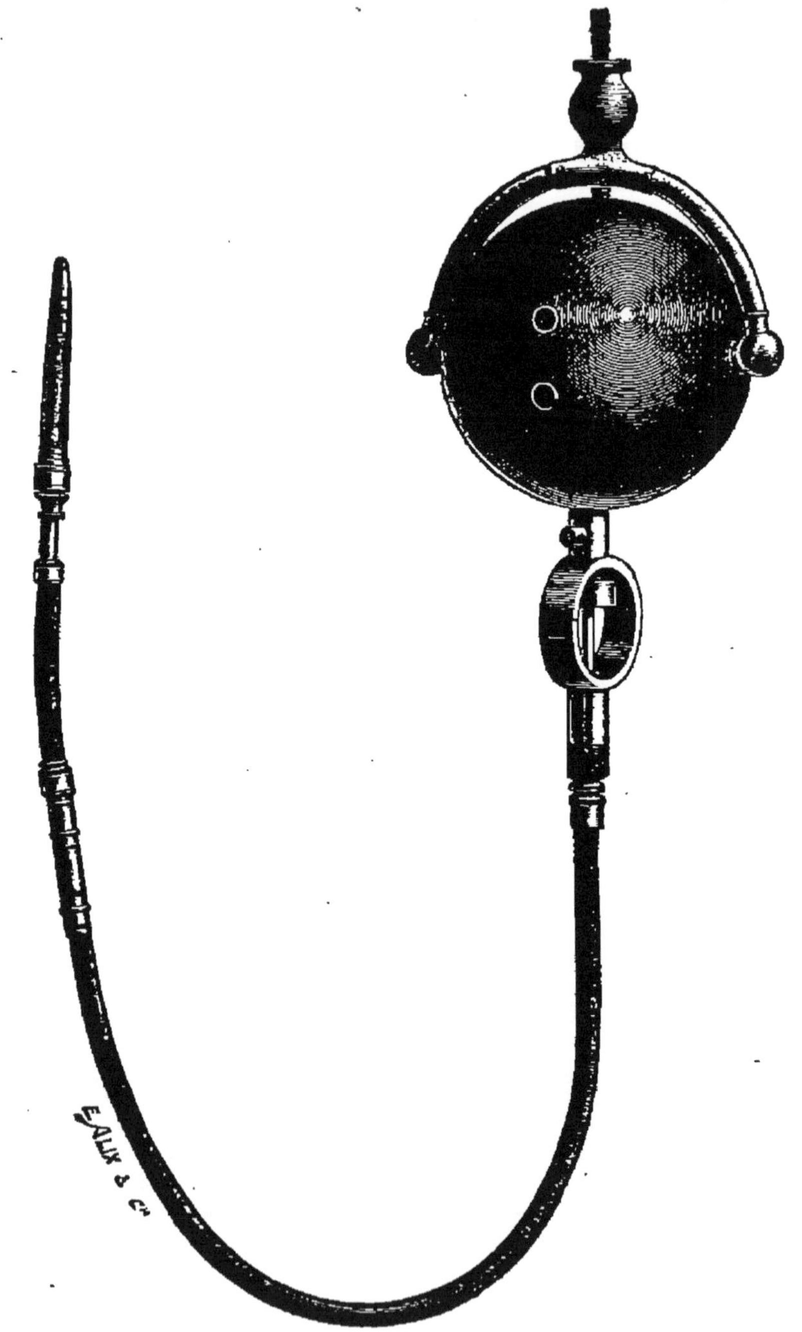

Fig. 15. — Moteur électrique dentaire Trouvé avec flexible Duplex-Spring, et pièce à main.

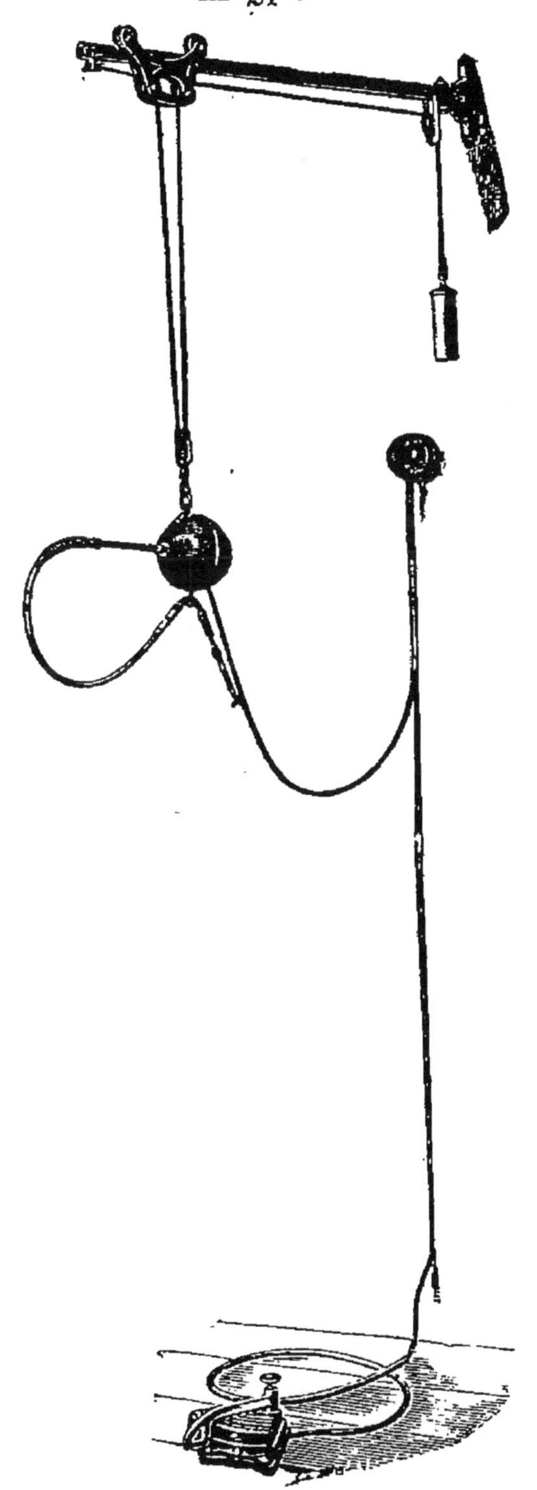

Fig, 16. — Tour à fraiser, à suspension pour courant alternatif et continu (système Klingelfüss).

mier, a fait une installation de ce genre, s'en sert également pour pomper automatiquement la salive, vaporiser les composés réfrigérants, actionner le maillet, etc.

L'avantage du moteur à air comprimé est dans sa facilité d'installation, son petit volume et le peu de bruit qu'il fait. Le bruit et la trépidation du moteur ne sont guère perçus; la machine dynamo adjointe est plus bruyante, surtout si elle est à courant continu,— type Gramme ; à courant interrompu, — modèle Maiche, elle est moins désagréable à cet égard, mais elle n'assure pas tous les services qu'on peut demander à l'électricité. M. Michaëls a monté son arbre de tour sur une potence s'attachant au chambranle; la transmission se fait sans engrenages, par le moyen d'une corde à boyau. Des robinets distincts commandent l'arrivée de l'air pour injecter les cavités, après réchauffement au contact d'un fil incandescent, pour faire marcher la pompe à salive, etc.

Moteurs électriques. L'électricité, distribuée par des fils émanant d'une usine centrale ou d'une machine à vapeur ou à gaz, placée loin du cabinet d'opérations, pourrait servir dans les mêmes conditions.

L'électricité produite par des piles est plus coûteuse, moins constante, d'entretien plus difficile que celle provenant de la transformation du mouvement. Pour faire marcher couramment le tour dentaire, par exemple, il faut une batterie puissante usant rapidement ses éléments constitutifs. Les principales piles pouvant être utilisées dans ce but sont les piles Bunsen (acide sulfurique et nitrique) ; les piles au bichro-

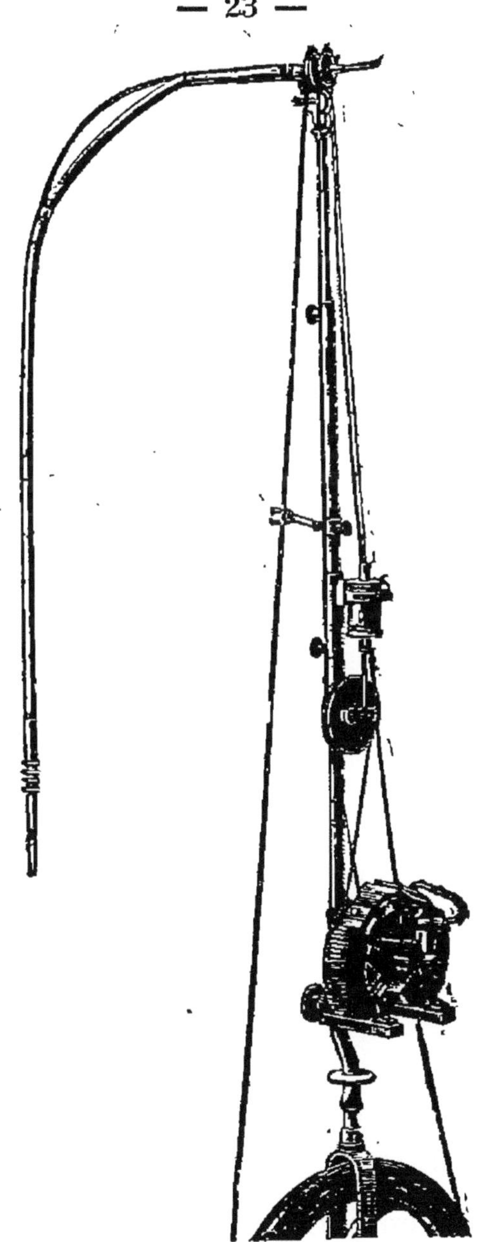

Fig. 17. — Moteur électrique monté sur l'arbre du tour. Un petit corps de pompe y est ajouté, il actionne un maillet pneumatique et une pompe à salive. La pédale garde, malgré cela, son action indépendante, et rendrait possible la marche du tour s'il y avait interruption du courant électrique. Modèle de M. Telschow.

mate de potasse, — Trouvé, Chardin, — elles sont très énergiques, mais elles brûlent vite les zincs et leur maniement fréquent est entouré de tels inconvé-

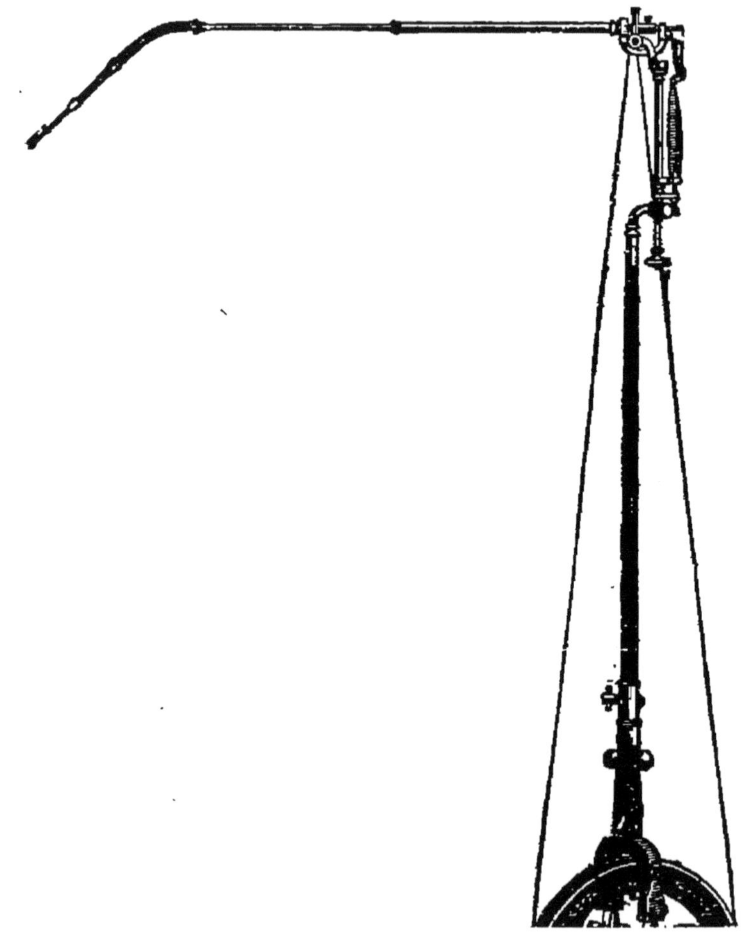

Fig. 18. — Tour de Johnston.

nients que nous n'en conseillons pas l'emploi, au moins pour faire marcher le tour. Les petites quantités dépensées par le maillet à aurifier, par la poire à air chaud, par les petites lampes à incandescence atténuent les inconvénients.

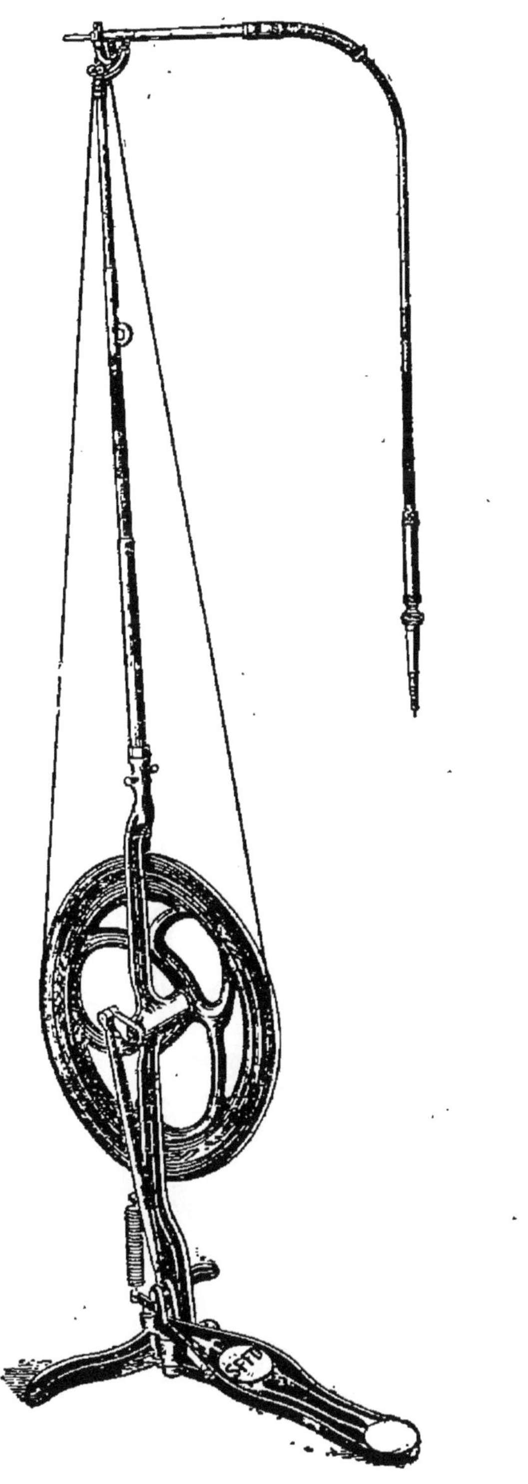

Fig. 19. — Tour de White à arbre flexible.

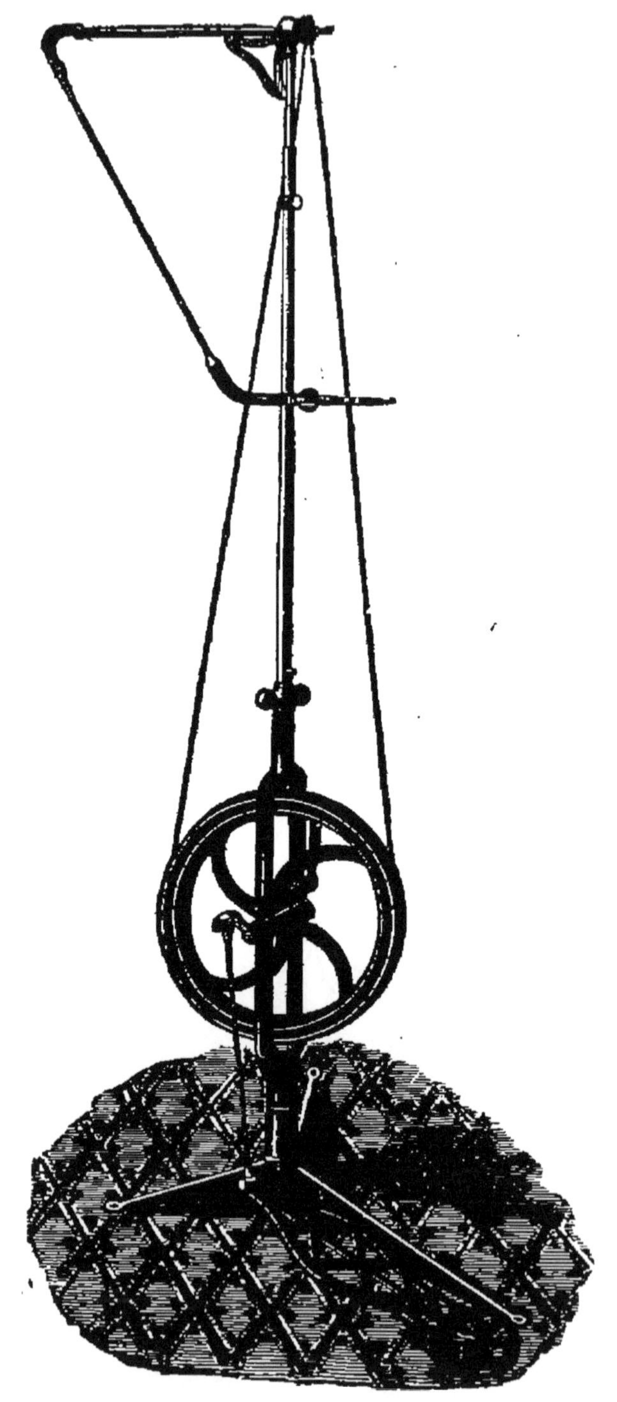

Fig. 20. — Tour à double coude, modèle Shaw.

Les piles à sel ammoniac, type Leclanché, perfectionnées par Nehmer, n'ont pas les mêmes désavantages, au moins au même degré et, à défaut d'autres sources mécaniques, peuvent être mises à contribution pour les usages ci-dessus.

Les moteurs électriques, et l'arbre du tour y attenant, peuvent être attenants à la pièce à main, ou être montés sur une tige fixée au fauteuil, sur le tour lui-même, sur un pied spécial, ou sur une potence mobile, comme dans le modèle de M. Trouvé représenté (fig. 14). Cette dernière est le support le moins gênant pour les mouvements du patient et de l'opérateur.

On peut recommander actuellement l'emploi des tours à fraiser, à suspension, pour courants continus et alternatifs. Les systèmes Trouvé et Klingelfüss, (fig. 15, Trouvé), (fig. 16, Klingelfüss) par exemple, dans cet ordre d'idées, ont réalisé un grand progrès ; ils présentent de plus le grand avantage de faciliter, par un déclanchement spécial, l'arrêt instantané de la fraise à l'aide d'une pédale qui, d'autre part règle la vitesse de rotation au gré du praticien.

Tour dentaire

Le tour à fraiser est l'acquisition moderne la plus importante de l'arsenal opératoire ; il ne reste plus actuellement que deux tours types en présence : celui de White, à arbre flexible, et celui de Shaw à double coude, reliant des parties d'arbre rigides. Le tour de Johnston, qui est un type intermédiaire, a de grandes qualités ; mais il est, dans son genre, dépassé par le tour Shaw qui a plus de souplesse, sans avoir pourtant la flexibilité du tour White. La flexibilité est un avantage qui n'est pas sans inconvénients : elle diminue la force et la rupture du câble est à craindre ; elle finit, après un assez long usage, par déterminer une trépidation de l'instrument.

Quel que soit le modèle de tour, la pièce à main est

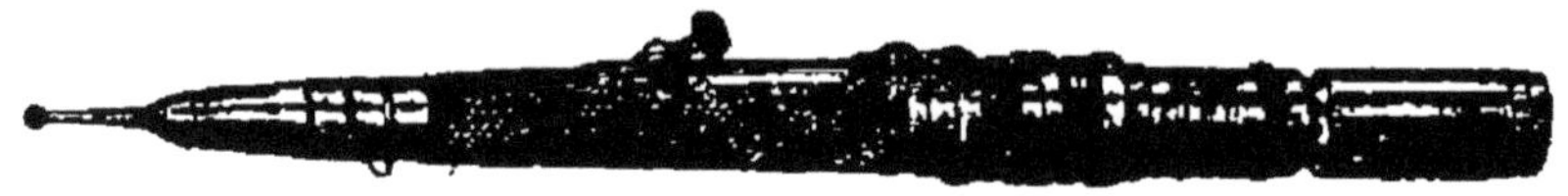

a. Pièce à main n° 6.

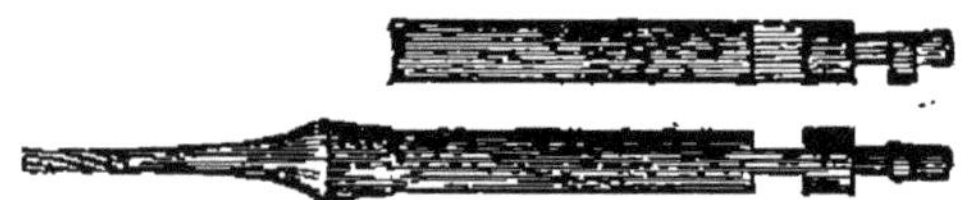

b. Fraise pour la pièce à main n° 4

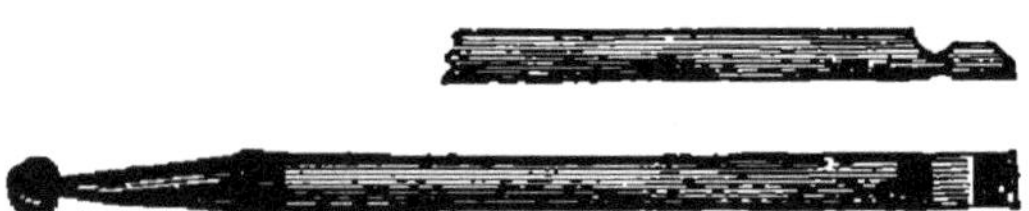

c. Fraise pour la pièce à main n° 6.

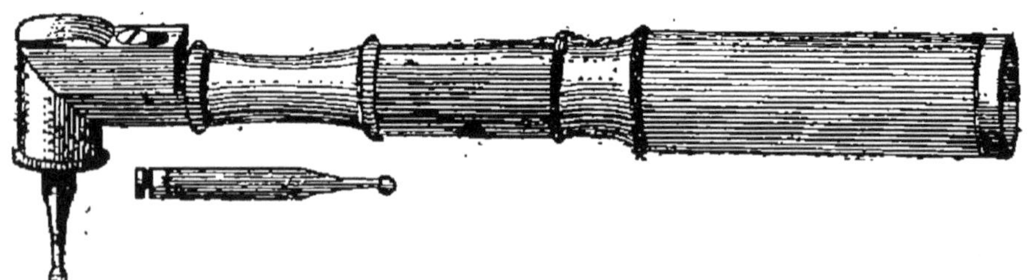

Fig. 21. — d Main à angle droit, modèle n° 2 de White.

indépendante, et toutes peuvent y être montées. Celle qui nous convient le mieux est le modèle n° 6 de White. Elle donne aux instruments une fixité, une rectitude de rotation, une facilité de montage et de démontage que l'usage prolongé n'altère pas.

Le modèle n° 4, qui est actuellement le plus répandu, est imparfait. Ceux qui l'emploient hésitent à lui substituer la main n° 6 pour ne pas être obligé de se fournir d'une nouvelle série d'instruments. Les élèves et les jeunes praticiens feront bien de prendre d'emblée la main que nous indiquons.

La main à angle droit est absolument nécessaire pour préparer les cavités des molaires, et même pour atteindre certains points des faces latérales des dents antérieures. Le modèle à verrou n° 2, du catalogue White, est de beaucoup supérieur au modèle n° 1.

La main à angle aigu rendrait des services. Celle à angle obtus est une superfluité. Les unes et les autres n'admettent pas sans détérioration rapide les instruments de grand diamètre.

Petits instruments d'usage général.

Les cautères. Le cautère électrique, grâce à l'instantanéité de son incandescence, est le cautère buccal ou dentaire par excellence. Cette incandescence peut être obtenue par l'électricité des piles ou par une machine dynamo.

Toutes les piles énumérées ci-dessus peuvent servir : l'une de celles qui conviennent le mieux pour la cautérisation est la pile de Vert, au bichromate de potasse (figure 22). Le ressort placé à la partie supérieure de l'enveloppe dégage aussitôt les zincs et les charbons du liquide, l'opération exécutée.

On aura des cautères de plusieurs forces et de plusieurs formes, les plus petits pénétrant dans les cavités

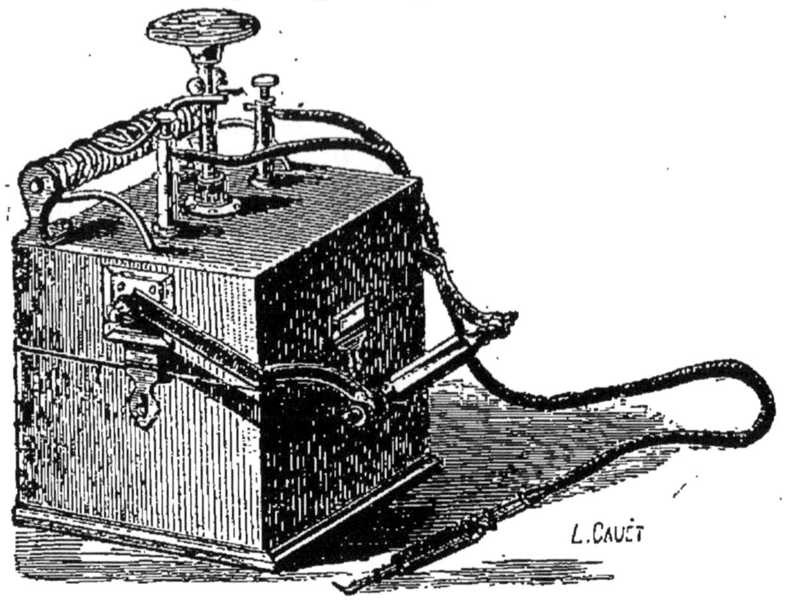

Fig. 22. — Pile de Vert.

radiculaires, les couteaux serviront à exciser la gencive.

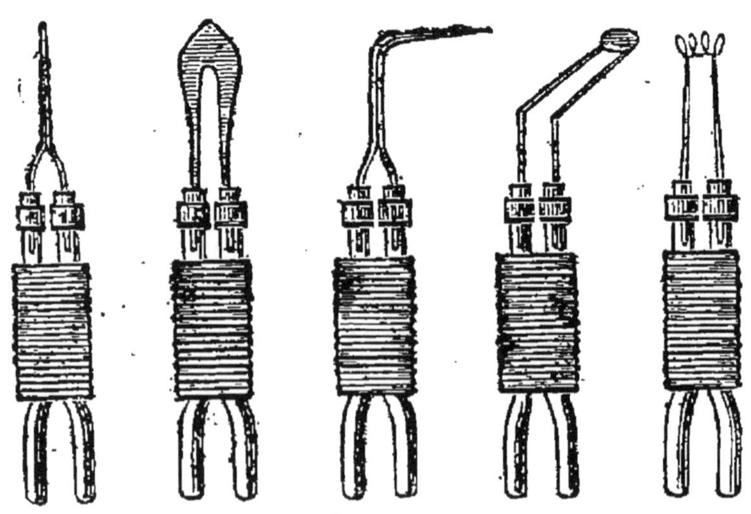

Fig. 23. — Différentes formes de galvano-cautères.

A défaut d'un cautère électrique, on aura le petit modèle du cautère Paquelin; son peu de dépense, la facilité de l'entretien de son incandescence en font le meilleur succédané du cautère électrique (fig. 24).

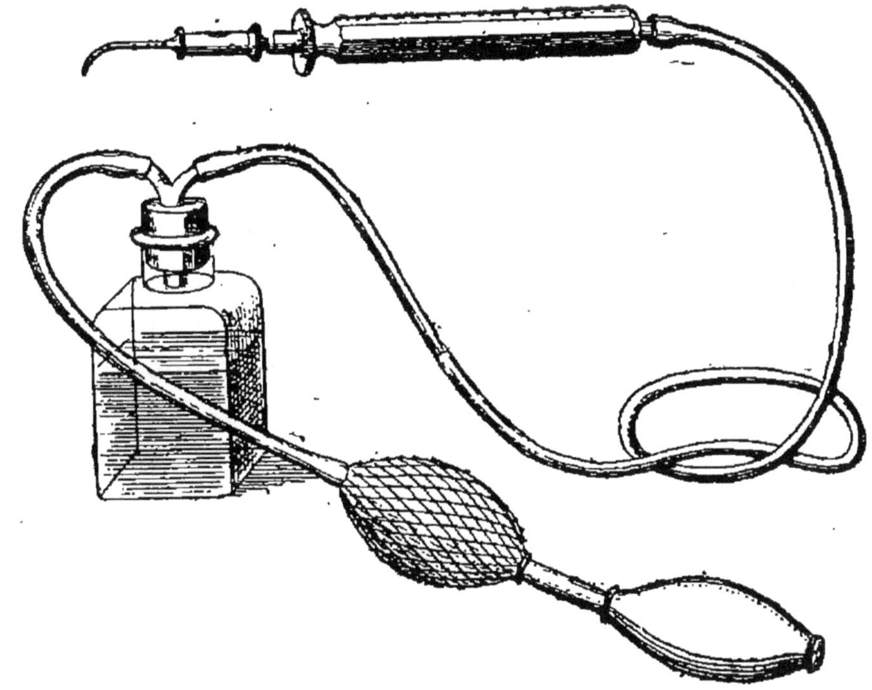

Fig. 24. — Cautère Paquelin petit modèle. La pression de la main sur la poire chasse dans le tube les vapeurs de pétrole, qui se brûlent à la pointe du cautère en maintenant indéfiniment l'incandescence.

Le cautère actuel est un moyen bien imparfait de cautérisation; il n'est pourtant pas sans utilité quand on ne possède pas le cautère électrique, le Paquelin n'atteignant pas toutes les parties de la bouche, les fongosités siégeant dans les interstices dentaires, entre autres. On en fera de différents modèles avec des instruments hors d'usage.

Porte-nitrate. Ceux de caoutchouc vulcanisé ne se détériorent pas comme ceux de bois et à virole métallique.

Seringues. La plus grande aura une contenance de 12 grammes, son bout sera effilé, afin d'augmenter la force de projection, la pénétration dans les interstices et anfractuosités.

Les seringues de métal ou de caoutchouc conviennent moins que celles de verre avec armature métallique. La seringue Luër à ailettes entièrement en cristal a l'avantage d'être facilement stérilisable.

La poire peut servir de seringue ; elle s'altère aisément, au contact des liquides médicamenteux, eau oxygénée, composés iodés, hydrargyrisés.

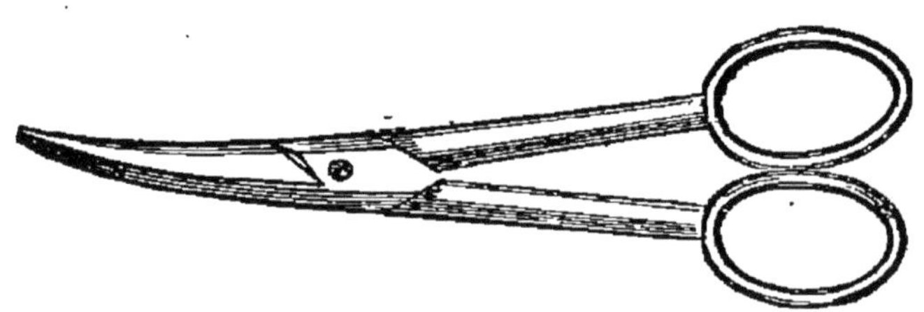

Fig. 25. — Ciseaux courbes.

Ciseaux, bistouri. Les ciseaux courbes servent dans plus de cas que les ciseaux droits. Un bistouri avec lame en hachette, permettant de couper d'arrière en avant, est la forme de choix.

Brucelles et pinces plates. On aura des brucelles de différentes formes droites, courbes et à angles obtus.

Celle servant pour l'or ne doit pas être employée à porter de l'amalgame, ni des médicaments.

Du reste, ceux-ci seront toujours plus facilement introduits dans la cavité en étant portés sur une sonde

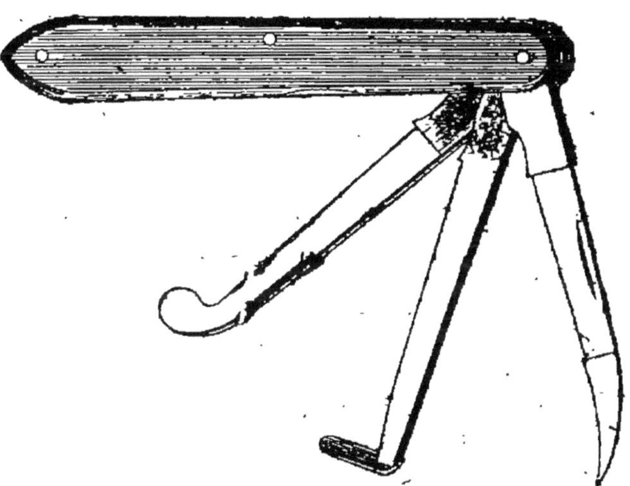

Fig. 26. — Bistouri à l'usage de dentiste

droite en platine irridié ou en acier; des outils hors de service sont excellents pour cet usage. Une pince plate et à mors fin doit figurer parmi les outils de cabinet.

Pharmacie

Voici la nomenclature des principaux médicaments employés en chirurgie dentaire avec leur formule chimique :

Acide arsénique ($As^2 O^5$).
— arsénieux ($As^2 O^3$).
Acide borique ($Bo^3 + H^3 O^3$).
— — solution aqueuse 1/25.
— — chromique ($Cr O^3$).
Acide sulfurique médicinal ($S O^3$).
— — cocaïné.
— tannique ($C^{54} H^{22} O^{34}$).
— phénique ($C^{12} H^5 O H O$).
— thymique ou thymol ($C^{10} H^{14} O$).
Alcool ($C^4 H^6 O^2$).
— hydrargyrisé,
— sulfurique ou Eau de Rabel.
Antipyrine ($C^{11} H^{12} Az^2 O$)
Azotate d'argent cristallisé ($Ag O Az O^5$).
— — fondu.
Borate de soude ($Bo^4 O^7 Na + 10 H^2 O$).
— — solution dans glycérine 1/2.
Charbon.
Chloral (hydrate de) ($C^2 H Cl^3 H^2 O$).
Chlorate de potasse ($Cl O^3 K$).
Chlorure d'éthyle ($C^2 H^5 Cl$).
— de méthyle ($CH^3 Cl$).
— de zinc ($Zn Cl$),
— — solution aqueuse 1/10.
— — d° — 1/100.
Chloroforme.
— anesthésique ($C^2 H Cl^3$).

Cocaïne ($C^{12} H^{21} Az O^4$).
— (chlorhydrate de).
Collodion.
Créosote ($C^{16} H^{14} O^4$),
Eau oxygénée ($H O^2$).
Eucalyptol.
Ether sulfurique ($C^4 H^5 O$).
Esérine.
Formol Géranié.
Girofle (essence de).
— — iodoformée.
Gutta percha.
— — (dissolution dans chloroforme).
Glycérine ($C^6 H^8 O^6$).
Hypochlorite de soude ou liqueur de Labarraque (Na O, Cl O).
Iode métallique (I).
Iodol.
Iodoforme ($C^2 H I^3$).
Iodure de potasse (K I).
Iodure de zinc (Zn I).
Laudanum de Rousseau.
Magnésie (Mg O).
Menthol.
Mercure (Bichlorure de, ou deuto-chlorure de), ou sublimé ($Hg Cl^2$).
Morphine (Acétate de) (mph., AK, AC + HO).
— (Chlorhydrate de) ($C^{17}H^{19} Az O^3 HBr + 2H^2O$).
Perchlorure de fer ($Fe^2 Cl^6$).
Permangaté de potassium ($Mn O^4 K^2$).
— solution aqueuse 1/100.
Potasse caustique (K H O).
Stovaïne.
Teinture d'aconit.

Teinture de benjoin.
— cannabis-indica.
— éthérée de copal.
— d'iode.
— de myrrhe.
— de napelline.
Vaseline liquide.
Zinc (oxyde de) (Zn O).

Il est bon de renouveler la plupart de ces médicaments deux fois par mois, quand même les flacons ne seraient pas épuisés.

Les médicaments d'usage fréquent seront contenus dans de petits flacons de 2 centimètres cubes de capacité ; ils auront une large assise et un large goulot Certains médicaments, l'iode, l'iodoforme, le chloroforme, la créosote, l'eau oxygénée, l'essence de girofle l'acide phénique, la créosote et leurs composés s'altérant à la lumière seront placés dans des flacons colorés

Voici les modèles de flacon et de support que nous avons adoptés :

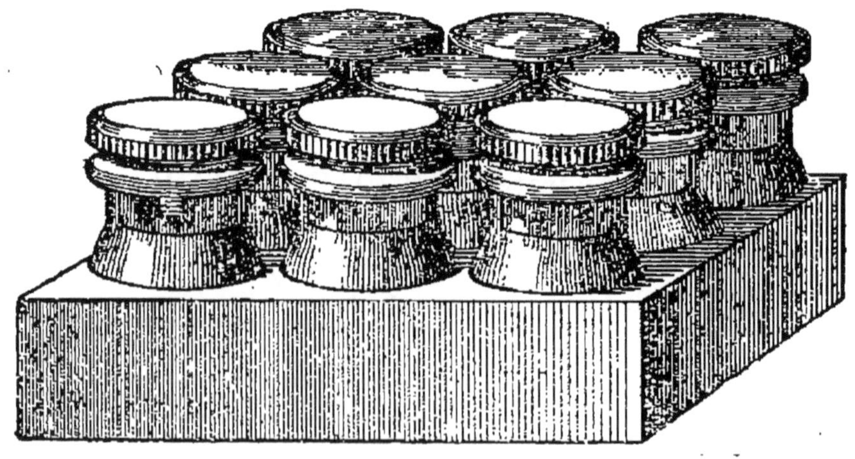

FIG. 27. — Série de 9 flacons sur un socle de bois, modèle P. Dubois.

Pour l'usage quotidien on n'aura, sur la tablette opératoire, ou à proximité, que les médicaments suivants. Voici le modèle d'une série de 9 flacons :

1. Acide arsénieux ou composé arsénical 2. Acétate de morphine. 3. Alcool hydrargyrisé.	flacons blancs.
4. Dissolution de gutta ou de teinture résineuse (benjoin, copal). 5. Solution de cocaïne dans acide sulfurique. 6. Essence de girofle iodoformée.	flacons jaunes.
7. Acide phénique. 8. Teinture d'iode aconit (ou napelline). 9. Pâte au sublimé.	flacons bleus.

La réserve les contiendra en quantités maxima de 20 grammes, pour les moins coûteux et les plus usuels.

Les alcaloïdes et leurs sels ne devront pas dépasser 1 gramme.

EXPLORATION DE LA BOUCHE

Elle sera faite aussi complète que possible, dès la première visite, tout en concentrant l'attention sur le désordre actuel. Lorsqu'il n'y a pas complication inflammatoire empêchant l'exploration de toutes les parties de la cavité buccale, il est bon de se faire, avant le traitement, une opinion sur l'état de la bouche, la nature, l'étendue, la durée des soins, et d'en avertir le patient.

Instruments d'exploration

Nous ne parlons ici que de l'inspection sommaire et non du diagnostic proprement dit qui sera exposé avec chaque genre et degré d'affection. Les miroirs à bouche et les sondes sont les premiers instruments d'enquête pour explorer la cavité buccale.

Miroirs. Ils seront de différentes grandeurs : les uns reproduisant fidèlement l'image, les autres l'agrandissant.

Le miroir sert à deux fins : éclairer plus fortement le champ opératoire, reproduire par l'image réfléchie les points invisibles à la vue directe, faces distales et cavités des dents postérieures. Les deux peuvent se combiner.

Comme illumination pour l'examen sommaire, les premiers sont préférables ; pour les opérations prolon-

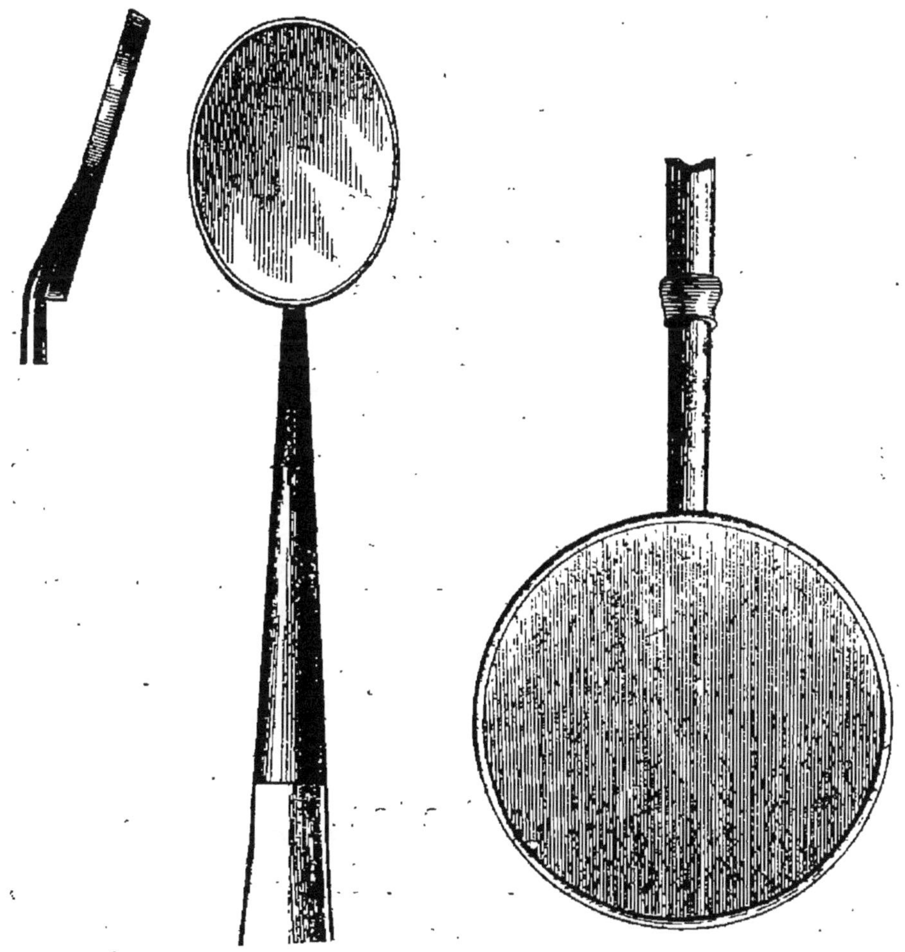

Fig. 28. — Glace ovale grandeur moyenne.

Fig. 29. — Glace ronde grand modèle.

gées les moyens et les petits seront employés. Les miroirs peuvent être droits ou à angle très obtus. Ceux à genouillères et à articulations n'ont pas une fixité suffisante, ils résistent mal à l'action opposée de la langue et des joues que, dans nombre de cas, ils doivent écarter : on adoptera donc les miroirs à manches rigides. La forme ovale rend de grands services.

Les très petites lampes à incandescence et les tubes lumineux Belin dont nous avons parlé plus haut (voir Éclairage) sont des auxiliaires précieux pour établir le diagnostic.

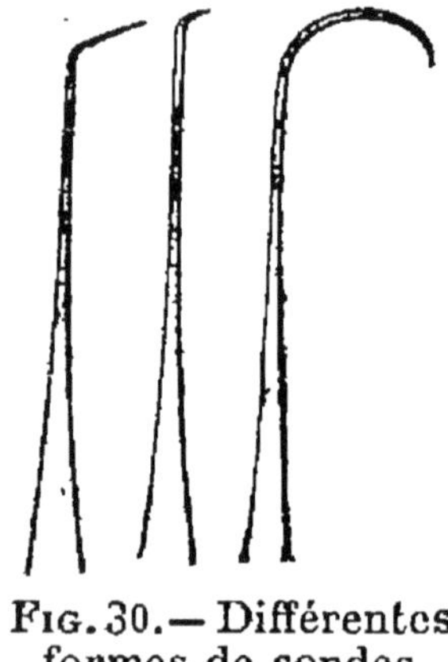

Fig. 30. — Différentes formes de sondes.

Sondes. Les sondes doivent être en acier trempé en ressort, être assez effilées pour pénétrer dans les plus petites lacunes et anfractuosités dentaires, s'insinuer entre les interstices, afin de permettre la constatation des caries les plus légères et de celles placées sur les points peu accessibles.

Les instruments servant au diagnostic différentiel de la carie et des affections buccales sont décrits avec ces affections.

Notation des opérations dentaires.

Il est bon de représenter sur un schéma le siège, le nombre et la nature des opérations à exécuter dans la bouche pour la ramener à l'état de santé et de présenter ce schéma au patient, au début du traitement. Ce schéma peut être placé sur le verso d'une carte de visite ou de rendez-vous. Voici le modèle que nous avons adopté :

Sur ce dessin les contours de la dent sont assez grands pour permettre une notation détaillée, comme cela est nécessaire, quand plusieurs obturations ou genres d'opérations ont été faites sur la même dent. La numération des dents est telle qu'il est facile de reporter sur le livre d'affaires les opérations exécutées. Les chiffres impairs de 1 à 15 correspondent aux dents du côté gauche de la mâchoire (inférieure et supérieure); 2 à 16 correspondent à celles du côté droit. La distinction entre les mâchoires s'établit par une petite barre pla-

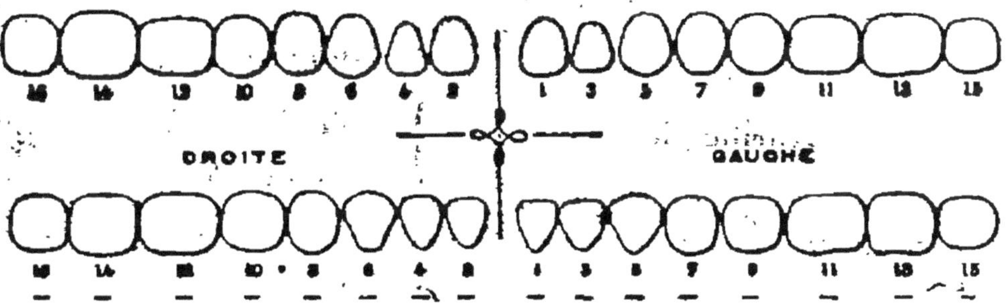

Fig. 31. — Schéma représentant l'arcade dentaire.

cée au-dessous du chiffre correspondant, quand il s'agit d'une dent opérée à la mâchoire inférieure. Il est bon que ce schéma soit reproduit en double, car c'est un document précieux pour le praticien qui a ainsi à sa disposition un moyen de contrôle et un memento lui retraçant les opérations déjà exécutées, lorsque d'autres deviendront nécessaires. A l'aide du schéma, on peut se rendre compte de la valeur de certains traitements essayés, de la durée des matières obturatrices; enfin il rend facile le relevé statistique des différents genres d'altération et d'opérations, servent ainsi à l'édification personnelle, et même à la science, si cette accumulation de faits suscite un travail de dépouillement et d'analyse. Nous ne saurions trop recommander les avantages de la notation de toutes les opérations.

Les signes représentant les différents genres d'opérations peuvent être très différents, selon les habitudes de l'opérateur. Nous présentons la notation suivante comme excessivement simple : elle ne représente que les principales opérations, sans les détailler.

1° *Obturations* :

Obturation plastique	simple	(
	compliquée	((
Aurification	simple	•
	compliquée	o

En plus des notations d'obturations, le traitement adjoint s'indique de la manière suivante :

Traitement simple (carie non pénétrante).......	I
— compliqué (carie pénétrante, coiffage, dévitalisation de la pulpe, etc.)....	T
— très compliqué (soit par le siège de l'affection, ou la longueur ou la difficulté du traitement)...........	I

2° *Extractions* :

Extraction simple	—
— avec anesthésie	+

3° *Dents artificielles*:

Dents montées sur caoutchouc...	V
— platine......	△
— or...........	⚠

Les traitements gingivaux et buccaux ne pourraient guère être représentés sur le schéma par des signes ; ils feront l'objet d'une mention aux observations. Toutefois le nettoyage peut s'indiquer par l'abrévation N ; la gingivite par G ; la pyorrhée alvéolaire par P.

Pour les observations, noter non seulement les opérations exécutées, mais encore l'état de la bouche, racines existantes, dents absentes. Les premières pourraient être représentées par une ligne pointillée, les secondes par deux.

CARIE DENTAIRE
NOTIONS
DE
PATHOLOGIE THÉRAPEUTIQUE

GÉNÉRALITÉS

Définition.

La carie dentaire est une altération spéciale des tissus durs de la dent, progressant de la périphérie au centre, s'observant surtout sur les dents ou parties de dents anormalement constituées.

Étiologie.

La carie dentaire dépend de deux ordres de causes: A. Causes prédisposantes ; B. Causes déterminantes. Les premières sont les plus importantes.

Causes prédisposantes. — Les causes prédisposantes sont :

1° L'hérédité, — se manifestant comme caractère de race, ou résultant d'imperfections analogues chez les proches ascendants;

2° Les vices de développement et de constitution de l'organe ;

3° L'alimentation ou l'assimilation insuffisante des

produits phosphatés et calciques (surtout pendant la période de formation des dents).

4° La débilité générale, le lymphatisme, les grossesses répétées.

1° *L'hérédité se manifestant comme caractère de race, ou résultant d'imperfections analogues chez les proches ascendants.* L'importance de cette cause a été démontrée par M. Magitot. Les relevés statistiques publiés par nous, dans l'*Odontologie*, confirment les conclusions de notre éminent confrère. On se convaincra, en les lisant, de la vérité de cette observation générale, que les dents ont une constitution différente, selon les familles et les contrées, et que les différences constatées sont dues, pour la plus grande partie, à la source ethnique de ces familles, à la prédominance de races à bonnes ou mauvaises dents dans la contrée.

2° *Les vices de développement et de constitution de l'organe.* La carie dentaire se localise de préférence sur certaines dents et sur des points déterminés; elle est fréquemment symétrique des deux côtés de l'arcade, les caries débutent presque toujours sur les mêmes points.

Chez les adolescents, les solutions de continuité entre les prismes de l'émail, notamment dans les sillons de la face triturante, sur ceux de la face externe des molaires, les espaces interglobulaires de la dentine sont les points d'élection de la carie commençante. Quand les défectuosités siègent aux faces latérales, surtout quand les dents sont serrées, la carie a une marche plus rapide. Le séjour des détritus, la difficulté de percevoir les premières atteintes de la carie sur ces points, la minceur de la couche d'émail, la plus grande vascularité de la dentine au collet,le voisinage de la pulpe, tout donne aux caries interstitielles une évolution rapide et dangereuse pour la vitalité de l'organe.

Les anomalies de structure et particulièrement l'érosion sont, parmi les causes prédisposantes, une des plus importantes. Non seulement les défectuosités de la couche externe, les solutions de continuité favorisent la production de la carie, mais aussi la faiblesse générale de la dent en sels minéraux, ce que décèlent la couleur crayeuse, bleutée de la dent, sa friabilité à l'attouchement de la sonde. Les anomalies des maxillaires, par insuffisance de développement de l'arcade, prédisposent de même à la carie, par la rétention des détritus, qui est favorisée quand les dents sont très serrées les unes contre les autres.

3° *L'alimentation insuffisante en produits phosphatés et calciques.* Nous ne connaissons pas avec précision l'influence de l'alimentation sur la constitution des dents. Elle n'en est pas moins évidente.

L'étude de la distribution géographique des édentés et du milieu où ils se développent fournit, sur ce point, des rapprochements instructifs. D'autres données confirment cette hypothèse.

Les accidents dits de dentition n'impliquent pas fatalement une mauvaise constitution du système dentaire ; malgré cela, les deux genres de désordres sont souvent corollaires. Nous croyons utile de mentionner à cet égard les conclusions de quelques auteurs contemporains sur l'influence de l'hygiène et de la diététique dans leurs rapports avec les troubles de dentition.

M. Séjournet a observé 113 enfants, pendant l'époque de la dentition ; sur ce nombre, 47 n'ont jamais souffert de la dentition :

26 de ces enfants ont été nourris au sein seulement jusqu'à 12 et 15 mois pour la plupart. Malgré les antécédents héréditaires de quelques-uns (3 de ces enfants sont le fruit d'un père devenu aliéné : 1 est fils d'arthritique), ils n'ont pas eu à souffrir de la dentition ; la plupart ont fait leurs dents sans qu'on s'en aperçût. Les 21 autres mangeaient modérément, il est vrai, mais étaient aussi nourris au sein : ils n'ont présenté aucun accident. Des 26 premiers, élevés au sein exclusivement, la plupart ont fait leurs dents vers 5 ou 6 mois ; les autres plus tard, à 7, 8 et 9 mois.

Ce qu'il y a d'intéressant dans ce tableau, c'est le résultat de la comparaison entre les enfants de même famille, dont les uns, élevés au sein, n'ont pas souffert de la dentition, et dont les autres ont éprouvé de graves accidents. (Séjournet. *Du rôle de la dentition, dans la pathologie infantile*, 1885, p. 10.)

M. Comby a constaté les mêmes faits.

Si l'enfant est placé dans des conditions anormales de développement, s'il est nourri au biberon, alimenté grossièrement, sevré trop tôt, la sortie des premières dents subit presque toujours un retard notable. Ce n'est plus à 6 ou 7 mois qu'on verra sortir les incisives médianes inférieures ; elles paraîtront bien plus tard, à 8, 9, 10, 15 mois.

Les retards les plus marqués s'observent chez les enfants nourris au biberon et rachitiques. Je trouve, dans mes notes, parmi les enfants dépourvus de dents : 3 âgés de 10 mois 1 de 14 mois, 1 de 16 mois ; chez 5 enfants, la première dent ne s'est montrée qu'à 9 mois, chez 7 enfants, à 10 mois ; chez 6, à 11 mois et demi, à 12 et 13 mois. Tous ces enfants, sans exception, étaient soumis à l'allaitement artificiel ou à l'allaitement mixte. On voit que l'alimentation des nourrissons exerce une influence capitale sur la date de sortie des premières dents. (Comby. *La première dentition, son évolution physiologique, ses maladies, (Archives générales de Médecine, février* 1888, p. 166.)

Le même auteur a démontré que le rachitisme n'était pas toujours consécutif à une tare héréditaire, mais plutôt à une mauvaise hygiène et surtout à une mauvaise diététique. Or, le rachitisme a non seulement pour résultat de retarder l'éruption des dents, mais encore de donner lieu à des anomalies de structure. Il est d'observation générale que, chez les sujets qui ont été atteints par le rachitisme, les dents sont géné alement sans solidité, et que la carie les envahit de bonne heure. En remontant à la source, on dégage la cause initiale.

Pruner Bey attribuait à l'alimentation animale la prédisposition à la carie dentaire.

En Égypte, la carie dentaire et l'atrophie précoce des alvéoles sont excessivement répandues chez les citadins et relativement fort rares chez les villageois. L'eau n'y peut être pour rien : elle est excellente, et la même pour tout le monde. Mais, tandis que le paysan suit un régime presque exclusivement végétal, l'habitant des villes s'assied à une table chargée de mets très mélangés et fort animalisés. Rapprochons de cela le nègre qui se nourrit de préférence de végétaux, et notre homme paléontologique d'Europe, qui, de bonne heure, eut sa part, néanmoins, dans une mesure médiocre, de la carie des dents. Ce dernier était chasseur et se nourrissait surtout de viandes. Je pourrais ajouter à ces exemples comprenant des populations entières un autre exemple tout individuel. M. X..., demeure depuis de longues années en Orient, où il vit principalement de végétaux : dents saines. Il vient en Europe où il change son régime oriental contre l'opposé : une dent se carie. Retour en Orient et reprise de l'ancien régime : la carie s'arrête. Second voyage en Europe, et reprise du régime animal ; la carie envahit presque toutes les molaires. Enfin, à Naples, où la masse de la population se nourrit en grande partie de végétaux, les dents s'usent, c'est vrai, mais elles ne sont attaquées que très rarement par la carie. (*Bulletin de la Société d'Anthropologie*, t. II, 2e série 1867, p. 162.)

M. Galippe arrive aux mêmes conclusions.

La carie est surtout fréquente chez les adolescents, à l'époque de la croissance et témoigne d'une pénurie d'éléments inorganiques nécessaires au développement du système osseux. Dans un cas où j'avais été frappé de la vulnérabilité des dents chez une jeune fille, quelques mois après on constatait un mal de Pott.

D'une façon générale, toutes réserves faites pour les cas où la nutrition a lieu d'une façon retardante, on peut dire que notre alimentation, trop riche en matières azotées, est tout à fait insuffisante, au point de vue des matériaux inorganiques, tels que les phosphates, la chaux, la magnésie, etc.

(Galippe, *Recherches sur les propriétés physiques et la constitution chimique des dents*, p. 46.)

Nous pourrions multiplier les exemples ; ceux-ci suffisent. La dent participe, surtout à l'époque de sa formation, aux échanges organiques. Chez l'adulte, elle ne subit que secondairement et dans une assez faible mesure les troubles qui affectent la nutrition, mais, chez l'enfant et l'adolescent, les rapports sont importants.

Nous ne désespérons pas de voir les dents devenir meilleures, à la suite d'une hygiène et d'une alimentation rationnelles.

4° *La débilité générale, le lymphatisme, les grossesses répétées.*

Quoique de bonnes dents ne soient pas toujours une preuve de robustesse physique, pas plus que de mauvaises dents ne sont un indice certain de misère physiologique, il n'en est pas moins certain que, chez les anémiques et chez nombre de débilités, les dents sont ou deviennent d'une texture molle qui permet à la carie de devenir rapidement envahissante. L'effet du mauvais état général sur les dents se fait d'autant plus sentir que le sujet est jeune. Il se peut que l'altération des sécrétions buccales en soit la cause efficiente. Cause adjuvante ou essentielle, elle n'en existe pas moins.

Les grossesses répétées, l'allaitement prolongé ont aussi pour conséquence de diminuer le coefficient de résistance des dents, et on a observé que ces états physiologiques engendrent une plus grande disposition à la carie.

Il serait désirable qu'on fît une enquête minutieuse sur les modifications que la maladie imprime à la constitution des dents, au milieu buccal. Nous n'avons actuellement sur ce point que des données incomplètes.

Le peu de vascularité de la dent l'empêche de participer à toutes les fluctuations de l'organisme ; elle n'est pourtant pas entièrement passive et, à la suite de quelques grandes perturbations de nutrition, on observe la décalcification chez les sujets jeunes, l'atrophie du périoste chez les sujets âgés.

A ces causes d'origine congénitale ou générale on peut en ajouter d'autres se manifestant secondairement, telles que la résorption alvéolaire qui met à nu des parties non découvertes d'émail, et prédispose aux caries du collet, aux caries proximales. Les traumatismes agissent dans le même sens, ainsi que les changements brusques et répétés de température, qui, par les fissures qu'ils déterminent, facilitent la pénétration des acides.

Causes déterminantes. — Elles agissent, en premier lieu, sur la périphérie et progressent vers le centre. Plusieurs hypothèses ont été émises sur les causes immédiates de la carie. On peut les classer sous trois dénominations : 1° Théorie vitaliste ; 2° Théorie chimique ; 3° Théorie parasitaire.

1° *Théorie vitaliste.* — Elle reposait sur les analogies apparentes de la dent avec le tissu osseux. L'étude approfondie de la constitution intime de la dent a dissipé cette confusion, en montrant les différences de texture de l'os et de la dent : la dentine, qui constitue la dent en grande partie, n'est pas vasculaire, elle ne s'affecte ni ne se répare comme l'os ; la dent, dans ses parties dures, ne subit pas le processus inflammatoire. On n'a jamais observé de carie interne. Il y a donc dissemblance anatomique et pathologique entre les tissus osseux et les tissus dentaires.

La théorie vitaliste manque de base, elle est complètement abandonnée. Les dents ne sont pas pour cela des corps dépourvus de toute vitalité et nous dirons, en étudiant les différents degrés de carie, les conditions et les limites des phénomènes d'ordre vital qui déterminent l'arrêt spontané de la carie.

2° *Théorie chimique.* — Défendue, dès 1821, par les Parmly, en 1838 par Regnard, en 1866-1867 Magitot l'appuya d'expériences portant sur des dents extraites mises en contact avec des solutions acides, et d'observations sur des dents naturelles, montées sur les appareils de prothèse (1). Pour cet auteur, les acides lactique et butyrique sont les plus énergiques destructeurs des tissus dentaires; on peut y ajouter la fermentation succinique, valérique et propionique des sucres, la fermentation acétique des glucoses et de l'alcool. Ces acides peuvent être apportés du dehors ou être le produit d'une fermentation intra-buccale.

La carie envisagée sous ce point de vue consiste donc exactement en une simple dissolution des sels calcaires dans les tissus des dents par un élément acide développé ou même à leur contact. (*Carie des Dents*, in *Dict. Encyc. des Soc. Méd.*, t. XII, p. 552.)

L'émail est toujours le premier attaqué, à moins que, par cause congénitale ou autre, la dentine ne soit dénudée. Le peu de richesses de l'émail en matière organique rend difficile l'explication de la carie dentaire par les théories vitaliste ou parasitaire, aussi les partisans de cette dernière reconnaissent-ils que le point de départ, l'altération de l'émail, est d'origine chimique. On notera toutefois que le phénomène chimique

(1) Magitot, *Traité de la carie dentaire, recherches expérimentales et thérapeutiques*, Paris, 1867.

en question est lui-même sous la dépendance des ferments animés qui provoquent la transformation des parties alimentaires, de la salive, du mucus.

3° *Théorie parasitaire.* — Dès 1847, Ficinus (1) attribuait la carie dentaire à une putréfaction produite par les petits infusoires qui vivent dans la bouche et auxquels il donna le nom de *denticola.* Plus tard, en 1850, Klenche défendit la même opinion, sauf qu'il discernait plusieurs genres de carie: la carie sèche, due aux acides, la carie molle, due à un parasite végétal, le *Protococcus dentalis.*

En 1868, Leber et Rottenstein publièrent une étude (Recherches sur la carie dentaire) où ils crurent reconnaître dans le *leptotrix buccalis*, qu'on rencontre dans toutes les parties de la bouche, l'agent déterminant de la carie dentaire.

En 1881, Underwood et Milles présentèrent au Congrès International des Sciences Médicales le résultat d'expériences nouvelles. Ils concluaient en ces termes:

Nous ne pouvons accepter la théorie exclusivement chimique comme entièrement satisfaisante, pour les raisons suivantes :

1° Parce que la destruction de la dentine effectuée par l'action des acides seuls, dans des conditions aseptiques, ne ressemble pas aux caries, comme couleur et comme consistance; les dents détruites par les acides sont incolores et comme gélatineuses, la destruction s'opérant uniformément sur toutes les parties de la surface.

2° Parce que les sections d'ivoire ainsi détruites mon-

(1) *Sur la chute des dents et la nature de la carie dentaire. (Journal von Waller et von Ammon*, t. VI, f. 1, 1847.)

trent une destruction uniforme sans élargissement des canalicules occupés par les fibrilles ; tandis que la vraie carie attaque premièrement le tissu mou, — c'est-à-dire les fibrilles — puis, de ce point d'appui, empiète sur le tissu calcifié, produisant par suite un élargissement caractéristique des canalicules, jusqu'à la réunion de deux en un seul, la forme étant entièrement détruite.

3° Bien que l'on ait produit des caries artificielles ressemblant exactement à de vraies caries, nous n'avons pu découvrir aucune expérience dans laquelle ce fait se soit produit, quand les influences septiques ont été exclues. On rapporte, il est vrai, deux expériences dans lesquelles les dents ont été protégées contre les agents septiques, dans l'une au moyen de la créosote, dans l'autre par la fermeture hermétique du flacon (voir les expériences de Magitot). Dans aucun de ces cas, la carie ne s'est produite. Nous affirmons, en conséquence, que deux facteurs ont toujours opéré : 1° l'action des acides, 2° l'action des germes. De plus, nos flacons montrent que les acides malique et butyrique, dans une infusion de salive et de viande, n'ont pas produit la carie, quand le tout se trouvait dans des conditions antiseptiques.

On peut faire cette objection : puisqu'une dent peut être décalcifiée par les acides en dehors de la bouche et puisque les acides sont constamment en action dans la bouche et qu'ils y produisent des caries, pourquoi ne peuvent-ils pas produire dans la bouche une simple décalcification? — A cela on peut répondre que les acides seuls ne détruisent pas le tissu vivant, que l'estomac n'est pas digéré par ses propres acides tant qu'il n'est pas détaché du corps.

4° Enfin, nous insistons sur ce point que, quand des caries se produisent dans la bouche, c'est toujours au moment où les circonstances sont plus favorables à l'action des germes qu'à celle des acides. Il y a toujours et avant tout un petit coin ou sillon où les germes peuvent rester tranquillement et attaquer le tissu. Avec l'hypothèse des acides agissant seuls, nous ne pouvons pas expliquer pourquoi les mêmes acides, qui ont originairement causé la carie, n'attaquent pas, dans la même bouche et dans les mêmes conditions, l'émail entamé qui se trouve sur les bords d'une obturation.

Les germes ne peuvent pas rester là, ils sont constamment balayés quand la surface est bien polie ; cependant les acides baignent littéralement toutes ces parties.

Cette théorie, qui, pour la distinguer des autres, peut être appelée septique, est plutôt un développement de la théorie chimique que sa négation. Très probablement, l'œuvre de la décalcification est entièrement accomplie par les acides, mais ces acides sont, suivant nous, sécrétés par les germes eux-mêmes, et les fibrilles organisées, dont les germes se nourrissent et dans lesquelles ils multiplient, sont le siège où se préparent ces acides caractéristiques qui, à leur tour, décalcifient la dent et décolorent sa masse.

De nos observations sur les céments cariés, nous concluons que le processus de la carie est le même : les matières plastiques des lacunes et des canalicules fournissent aux organismes une nourriture et un siège, ceux-ci se multiplient et, quand ils sont suffisamment nombreux, ils décalcifient le tissu osseux environnant, en sorte que chaque lacune perd ses contours et s'étend dans toutes les directions.

Miller, de Berlin, conclut de même que MM. Underwood et Milles. Il dit :

1° L'observation de Leber et Rottenstein, que les micro-organismes sont constamment présents dans la dentine cariée a été confirmée (Weil, Milles, Underwood, Miller).

2° On a montré que le ramollissement de la dentine dans

les caries est chimiquement identique à celui produit par certains acides organiques faibles (Miller, Jescrich, Bonnefeld).

3° Il a été établi que les organismes variés trouvés dans la bouche humaine produisent l'acide décalcifiant d'abord en convertissant les sucres non fermentescibles en variétés fermentescibles, et ensuite en transformant les sucres fermentescibles en acide lactique (Miller, Hueppe).

4° Les mêmes organismes sont capables de dissoudre la dentine décalcifiée, tandis qu'ils n'ont pas d'effet apparent même après deux ou trois ans, sur la dentine saine (Miller).

5° Des caries de dentine identiques chimiquement et morphologiquement, avec des caries naturelles, ont été produites en dehors de la bouche (Miller).

6° On a montré, de plus, que certains organismes de la bouche humaine, sont capables de se développer à l'abri de l'air, ce qui leur permet de se propager dans la substance de la dentine (Miller, Hueppe). (*Independent Practitioner* mai et juin 1885, et *American System of dentistry*, t. I, p. 818.)

1. Je me suis convaincu, par l'examen de quelques milliers de coupes de dentine cariée, que les micro-organismes étaient toujours présents et que, sans aucun doute, ils étaient la cause des changements anatomiques variés qui se présentent dans les tissus de la dentine, pendant les caries. (Ici, bien entendu, je ne soulève pas de question de priorité, Leber et Rottenstein, on le sait, sont les premiers qui aient constaté définitivement ce fait.)

2. J'ai prouvé, en même temps, que l'invasion des micro-organismes n'était pas, dans la majorité des cas, concomitante avec le ramollissement de la dentine ; mais que l'on pouvait trouver de larges étendues de dentine ramollie ne contenant pas de fungus. Tous ceux qui, en Amérique, ont examiné mes préparations, quelle que fût leur théorie, n'ont

jamais contesté ce fait. J'en conclus que le ramollissement de la dentine devance l'invasion des micro-organismes.

3. Par des analyses de grandes quantités de dentine cariée, suffisantes pour donner des résultats certains, j'ai établi que le ramollissement de la dentine est, au fond, une véritable décalcification ; que la décalcification des couches superficielles est presque complète et diminue progressivement à mesure que l'on se rapproche de la dentine normale ; de plus, que les mêmes dispositions se retrouvent dans la dentine ramollie, plongée dans un mélange de salive et de pain ou dans les acides organiques faibles ; et aussi que, dans une masse de dentine cariée ; les sels calcaires disparaissent dans une plus forte proportion que la matière organique.

4. J'ai toujours soutenu que le ramollissement de la dentine était causé par les acides qui se produisent en grande partie dans la bouche même par la fermentation. Je n'ai pas cependant de preuve directe de ce fait.

5. J'ai prouvé que les fungus existent en grand nombre dans la salive humaine et dans la dentine cariée, qu'ils ont la propriété de produire de l'acide dans des conditions qui sont toujours réalisées dans la bouche humaine. J'ai établi que cet acide, du moins pour l'un des fungus, était un ferment ordinaire, l'acide lactique.

6. J'ai produit artificiellement des caries qui, à l'examen microscopique, ne peuvent être distinguées des caries naturelles, en soumettant de la dentine saine à l'action de ces fungus dans des solutions fermentescibles.

7. J'ai déterminé l'influence des antiseptiques divers et des matières obturatrices sur les fungus des caries.

8. J'ai isolé des formes variées de ces fungus et déterminé, en partie, les conditions les plus favorables à leur développement, leur réaction caractéristique sur la gélatine, leur action physiologique, leur effet quand on les

inoculait à des animaux inférieurs, et leurs rapports possibles avec certaines maladies obscures, attribuées aux manques de soin du dentiste. (*Loc. cit.*, p. 818.)

Il ne rentre pas dans le cadre de ce petit *memento* de thérapeutique de discuter à fond cette question de pathogénie. Nous n'avons voulu qu'exposer les conclusions des principaux auteurs sur le sujet.

Il y a dans la bouche, des germes en quantité considérable, constituant ce qu'on a appelé la *flore buccale*. On a divisé ces germes en g. pathogènes et g. non pathogènes.

Toutefois, cette division, comme le fait remarquer M. Cruet, ne peut pas être maintenue absolument, car, tel microbe qui, dans certaines conditions, est inoffensif, devient nocif dans telles autres, de même que, dans le gros intestin, le « bacillus coli communis » est inoffensif à l'état normal et sécrète des toxines dans certains états morbides comme la dothiénentérie, de même les microbes saprophytes deviennent, dans une maladie constitutionnelle, comme le diabète, des éléments toxinogènes.

Dans la bouche, parmi les microbes saprophytes, on peut citer le *Leptothrix buccalis*, long bacille de 30 à 50 μ, le *bacterium termo*, court bacille toujours présent dans les septicémies buccales, parmi les microbes pathogènes : *le pneumocoque, le streptocoque pyogène, le bacille encapsulé* de Friedlander

Il serait oiseux d'énumérer tous les microbes que l'on peut rencontrer dans la bouche et le rôle plus particulier de chacun dans la production de telle ou telle affection de cet organe. Disons seulement que, en ce qui concerne la carie dentaire, cette affection a des tendances plus spéciales à se manifester sur les dents à tissu altéré (et toutes les causes de débilité infantile concourent à cette altération), que la carie une fois déclarée, sera entretenue et aggravée par la mauvaise hygiène buccale propice à la pullulation des microbes et à la sécrétion de leurs toxines, qu'enfin la carie trouvera un stimulant dans toutes les pyrexies, toutes les maladies constitutionnelles qui donneront à la salive une réaction acide.

Les aliments acides ou à transformation acide, ont une action manifestement délétère.

Les médicaments doivent être aussi incriminés car ils contiennent parfois des acides. On sait que trop souvent le miel est mis comme édulcorant dans les tisanes et la plupart des formules de gargarismes et de collutoires en contiennent. (Pour ce qui le concerne, le dentiste doit réformer ces formules, en remplaçant le sucre par de l'essence d'anis ou de menthe). Le fer a été soupçonné d'attaquer les dents sans qu'on ait pu expliquer son mode d'action. On peut supposer qu'il agit surtout lorsqu'il est donné sous forme de sirop.

Magitot a montré l'influence pernicieuse de l'alun, pour l'émail.

Les vapeurs et liquides acides d'origine professionnelle sont toujours funestes aux dents ; ils sont des causes prédisposantes et déterminantes par la décalcification que produit leur contact. Non seulement les ouvriers préparant et maniant les liquides concentrés, subissent les effets des acides sur les composés calcaires, mais tous ceux qui manient des composés acidulés. Les zingueurs, les confiseurs, les pâtissiers, etc., etc., sont de ce nombre.

Marche, siège.

La carie dentaire est beaucoup plus fréquente et plus envahissante dans l'adolescence qu'à l'âge adulte. Lors de son éruption, la dent a ses formes extérieures définitives; il n'en est pas de même de sa texture à laquelle l'âge imprime des modifications lentes par calcification progressive de la dentine. Cette calcification peut aller jusqu'à oblitérer entièrement les tubes dentinaires, et devenir une manifestation pathologique.

Les points d'élection de la carie sont, en dehors des défectuosités congénitales évidentes, les sillons des tubercules des grosses molaires, puis les faces latérales. Cela chez les sujets jeunes.

Vers quarante ans, les faces triturantes ont acquis, par suite de l'évolution physiologique, par l'irritation superficielle mécanique (ou abrasion), une grande résistance à l'extension des caries préexistantes, — quand elles sont peu profondes, — à la création de nouvelles. — Par contre, la carie du collet prédomine principalement aux molaires ; quand le début de ces caries est sur la face labiale, il est assez facile de les reconnaître ; aux faces interstitielles, elles progressent insidieusement, sans que le malade et même le dentiste soupçonnent leur existence, et ce n'est qu'en présence de l'accès de pulpite qu'elles se révèlent.

Les caries du collet s'étendent assez souvent sur une notable partie de l'arcade, en montrant, au début, le maximum d'altération aux troisième et deuxième molaires, pour gagner la région médiane ; les prémolaires et les canines n'ont souvent qu'un point attaqué. Comme les autres caries, elles se montrent presque toujours homologues. Les caries du collet semblent sous la dépendance d'une altération du mucus gingival et de la résorption alvéolaire.

Ce n'est que sur les dents de texture dense, sur les adultes, que la carie se limite d'elle-même.

En dehors des accidents dont il est fait mention à l'anatomie pathologique, la conséquence ultime de la carie est la perte de la dent par dissolution progressive de ses éléments.

La contamination à distance de la carie dentaire ne s'observe pas, mais le voisinage immédiat crée sur la dent en contact avec celle cariée une carie dite *interstitielle* ou *proximale*.

Le traitement heureux de la carie dentaire a donc pour conséquence non seulement la conservation de la dent malade, mais encore la préservation des voisines.

Susceptibilité particulière des différentes dents à la carie dentaire. De même que la prédisposition à la carie dentaire se répartit inégalement selon les races, elle se localise très inégalement dans la bouche selon les dents.

Tomes (1), Magitot (2), Black (3), ont recherché dans

(1) *A Course of Lectures on Dental Physiology and Surgery* London, 1848.

(2) *Recherches ethnologiques et statistiques sur les altérations du système dentaire.* (*Bulletin de la Société d'Anthropologie de Paris*, t. II. 2e série, p. 87, 1867.)

(3) *American system of Dentistry*, vol. I, p. 782, 1886.

quelles proportions réciproques les dents étaient affectées par la carie en prenant pour base soit les dents extraites, soit en notant les caries existant dans la bouche d'un certain nombre d'individus.

Afin d'avoir des données personnelles approximatives sur la fréquence de la carie selon les dents, nous avons dépouillé quelques registres de la clinique de l'École Dentaire de Paris. Notre total porte sur 3959 extractions, en les décomposant on a les chiffres suivants :

	EXTRACTIONS	MACHOIRE SUPÉRIEURE	MAÇHOIRE INFÉRIEURE	DROITE	GAUCHE	HOMMES	FEMMES
Incisive centrale...	150	128	22	87	63	66	84
Incisive latérale....	203	159	44	94	109	86	117
Canine.............	232	172	60	116	116	90	142
1re biscupide.......	652	444	208	317	335	311	341
2e biscupide.......	475	279	196	236	239	218	257
1re molaire.........	615	755	860	816	799	779	836
2e molaire.........	954	340	614	470	484	514	440
3e molaire..........	678	317	361	322	356	324	354
TOTAUX......	3.959	2.594	2.365	2.458	2.501	2.388	2.571

Les chiffres donnés par Magitot sont quelque peu supérieurs pour les incisives ; si on considère que, même dans la classe pauvre, on se résout difficilement à l'extraction des dents antérieures, on a l'explication de cette différence. En tenant compte des faits qui faussent partiellement notre statistique, on peut pourtant en dégager quelques généralités essentielles à l'étude de la localisation de la carie dentaire.

L'analyse des chiffres de notre tableau, de ceux de nos devanciers montre que :

1° Il y a des différences considérables de vulnérabilité entre les dents. Ainsi la première molaire inférieure avec 860 extractions est 39 fois plus chargée que l'incisive centrale de la même mâchoire qui n'en fournit que 22.

2° Dans la série dentaire on peut distinguer des groupes dont les éléments ont plus de rapports entre eux qu'avec les groupes voisins. Cela devient plus évident quand on recherche les points d'élection de la carie sur chacune des dents, ainsi que l'a fait M. Black ; alors on voit que la carie est déterminée non seulement par ses défectuosités particulières, mais encore par le contact d'une dent voisine mauvaise.

3° La comparaison des deux mâchoires montre que les dents de la supérieure sont plus susceptibles de caries que celles de l'inférieure, 2.594-2.365. Encore de ce dernier nombre doit-on défalquer les extractions faites à la suite de désordres gingivaux ou alvéolaires. Les régions antérieures, mises en parallèle, ont une disproportion accusée : les incisives, les canines et les bicuspides donnent, pour le haut, 1.182 extractions et pour le bas, 630.

La portion la plus déclive de la bouche, celle qui est le plus abondamment baignée par la salive, est donc la moins susceptible de carie. Il s'ensuivrait que la quantité de salive est un facteur atténuant de l'acidité du mucus buccal. Cette remarque a frappé tous ceux qui se sont occupés de la question. Ce qui s'observe dans les pyrexies confirme la justesse de ce rapprochement.

Pour les molaires l'ordre est inverse, mais cela ne suffit pas à rétablir l'équilibre; les trois molaires donnent au total pour le haut 1.412 extractions et pour le bas 1.835.

4° La gauche est un peu plus chargée que la droite, mais sans grande différence.

5° Enfin le sexe ne nous montre pas dans cette statistique des différences notables quoiqu'elles doivent exister. Cela doit s'expliquer en partie ; dans une clientèle de clinique, l'homme vient surtout pour l'extraction, la femme peut plus aisément demander des soins prolongés.

La dent la plus vulnérable de la bouche est la première molaire, surtout à la mâchoire inférieure : il arrive bien souvent que sa carie précoce et étendue contamine les dents voisines, la deuxième molaire et la deuxième bicuspide. Dans les bouches où le coefficient de résistance des dents est peu élevé, toute une région est dévastée par suite de la négligence dont la molaire de six ans est l'objet.

L'incisive latérale supérieure crée un autre centre d'extension de la carie dentaire et nombre de caries d'incisives centrales et de canines n'existeraient pas si la petite incisive était traitée de bonne heure.

On notera aussi que la première bicuspide est plus souvent atteinte que la deuxième.

Pour les dents de lait, on peut faire des remarques semblables. Mon collègue M. Legret, a réuni un grand nombre d'observations d'extraction de dents temporaires, il a trouvé, pour un total de 3.827 extractions la répartition suivante :

Incisive centrale	457
— latérale	482
Canine	638
1re molaire	1138
2e molaire	1112

Il a également cherché à dégager l'influence saisonnière et il a trouvé que les mois d'été avaient fourni à l'hôpital plus d'extractions que les mois d'hiver.

Les chiffres ci-dessus, ainsi que ceux de nos confrères qui ont collecté des faits similaires, montrent l'influence prépondérante des causes congénitales ; le milieu buccal n'étant pas sensiblement différent entre les molaires, entre les bicuspides, entre les incisives.

L'étiologie de la carie dentaire est donc surtout une question embryologique.

Classification.

Les auteurs américains distinguent souvent les caries non par la profondeur et la nature des altérations anatomiques, mais par leur siège sur les différentes faces. Cela nécessite des classes avec des subdivisions multiples et, comme les lignes de séparation ne sont pas précises, il s'ensuit qu'elle varie selon les auteurs.

A l'École Dentaire de Paris, on a adopté la classification de Magitot, en y ajoutant un degré, afin de distinguer les dents à pulpe malade, les dents à pulpe mortifiée.

Nous étudierons la carie dentaire en quatre divisions ou degrés :

1° Altération de l'émail ;

2° Altération dépassant l'émail et atteignant l'ivoire, mais laissant la pulpe protégée ;

3° Carie perforante atteignant la pulpe qui est à nu ou recouverte par de l'ivoire ramolli ; quoique cela, elle garde encore une vitalité amoindrie ;

4° La pulpe est détruite et décomposée dans la chambre pulpaire, ainsi que dans les canaux dentaires.

Cette classification comprend donc deux grandes catégories : 1° carie de l'émail et de la dentine sans maladie pulpaire ou carie non pénétrante ; 2° maladie et nécrose de la pulpe, ou carie pénétrante.

Opportunité du traitement.

Le traitement est différent selon les degrés, le siège, l'allure de la carie. Les chapitres suivants indiquent ses conditions. On doit pourtant dire ici que la carie est plus victorieusement combattue quand elle est traitée de bonne heure et quand ses désordres sont limités. L'obturation pratiquée pour les plus petites cavités a non seulement un effet curatif, mais encore des résultats prophylactiques sur des dents voisines ; ainsi qu'on l'a vu plus haut, si à l'âge d'adulte, par suite de la plus grande résistance de la dentine, certaines caries peuvent rester stationnaires ou progresser lentement, dans l'adolescence l'intervention au début de l'affection est impérieusement indiquée quand on veut limiter ses ravages.

Le praticien fera bien de donner à ses patients des notions élémentaires d'hygiène dentaire, de leur montrer leur importance et d'expliquer comment la conservation des dents est subordonnée au traitement de la carie dentaire dès son apparition. Il démontrera que le patient ne peut presque jamais soupçonner la carie au début, et que, sans une enquête minutieuse, le dentiste, avec tous ses moyens d'exploration, ne la découvre parfois que difficilement.

Ces considérations s'appliquent aux dents temporaires aussi bien qu'aux dents permanentes, et il sera bon de combattre les préjugés du public à ce sujet.

La propreté buccale, l'emploi des gargarismes alcalins et antiseptiques, peuvent avoir une action adjuvante heureuse, mais voilà tout. Les dentifrices ont une action chimique des plus fugaces, quand ils en ont une. Ils ne modifient pas les vices de sécrétion, ils ne changent pas la texture de la dent.

Puisque la carie dentaire est surtout de cause congénitale, puisque la solution de continuité, le manque d'homogénéité, sont les causes directes de l'apparition et de l'extension de l'affection, l'effort curatif et prophylactique consiste à combler les lacunes, à protéger les parties faiblement constituées, à refaire à la dent un parement dense et continu sur les points attaqués. On l'obtient presque exclusivement par l'obturation bien faite, après avoir rétabli la santé de l'organe. Les chapitres suivants en exposent les conditions particulières.

CARIE DU PREMIER DEGRÉ

Définition.

Altération, décalcification de l'émail, après disparition préalable de la cuticule.

Anatomie pathologique.

Selon les points de formation, la nature des dents et l'ancienneté de la carie, elle a des aspects quelque peu différents. Aux faces triturantes et sur les caries anciennes et limitées d'elles-mêmes, on constate une tache de couleur foncée, terre de Sienne, et parfois noire, les caries récentes des faces latérales, ont plutôt une couleur grise ou jaune, avec opacité de l'émail.

Les prismes dissociés ou détruits permettent aux instruments d'entamer et de désagréger la couche externe, par suite de sa moins grande homogénéité.

A la loupe, au microscope, on voit les prismes brisés, séparés, et la matière qui les constitue parfois réduite à l'état de poudre amorphe.

Sur les dents assez résistantes, la disparition de la cause suffit à enrayer la marche de l'affection, par suite de la formation de dentine secondaire au-dessous de la couche d'émail altéré.

Diagnostic.

La carie du premier degré ne donne lieu à aucun phénomène subjectif, ni douleur, ni sensation spéciale; à moins qu'elle ne soit bien en vue, elle reste ignorée du malade. Elle ne se décèle qu'aux signes décrits ci-dessus : décoloration limitée, friabilité et manque d'homogénéité de l'émail sur les points cariés.

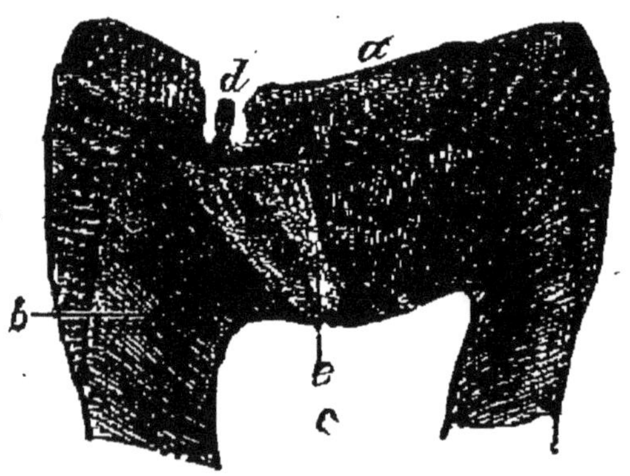

Fig. 32. — Section de couronne de grosse molaire avec fissure de l'émail et carie du premier degré. Grandissement 5/1 (d'après Magitot). *a*. Email. — *b*. Ivoire. — *c*. Cavité de la pulpe. — *d*. Sillons de l'émail devenus le siège de la carie. — *e*. Cône de résistance de l'ivoire.

La carie du premier degré est une division anatomique; mais, en pratique, elle se confond avec les caries de la première classe du deuxième degré, et il est rare qu'on nous demande d'intervenir pour des caries de ce genre. L'altération de l'ivoire succède si rapidement à celle de l'émail, qu'il est exceptionnel de trouver la carie strictement limitée à la couche adamantine. Dans nom bre de cas, la carie du deuxième degré existe d'emblée, par suite des lacunes, des imperfections congénitales, dont nous avons parlé.

Traitement.

La carie du premier degré est justiciable de la résection, dont nous décrivons plus loin les indications et le manuel opératoire. (Voir *Traitement de la carie de la première classe du deuxième degré.*)

CARIE DU DEUXIÈME DEGRÉ

Définition.

Carie dépassant l'émail et atteignant l'ivoire, mais laissant la pulpe protégée.

Classification.

Deux subdivisions : 1° Carie superficielle, peu profonde, dont le fond est notablement distant de la pulpe ; 2° carie atteignant le voisinage de la pulpe qui n'a plus pour protection qu'une mince couche d'ivoire sain, ou faiblement altéré.

Anatomie pathologique.

La carie du deuxième degré succède, dans la plupart des cas, à celle du premier degré, quelquefois elle apparaît d'emblée, par suite de lacunes entre les prismes de l'émail, qui existent beaucoup plus communes qu'on ne le croit. Les autres anomalies de structure, l'érosion, l'abrasion mécanique, la résorption alvéolaire, mettant à nu des parties de dentine non recouvertes d'émail, prédisposent aussi à la carie de la dentine. Presque toujours, la carie du deuxième degré succède si rapidement à l'altération de l'émail que, en général, elles semblent se confondre. Les caries commençantes, lorsqu'elles laissent, même légèrement, pénétrer la sonde, sont des caries de la première classe du degré qui nous occupe. La carie du premier degré est plutôt une tache et, lorsqu'il y a cavité, l'émail est toujours dépassé.

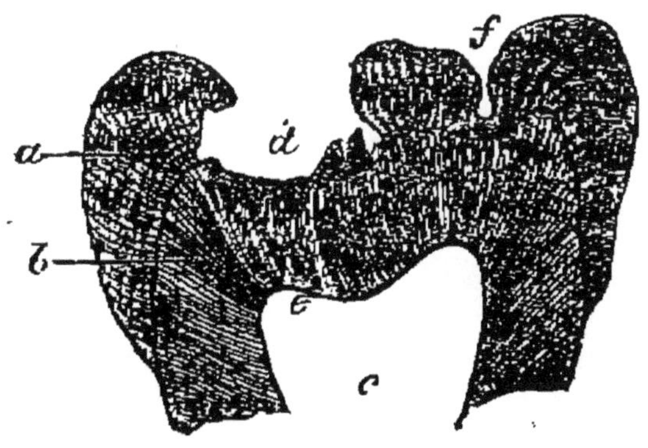

Fig. 33. — Section de couronne d'une deuxième molaire supérieure montrant une carie du deuxième degré, première classe. *a*. Email. — *b*. Ivoire. — *c*. Cavité de la pulpe. — *d*. Vaste excavation creusée dans l'émail de la face triturante. — *e*. Cône de résistance de l'ivoire. — *f*. Petite excavation congénitale de la couche d'émail mais n'étant pas devenue siège de carie (Magitot).

Tout d'abord, la couche sous-jacente à l'émail se décolore ; comme pour l'émail, la coloration pathologique de l'ivoire est différente, selon le siège de la carie, son ancienneté, la texture des dents. Noire ou d'un brun foncé entre les mamelons de la face triturante des molaires, elle prend un ton jaune plus ou moins clair, sur les faces interstitielles ; la coloration foncée est un indice de la marche lente de la carie.

A la décoloration succède le ramollissement ; conséquence de la dissolution et de la disparition des parties calcaires de la dent : *décalcification.* A ce point, la dentine peut se découper avec un scalpel, elle est molle

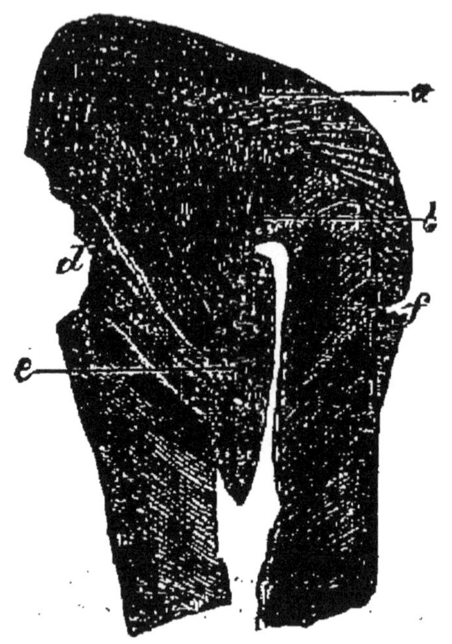

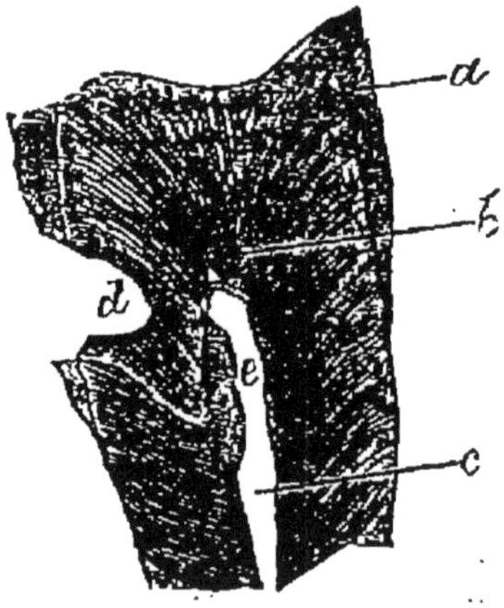

Fig. 34. — Coupe verticale de couronne d'une petite molaire supérieure avec carie du 2ᵉ degré, ayant déterminé le rétrécissement de la cavité pulpaire par formation de dentine secondaire.

Fig. 35. — Coupe verticale de la couronne d'une petite molaire supérieure avec carie du 2ᵉ degré 2ᵉ classe, avec formation de dentine secondaire.

a. Email. — *b.* Ivoire. — *c.* Cavité de la pulpe. — *d.* Carie latérale ayant détruit la couche d'émail et envahi le cône de résistance. — *e.* Formation de dentine secondaire. — *f.* Excavation congénitale sans carie (Magitot).

et élastique, la rugine la soulève aisément par couches, le raclage et l'excision avec la fraise sont difficiles, par suite du peu de solidité du tissu. L'ivoire étant moins résistant que l'émail, s'excave dans plusieurs directions ; c'est surtout dans l'axe des tubes dentinaires qu'on observe le maximum de profondeur.

Débarrassée des détritus d'aliments et de tissus qui l'obstruent, la carie moyenne a le plus généralement l'aspect d'une cavité sphéroïdale, ayant une petite ouverture vers l'émail.

Bien souvent, l'émail surplombe sur la cavité et semble même la recouvrir en entier ; de là, pour les premiers observateurs, la croyance à la carie interne. Une exploration un peu minutieuse montrera toujours la solution de continuité de la couche adamantine.

Les parties surplombantes de l'émail excisées, la carie revêt plutôt la forme conique, la base étant à la périphérie et le sommet dirigé vers la pulpe.

Sur une coupe de la dent, la carie s'observe sous une forme conique plus accusée, si on comprend dans l'examen non seulement la cavité et son auréole d'ivoire ramolli, mais encore l'ivoire simplement décoloré.

Avec un fort grossissement de la partie cariée on peut discerner le processus de la désagrégation de la dentine. « Le tissu est dans une certaine limite dissocié « en ses éléments histologiques. Sous le microscope, « la préparation paraît comme constituée par une « multitude de tuyaux de pipe, unis entre eux par une « substance intermédiaire..., à une période plus avan- « cée, on trouve les parois des tubes isolées dans une « petite étendue, enfin le tissu tout entier se désagrège « en particules fines et granuleuses que la salive entraîne « petit à petit. » (Tomes, *Chirurgie Dentaire*, traduction Darin.)

Ce qui distingue la décalcification expérimentale de la carie, c'est l'augmentation du diamètre des tubes ou fibrilles dentinaires observée dans celle-ci. La présence des micro-organismes dans les tubes est démontrée. Certains auteurs Black, Miller, Underwood, leur attribuent la dissolution des éléments calcaires de la dent, et l'élargissement des fibrilles. A la déformation des fibrilles succède la destruction de leur enveloppe, elles se réunissent et ne montrent plus sous le champ du microscope qu'une masse caséeuse et amorphe.

La dentine cariée donne une réaction acide, et il faut plusieurs lavages pour la rendre neutre. Coleman a attribué cette propriété à la présence du superphosphate de chaux.

Salter donne, d'après Stevenson, deux analyses sommaires de dentine cariée. Le tissu, encore humide, comme aussitôt après l'extraction de la dent, perdant après la dessiccation, à la température de 100° centig. 55 pour cent de son eau environ, les résultats sont :

	1re Analyse	2e Analyse
Eau..........................	55	53
Matières organiques..........	23	40
Cendres......................	21	17

On comprend du reste, que ces proportions peuvent varier selon l'état d'avancement de la carie, et nous ne les citons que pour mémoire.

La jeunesse du sujet, l'existence des espaces interglobulaires de Czermak, la vascularisation excessive du tissu sont les principaux facteurs de l'extension rapide de la carie ; son siège sur les faces interstitielles et dans tous les endroits où le lavage est difficile, où les détritus séjournent et se décomposent influe de même sur la marche de l'affection. C'est pour cela que, l'adolescence franchie, les caries des faces triturantes progressent lentement, tandis que les caries des faces interstitielles ont toujours une allure plus envahissante.

L'émail subit passivement la désorganisation de ses éléments ; dans des conditions particulières l'ivoire réagit contre la progression de la carie en formant la dentine dite secondaire.

Dentine secondaire. L'ivoire est le siège de cette transformation de la dentine faiblement altérée, la cause de sa production est dans l'irritation légère de la pulpe. Cette irritation peut être déterminée soit par la carie, soit par les moyens thérapeutiques employés contre elle ; médicaments, obturation, résection. (Voir fig. 34 et 35.)

La formation de la dentine secondaire n'est que l'exagération d'un processus physiologique.

Une des fonctions de la pulpe est de faire de l'ivoire au détriment de son volume et de sa vitalité. C'est ainsi que, sans caries et même sans maladie générale ou locale, on voit chez le vieillard l'atrophie de la pulpe.

Cette néo-formation de la dentine se fait par calcification à la surface de la pulpe. La dentine faiblement altérée se modifie quand il y a transformation de l'allure et même arrêt de la carie; les tubes dentinaires s'oblitèrent et, à la surface, la sensibilité diminue ; il s'établit une accoutumance aux changements de température, alors l'excision devient à peu près indolore. Sur une coupe on voit la zone de dentine secondaire (appelée zone de résistance par Magitot) transparente avec des tubes moins nombreux, plus irréguliers que dans la dentine normale. Miller a trouvé en l'analysant qu'elle ne contenait pas de sels de chaux en plus grande quantité que la dentine normale. Le contenu des tubes serait soluble dans les huiles essentielles, ce qui a fait dire à Black que c'était une matière grasse. Il n'y aurait donc pas sur-calcification, au moins dans la zone transparente.

La tendance à la formation de dentine secondaire est d'autant plus accusée que le sujet est plus jeune. C'est pourquoi elle apparaît souvent sur des dents érodées et finit par leur constituer une couche externe presque aussi dure que l'émail.

Les irritations violentes, celles qui siègent profondément, ne favorisent pas la formation de dentine secondaire. La susceptibilité de la pulpe aux irritations même légères se montre à l'examen des dents qui ont subi : l'abrasion mécanique, le contact des crochets des pièces de prothèse, la résection et des obturations très superficielles. Ces causes déterminent le phénomène dont nous parlons et montrent bien que, dans les caries moyennes, il est préjudiciable d'irriter la pulpe par des médicaments trop énergiques et des obturations non isolantes. Les causes qui ont amené la production de dentine secondaire peuvent engendrer la calcification de la pulpe sur d'autres points que le voisinage de la carie, alors on a la dégénérescence calcique, l'ossification de la pulpe. (Voir Carie du 3e degré.) Le rempart que la dentine secondaire oppose à l'extension de la carie est parfois renversé ou tourné ; le retour des causes morbides donne lieu à une recrudescence, à une nouvelle désorganisation des parties dures, portant soit sur la dentine secondaire, soit sur la dentine normale en un point voisin de celle-ci. Cette double action s'observe assez souvent et, à l'examen microscopique, on voit la cavité pulpaire recouverte en partie par de la dentine secondaire avec dénudation à côté. Il semble que la pulpe et ses couches odontoplastiques aient épuisé leur puissance réparatrice en résistant à la première tentative d'envahissement et qu'elles ne puissent triompher des attaques réitérées. On voit donc que, dans des conditions favorables, la carie peut s'arrêter spontanément par une auto-réparation. L'intervention thérapeutique judicieuse ajoute à cette tendance physiologique. Il s'ensuit qu'avec un public attentif à la conservation de ses dents, des praticiens capables, la pénétration de la carie jusqu'à la chambre pulpaire ne doit presque jamais se produire. Dans les chapitres suivants nous donnerons les indications thérapeutiques, pour qu'il en soit ainsi.

Symptômes, Diagnostic.

La première classe du deuxième degré de la carie se reconnaît à des signes objectifs évidents. Les caries de début sont les plus faciles à reconnaître, à traiter ; l'obturation bien faite doit empêcher l'extension d'une manière définitive. La carie de la deuxième classe du deuxième degré est parfois plus difficile à diagnostiquer ; elle demande plus de soins pour obtenir la guérison radicale, la restitution de toutes les fonctions physiologiques. Pour cette sorte de caries il est nécessaire d'être fixé de bonne heure, si l'on veut empêcher le retentissement du côté de la pulpe. Le diagnostic doit être fait avec précision, avec certitude; en examinant attentivement la dent, on pourra le faire dès la première séance. Pour plus de commodité, les symptômes de la carie non pénétrante sont résumés sous forme de tableau.

Comme pour toutes les affections, les éléments de la conviction sont puisés à deux sources principales: les renseignements fournis par le patient, *phénomènes subjectifs*; les faits d'observation relevés par le praticien, *phénomènes objectifs*. Pour notre pratique, les premiers sont rarement assez précis pour déterminer d'une manière certaine la nature et le siège du mal; ils n'en sont pas moins des indications précieuses, l'insomnie, la douleur à la mastication entre autres. Quoi qu'il en soit, la sonde et le miroir sont les vrais moyens d'investigation. En définitive, voir et toucher sont indispensables pour bien se rendre compte de l'étendue du degré d'une carie, des désordres consécutifs qui en résultent. En consultant le tableau ci-contre, on aura les principaux éléments d'information:

La carie du deuxième degré ne provoque donc jamais de douleurs spontanées; non seulement celles-ci ne doivent pas exister au jour de la visite, mais encore ne pas avoir été ressenties auparavant. La coloration générale de la dent est toujours normale, celle de la gencive aussi. La sensibilité ne s'observe qu'après excitation, elle est fugace comme la cause qui l'a déterminée.

DIAGNOSTIC DE LA CARIE DU DEUXIÈME DEGRÉ

ASPECT		DOULEUR					
DE LA DENT	DE LA GENCIVE	A L'IRRITATION THERMIQUE	A L'IRRITATION CHIMIQUE	A L'EXCISION	SPONTANÉE	à la percussion à la mastication	ODEUR
		PREMIÈRE CLASSE					
Décoloration partielle limitée à la cavité et à son entourage immédiat. — Dans son ensemble, la dent a une transparence normale, ce que la comparaison avec l'homologue ou une dent voisine non cariée établit. La cavité nettoyée montre un fond solide éloigné de la chambre pulpaire.	Coloration normale, pas d'épaississement d'hyperhémie, le long du trajet de la racine; pas de sensibilité à la pression du doigt. — L'inflammation généralisée due à la gingivite, l'irritation mécan que locale sont autres et ne se confondront pas.	Nulle ou faible ; le froid est senti un peu plus vivement que dans la carie du premier degré. — La chaleur modérée n'est pas perçue.	Nulle ou simple, agacement au contact des aliments sucrés, acides. Si la carie est ancienne, cette sensibilité est émoussée, la dentine secondaire entrave la transmission de l'excitation.	Nulle sur dentine très désorganisée, ou anciennement altérée : l'ivoire, sain ou faiblement altéré, peut être très sensible, surtout quand les dents sont molles, le sujet nerveux.	Nulle.	Nulle.	Nulle.
		DEUXIÈME CLASSE					
Comme dans l'état précédent, la coloration générale de la dent est normale. La cavité, débarrassée entièrement d'ivoire ramolli, montre qu'il n'y a, sur aucun point, perforation de la chambre pulpaire, même à l'une des cornes de la pulpe.	Comme dans l'état précédent.	Comme dans l'état précédent, le froid provoque une douleur assez vive persistant quelques minutes après son application ; cette sensation est émoussée dans les caries anciennes. L'insensibilité absolue dans les caries avancées est une preuve de l'état pathologique de la pulpe.	Comme dans l'état précédent. — Dans les caries anciennes, les acides faibles, d'origine alimentaire, sont moins sentis. S'il y a recrudescence ou marche rapide, l'irritation pulpaire se manifeste seulement après excitation.	Comme dans l'état précédent, l'insensibilité absolue de la dentine (non décolorée), est un indice presque certain de l'état pathologique de la pulpe.	Nulle.	Nulle. La pression des aliments, à l'intérieur de la cavité, pourrait provoquer un peu de douleur.	Nulle.

Traitement.

La thérapeutique de la carie du 2e degré obéit à deux préoccupations principales : 1° atténuer la sensibilité de l'ivoire pendant l'excision ; 2° empêcher toute nouvelle extension de la carie, en reconstituant à l'organe central une protection efficace contre les agents de désorganisation. Dans la carie du 2e degré, l'irritation pathologique de la pulpe ne doit jamais se produire ni pendant le traitement, ni après. La dent doit conserver toutes ses fonctions physiologiques.

1° ATTÉNUATION DE LA SENSIBILITÉ DE LA DENTINE.

Si l'hyperesthésie de la dentine n'est pas un fait absolument négligeable, — nous nous en apercevons quand nous devenons patients à notre tour,—si on ne peut la traiter par le mépris, que de fois on en a raison avec un peu d'autorité, de la précision et de la rapidité d'exécution, surtout dans les cas simples, ceux où l'excision s'est faite en grande partie sans douleurs, et pour lesquels il ne reste plus qu'un peu d'ivoire décoloré à enlever.

La rapidité de la rotation des fraises, l'usage d'outils bien tranchants, bien affilés, rendront toujours plus supportable la préparation complète de la cavité. Leur emploi a un premier avantage, il diminue au moins la durée de la douleur ; une cavité qui serait préparée en dix minutes avec de bonnes fraises en demandera peut-être trente si les instruments sont émoussés. Non seulement la durée de la douleur est diminuée, mais aussi son intensité. Avec les instruments à arêtes vives on sectionne d'un coup la fibrille; avec les autres, on ne fait que l'irriter. Il est certain que les tours à marche rapide, le tour électrique par exemple, provoquent moins de douleurs que les tours à pédale. La rapidité, la franchise de l'excision, sont donc les premiers moyens pour atténuer l'hyperesthésie de l'ivoire.

La sécheresse est parmi les seconds. L'humidité exagère la sensibilité. L'eau est excellente conductrice de la sensation, tandis que la sécheresse, en soustrayant à la fibrille un de ses éléments, la rend moins apte aux transmissions centripètes. Pour les caries extra-sensibles, il y a donc une raison de plus de placer la digue. L'alternance de sécheresse et d'humidité est contraire au résultat poursuivi, et, si l'on demande à la sécheresse de concourir à l'anesthésie, il faut qu'elle soit constante.

L'exclusion de la salive, l'essuyage de la cavité avec des absorbants, n'assurent qu'une sécheresse relative; l'air chaud, les déshydratants chimiques peuvent aussi être mis à contribution. Le premier contact de l'air chaud est assez douloureux, mais comme cette douleur est très passagère, comme elle a ensuite de bons résultats, il est un de nos meilleurs agents d'anesthésie de la dentine.

On a construit nombre d'instruments et d'appareils assurant la production et la projection d'air chaud : celui de M. Poinsot où la chaleur est empruntée au cautère Paquelin; celui de M. Barbe, où l'air se chauffe au contact du galvano-cautère; celui de M. Brasseur où l'effet est produit par la combustion d'un bec de gaz;

celui de M. Telschow, où l'eau chaude est la source du calorique, etc., etc. Quelques-uns de ces appareils sont très compliqués, et la solution du problème est probablement liée aux progrès de l'électricité; pour le moment, rien d'absolument pratique n'a encore été présenté. Les poires à air chaud empruntant leur calorique à l'électricité nécessitent une forte dépense de courant et leur construction laisse encore beaucoup à désirer.

Un des avantages de l'air chaud, c'est qu'il peut être véhicule des médicaments, en augmentant leur force de pénétration et leur puissance.

L'alcool absolu se combine avec les moindres quantités d'eau; son application est donc dessiccatrice et rentre dans la série des déshydratants.

Il serait bien long d'énumérer tous les agents médicamenteux qu'on a essayés pour anesthésier la dentine je ne parlerai que des principaux. On a puisé parmi les anesthésiques, parmi les caustiques. Les premiers ont une action douteuse; la dentine est si peu vasculaire, qu'il est bien difficile de lui faire absorber, sans altérer en rien sa constitution anatomique, une assez forte dose de médicament, pour que la sensation ne soit plus perceptible. Les caustiques ont des effets plus certains et on verra que, dans la plupart des formules, l'anesthésique ne figure presque jamais seul; il est toujours associé à un caustique qui est l'agent principal — le rôle de l'anesthésique se limitant probablement à diminuer la douleur de la cautérisation

Les topiques appliqués sur la dentine sensible doivent être différents; selon qu'ils sont appliqués temporairement, ou qu'ils sont laissés à demeure et que l'obturation est différée.

Certains caustiques énergiques peuvent servir, à la condition qu'ils ne restent en place que quelques minutes; s'ils devaient séjourner un ou plusieurs jours, ils dépasseraient le but, et ce n'est plus seulement la mortification superficielle de la dentine qui en résulterait, mais celle des couches profondes, et peut-être celle de la pulpe elle-même.

TOPIQUES APPLIQUÉS ET ENLEVÉS EXTEMPORANÉMENT. — A. *Anesthésiques.* — B. *Caustiques.*

A. *Anesthésiques.*— Employés seuls, ils sont infidèles. Je dois pourtant dire un mot des principaux: morphine, cocaïne, teinture de cannabis indica, vératrine.

La morphine appliquée seule ou mélangée avec un excipient non caustique, tel que la glycérine, n'affaiblit que peu la sensibilité de la dentine ; il en est de même de la vératrine. Cette dernière me paraît d'une action très contestable, car cet alcaloïde est un irritant et son injection sous la peau provoque pendant plusieurs heures des douleurs intenses. De plus, c'est un excitant musculaire et ses effets sédatifs ne se manifestent, au dire de Gubler, qu'après avoir été diffusé dans l'économie. De fait, je n'en ai jamais tiré de bons effets, soit en application sur la dentine, soit sur la pulpe. Mais il figure dans nombre de formules et je devais le mentionner.

L'action connue de la *cocaïne* devait tenter les expérimentateurs. En solution aqueuse au 1/10, elle peut avoir quelque action, à condition qu'elle soit appliquée à plusieurs reprises et que le contact dure quinze à vingt minutes. Pour obtenir une action rapide énergique, il faut la combiner avec les caustiques.

La teinture de *cannabis indica* (extrait de chanvre indien) a aussi une action analgésique ; je l'ai mélangée récemment à la cocaïne dans les proportions suivantes :

Teinture de cannabis indica..........	4 parties
Cocaïne..............................	1 partie

L'essence de girofle a quelque effet anesthésique, mais c'est surtout comme pansement à demeure.

B. *Caustiques* — Soit seuls, soit associés aux médicaments précités, ils sont les agents usuels de l'anesthésie de l'ivoire.

L'acide phénique a été employé par le Dr Arthur Scheuer de Teplitz pour laver l'alvéole après les extractions suivies de douleurs.

Voici comment il procède : il imbibe d'acide phénique une boulette de coton porté par les précelles courbes ; il le place dans la cavité alvéolaire. Après quelques instants d'application, il le retire, et fait laver la bouche à son malade.

La douleur disparaît brusquement et totalement. L'acide phénique concentré, en application immédiate, serait donc un anesthésique, plus efficace qu'on ne l'a cru autrefois.

En applications immédiates, l'acide phénique est un anesthésique faible ; agglutiné avec de la morphine, il est un peu plus actif ; en le vaporisant par l'air chaud, on augmente sa puissance.

Ses analogues, la résorcine, la créosote agissent de même.

Voici quelques formules :

1°	Vératrine	1 gramme
	Acide phénique	1 —
	Alcool absolu	1 —
	Glycérine	2 gouttes
2°	Chlorhydrate de morphine	1 partie
	Acide phénique	2 parties

On associe aussi l'acide phénique à la potasse caustique ; ce composé est connu en Amérique sous le nom de remède de Robinson : la douleur que cause son application est moins vive que celle produite par le chlorure de zinc, et il donne des résultats analogues.

Acide phénique	1 gramme
Potasse à l'alcool	1 —

Mêlez ensemble, en triturant dans un mortier, ajoutez quelques gouttes de glycérine pour obtenir une pâte semi-solide.

Le nitrate d'argent est un excellent caustique de la dentine. Il peut être employé en solution aqueuse concentrée, mais la meilleure manière de l'appliquer est de le porter sous forme de cristal à l'aide de la brucelle. Le nitrate d'argent fondu en crayon est, pour notre usage, bien moins maniable : le crayon ne peut s'insinuer dans les anfractuosités d'une carie, dans les interstices, au lieu que le cristal, fondant sur place, se porte où il est nécessaire. Non seulement l'azotate d'argent est un médicament d'usage extemporané, mais il est aussi un pansement à demeure. J'en parlerai plus loin.

Le chlorure de zinc, à l'état déliquescent, émousse

notablement la sensibilité de la dentine: mais son action n'est ni indolente, ni exempte de dangers. Il provoque tout d'abord une douleur assez vive qui s'éteint assez rapidement.

Pour l'ivoire, le meilleur anesthésique à action immédiate est l'acide sulfurique cocaïné (*obtundent de Hersbt*).

Chlorhydrate de cocaïne à saturation dans l'acide sulfurique: on y ajoute de l'éther sulfurique qu'on laisse ensuite évaporer.

On a été encore plus loin et, pour atténuer la douleur de l'excision, on a conseillé l'usage de l'acide chromique. Ce procédé est un peu analogue à celui de l'ours de la fable, qui tuait les mouches à coup de pavés. L'acide chromique détruit la sensibilité de la dentine, il est vrai, mais en la décalcifiant. Qu'on mette une dent dans une solution concentrée d'acide chromique et, en quelques heures, elle ne sera plus qu'une masse molle. Même dans une solution au 1/50, le ramollissement s'obtient rapidement. La cautérisation ignée serait moins désastreuse, car son action est plus restreinte ; elle n'est pas sans douleur.

Pansements a demeure.— Il est évident que le pansement à demeure doit être moins énergique que celui dont le contact est seulement instantané. Quelques-uns des agents ci-dessus causeraient, en définitive, des accidents fâcheux, ils iraient contre le but à atteindre; après leur séjour, la douleur à l'excision serait nulle, mais on verrait se produire, peu de temps après, celles de la pulpite et de la périostite.

Les applications extemporanées, dont nous venons

de parler, conviennent surtout aux caries de la première classe. Les pansements à demeure servent principalement aux caries de la deuxième.

Dans le voisinage de la pulpe, les caustiques escharotiques ne doivent jamais servir. La pulpe ne vit pas seulement par elle-même, mais encore par la dentine qu'elle innerve; la mortification de celle-ci retentit sur l'organe central. Par la diminution de son activité fonctionnelle, on détermine une atrophie, une dégénérescence qu'on doit, qu'on peut éviter. Les caries du deuxième degré avancé sont généralement moins sensibles que les caries superficielles, et les caustiques légers, les absorbants, le repos de la dent en triomphent aisément.

L'essence de girofle est un excellent modificateur de l'hyperesthésie de la dentine, elle n'est pas caustique ; si elle contient de l'iodoforme à saturation, elle est antiseptique. En Amérique et en Angleterre, on se sert aussi de l'eugénol qui est un extrait plus concentré de la girofle.

L'acide phénique est le médicament le plus employé comme pansement à demeure. Dans le voisinage immédiat de la pulpe, il offre quelque danger. Agglutiné avec un sel de morphine, l'action calmante est augmentée.

La résorcine est moins énergique que l'acide phénique et peut lui être substituée.

La créosote est plus caustique que l'acide phénique, elle altère la dentine en la ramollissant. On peut voir quels ravages elle cause sur les dents des patients qui l'appliquent eux-mêmes; elle peut donc servir dans les caries distantes de la pulpe, mais non dans celles où l'organe central n'est plus protégé que par une couche peu épaisse.

Le nitrate d'argent est peut-être le meilleur anesthésique de la dentine. On lui a reproché de décolorer la dent d'une manière indélébile, c'est là une exagération; la couche superficielle se colore quelque peu en noir par précipitation d'un sel d'argent insoluble; pour les dents du fond, cela n'a pas le plus petit inconvénient. Son goût nauséeux interdit de le placer en ne le recouvrant que d'un coton imbibé de teinture résineuse; il rend nécessaire le recouvrement par la gutta-percha.

L'ancien ciment à *l'oxychlorure de zinc* avait une légère action caustique et irritante; dans les caries moyennes, il favorisait la formation de dentine secondaire.

On a conseillé l'emploi de *l'acide arsénieux* pour anesthésier la dentine; le moyen est très radical, il détermine une insensibilité parfaite : malheureusement la mortification n'est pas limitée à la superficie et, presque toujours, même pour des caries moyennes, la mortification de la pulpe en est la conséquence. Cela démontre les rapports étroits de l'organe central et de l'ivoire, et combien il est nécessaire de ménager celui-ci si l'on veut conserver à la dent toute sa vitalité.

Enfin, *l'obturation provisoire*, avec ou sans médicaments, est le moyen thérapeutique le plus parfait dans la carie du deuxième degré. A elle seule, elle ramène la santé de l'ivoire, diminue son hyperesthésie et favorise la formation de dentine secondaire. On devrait la substituer entièrement aux pansements recouverts de coton imbibé de teinture résineuse.

On parle d'antisepsie. Eh bien ! sa première condition est la propreté, pendant et après les manœuvres opératoires. Comment l'obtenir, s'il y a séjour, décomposition sur place de la salive, des détritus alimentaires? J'aurai à traiter plus longuement ce côté de la question à propos des caries pénétrantes; mais, même pour les caries du deuxième degré, la sécheresse et l'occlusion parfaites de la cavité sont des conditions de succès et de traitement rapide. La carie s'est formée en laissant en contact la dentine et les agents de désorganisation; le premier acte du traitement est donc l'isolement de l'organe.

L'obturation provisoire empêche non seulement l'extension de la carie, mais elle a en plus une action curative. Sous elle, la dent se repose, se dessèche, l'hyperesthésie se calme, l'excision est toujours facilitée après son séjour. La meilleure matière d'obturation provisoire est la gutta-percha, surtout celle qui est chargée en oxyde de zinc, — comme la pâte de Hill, par exemple. On sait que le blanchiment de la gutta-percha est principalement dû à l'addition d'oxyde de zinc ; celle de Hill en renferme 7 parties pour une de gutta. C'est à cette addition qu'on doit la plupart des bons effets de cette matière obturatrice. L'oxyde de zinc est un absorbant, il soustrait à la dentine une certaine quantité d'eau, ainsi que les gaz provenant de la décomposition de l'ivoire et de ses fibrilles. La gutta est donc autre chose qu'un simple isolant, une matière obturatrice, elle est aussi un médicament, et l'un des meilleurs, par sa faible conductibilité thermique, par les substances qu'on lui associe.

La gutta peut, pour notre usage, être le véhicule de nombre de topiques. Je ne parlerai ici que de la gutta au nitrate d'argent. Frappé des bons effets du nitrate d'argent, j'ai pensé qu'il serait utile de l'employer non seulement comme médicament extemporané, mais encore pour les pansements à demeure. Dans ce but je l'ai mélangé à la gutta. Tous les dentistes peuvent préparer chez eux de la gutta à pansements; des proportions d'oxyde de zinc de 4 à 7 pour une de gutta sont celles qui conviennent le mieux à nos besoins. Le mélange est fait à chaud, en triturant dans un mortier. La formule de ma gutta au nitrate d'argent est :

Gutta-percha....................	2 gr. 5
Oxyde de zinc...................	10 —
Nitrate d'argent (cristallisé)......	1 —

On triture d'abord ensemble la gutta et l'oxyde de zinc puis on ajoute le nitrate d'argent qu'on a, au préalable, pulvérisé.

On réduit en lame mince, comme de la cire laminée, et on découpe en petits morceaux. La gutta au nitrate d'argent doit être recouverte de gutta ordinaire. Le nitrate d'argent étant un médicament très nauséeux, on doit éviter que la salive puisse le dissoudre et le répandre.

Après deux jours de contact, la sensibilité de la dentine est très atténuée, mais on peut laisser plus longtemps, sans inconvénient. Le pansement enlevé, on a une insensibilité superficielle parfaite; il va de soi, que si l'excision doit être profonde, on atteint des couches non anesthésiées. Cette action restreinte est préférable, à mes yeux, à la suppression absolue de la sensibilité. J'en ai déjà dit les raisons.

ARRÊTER L'EXTENSION DE LA CARIE EN CONSERVANT A LA PULPE SA VITALITÉ

La limite entre certaines caries du deuxième degré et celles du troisième est si faible qu'on doit prendre toutes les précautions pour ne pas la franchir. Cette complication fâcheuse peut résulter, non seulement de l'action irritante d'un pansement, mais encore d'un accident opératoire, de l'extension de la carie, pendant le traitement ou après, quand la dent a été obturée. La nature de la matière obturatrice peut avoir aussi une influence pernicieuse sur la santé de la pulpe.

Accidents opératoires. — Les caries dont le fond est proche de la pulpe doivent être excavées avec beaucoup de précautions. Si l'on peut être assez hardi en s'attaquant à l'ivoire altéré de la périphérie, il n'en est plus de même dans la partie centrale. L'ivoire ramolli s'enlèvera par couches, en soulevant et détachant la portion la plus éloignée du centre et en agissant de dedans en dehors; les rugines en forme de cuillère sont les plus convenables pour ce travail préparatoire, elles ramènent le copeau au dehors, elles risquent moins de perforer les parois minces.

Pour les instruments montés sur le tour on préférera les fraises rondes, on délaissera celles à cône renversé, celles en roue et surtout les forets; si la cavité est bien en lumière, si toutes ses parties sont accessibles, la préparation faite avec les précautions indiquées ci-dessus, la perforation de la chambre pulpaire deviendra une complication rare, exceptionnelle.

L'extension de la carie, pendant le traitement, ne se produira pas non plus si on fait, dès la première séance, un pansement occlusif.

L'emploi répété des cotons, surtout quand ils sont chargés de médicaments altérant l'ivoire, tels que la créosote, peut très bien avoir pour conséquence une propagation de l'affection. Les pansements multiples engendrent la répétition de l'excavation, et cela peut, en définitive, créer une cavité beaucoup plus étendue que celle du début. Règle générale : le traitement de la carie ne doit pas traîner en longueur, cela vaut mieux pour la dent, le patient et le praticien y ont avantage.

L'extension de la carie peut encore résulter d'une préparation incomplète, ainsi que de l'imperfection de l'obturation.

Pendant longtemps, on a cru qu'il était préférable de laisser en contact avec la pulpe une légère couche d'ivoire ramolli, plutôt que de risquer la dénudation. Cela avait des conséquences fâcheuses. Comment connaître l'état de la pulpe, l'étendue du ramollissement, si on n'enlève pas cette croûte de dentine infectée et infectante? Comment la pulpe peut-elle vivre longtemps saine avec une paroi morbide? Avec cette pratique, on avait très souvent de faux deuxièmes degrés et on faisait du coiffage sur des pulpes malades et même sur des pulpes mortes. Il vaut mieux, pour l'organe central de la dent, le contact non irritant d'un coiffage bien fait, que celui de la dentine ramollie. S'il n'y a que décoloration, et que la paroi soit solide, non élastique, on peut laisser en place, et en renforçant ce dernier rempart, la pulpe continuera à vivre, peut-être de la vie précaire que la formation exagérée de dentine secondaire lui laisse ; mais enfin, si la dégénérescence calcique ou graisseuse ne se produit que plusieurs années après, cela vaut toujours mieux que la mortification immédiate, cela vaut mieux que le coiffage. Ainsi donc, l'excavation terminée doit montrer une cavité absolument exempte d'ivoire ramolli ; l'ivoire décoloré, mais solide, est sans inconvénient dans la région centrale ; il ne peut être laissé à la périphérie.

Les micro-organismes de la carie ont été bien étudiés par Miller (de Berlin), Vignal, Galippe. On les trouve dans les canalicules de la cavité cariée et, par la sécrétion de leurs toxines, ils amènent la désorganisation des tissus de la dent. Il y a donc avantage dans les caries profondes à stériliser la dentine par des applications antiseptiques. Voici la formule de la solution qui me sert :

Acide thymique....................	0 gr. 2
Alcool à 90e........................	15 —
Eau.................................	5 —

On fera deux ou trois badigeonnages à l'intérieur de la cavité et on séchera à l'air chaud.

Sauf la gutta-percha, toutes les matières obturatrices sont mauvaises dans le voisinage immédiat de la pulpe ; on doit interposer entre elles et le fond de la cavité une légère couche isolante. L'or est bon conducteur de la température et de l'électricité ; de plus son foulage pourrait léser quelque peu la paroi ; l'amalgame est aussi bon conducteur de la température, de l'électricité, quoique à un moindre degré ; il a, en plus, le défaut de se rétracter ; il s'ensuit que la protection de la pulpe et de son entourage immédiat peut devenir imparfaite.

Le ciment adhère aux bords, son foulage est à peu près sans danger ; bien fait, il prévient pendant trois, quatre années et plus toute nouvelle extension de la carie ; mais l'acide phosphorique, qui forme la base du liquide, attaque quelque peu l'ivoire, surtout s'il est déjà légèrement altéré. S'ensuit-il que dans les caries avancées du deuxième degré on doive renoncer à l'aurification, à l'amalgame, au ciment ? Nullement ; à quelque distance de la pulpe ils sont sans danger. Que la paroi d'ivoire soit renforcée et le traumatisme pendant le foulage n'est plus à craindre, l'irritation thermique ne se produira guère ; si on interpose un corps non conducteur entre l'obturation et la dentine, la faible action chimique du ciment sera neutralisée, l'hyperesthésie thermique sera atténuée.

La meilleure matière de revêtement des cavités est encore la gutta-percha ; nous avons employé, dans le même but, pendant un temps, des feuilles d'amiante mais l'amidon qui a servi à agglutiner la poudre d'amiante finit par se décomposer et l'on a une substance isolante moins stable qu'avec la gutta. Il est bon d'avoir à l'avance de la gutta très amincie et découpée en tout petits fragments pour cet usage.

Sur les sujets jeunes, il est souvent profitable de différer l'aurification et, après avoir renforcé la paroi qui recouvre la pulpe, de se contenter d'une obturation avec le ciment; l'âge, la réaction de la pulpe favorisent l'épaississement de la couche protectrice, par formation de dentine secondaire, et l'aurification, qui aurait pu être mauvaise d'emblée, devient l'opération de choix, quand le ciment est quelque peu usé, quand il a notablement baissé de niveau.

Les dents caduques peuvent se traiter de même que les dents permanentes, les matières obturatrices qui leur conviennent sont la gutta-percha, le ciment et l'amalgame de cuivre.

Le traitement de la carie du deuxième degré est un des plus faciles que nous ayons à faire; il n'en demande pas moins des soins attentifs, une grande dextérité pour être toujours heureux, non seulement dans ses résultats immédiats, mais encore dans ses résultats éloignés.

CARIE DU TROISIÈME DEGRÉ

Définition.

Premier état de la carie pénétrante; la pulpe malade, mais vivante, est à nu, ou est recouverte d'ivoire ramolli.

Classification.

Dans la carie du troisième degré la désorganisation des tissus durs s'opère comme dans les états précédents avec cette différence que la formation de dentine secondaire devient un phénomène exceptionnel, s'observant seulement à la suite des expositions récentes de la pulpe traitées judicieusement.

Ce qui la distingue essentiellement est la dénudation et l'altération de l'organe central, dénudation et altération déterminant des accidents d'une tout autre nature que ceux de la carie non pénétrante, exigeant un traitement entièrement distinct de ceux que nous avons décrits plus haut.

L'altération des tissus durs passe au second plan. Les figures 36 et 37 montrent des caries du troisième degré.

La carie du troisième degré est donc presque toujours associée à un état pathologique de la pulpe; — la pulpe exposée ne pouvant rester longtemps saine, l'état pathologique de la pulpe peut exister sans qu'il y ait dénudation, les maladies de la pulpe s'observent aussi sur des dents non cariées : dans la sénilité, l'abrasion

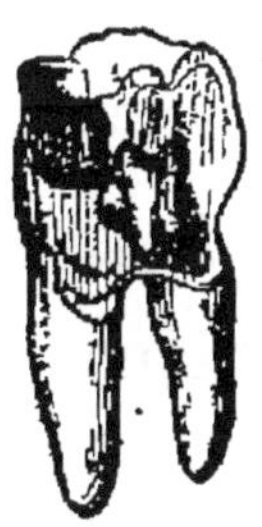

Fig. 36. — Première grosse molaire inférieure montrant une carie du troisième degré, la pulpe est dénudée à l'une de ses cornes (d'après Magitot).

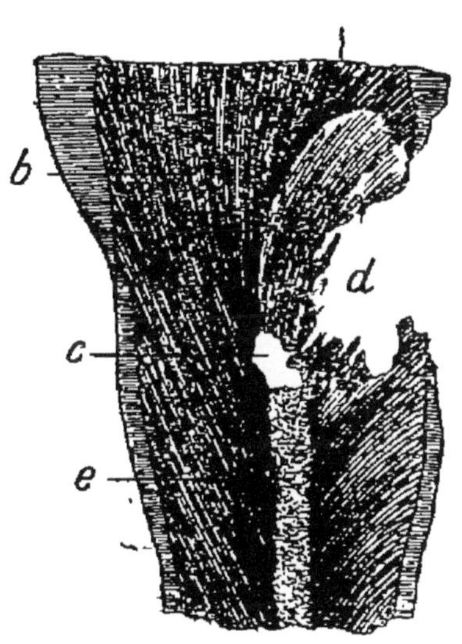

Fig. 37. — Coupe verticale de la couronne d'une petite molaire affectée de carie du troisième degré chez un sujet de cinquante ans environ. a. émail, b. ivoire, c. cavité de la pulpe, d. partie cariée, e. point de calcification de la pulpe (d'après Magitot).

mécanique avancée, l'arthrite dentaire, à la suite des traumatismes, même quand ceux-ci n'ont pas déterminé la fracture de la dent. Les données étiologiques ne changent pas l'indication thérapeutique, le premier temps du traitement étant la perforation de la chambre pulpaire. La carie du troisième degré étant la cause la plus fréquente des maladies de la pulpe, celles-ci en étant le fait capital, nous traiterons de ces maladies dans ce chapitre.

La pulpe peut être affectée de plusieurs manières, et être malade à différents degrés. D'après les symptômes objectifs, nous classerons les maladies de la pulpe en :

1° Pulpites aigues.... { a) P. subaiguës. b) P. aiguës. c) P. suraiguës.

2° Pulpites chroniques. — 1° *avec atrophie* :

a) dégénérescence calcique.
b) dégénérescence graisseuse.

2° *avec hypertrophie et néoplasie.*

a) hypertrophique.
b) tumeurs de la pulpe.

3° Nécrose de la pulpe. { a) Nécrose partielle. b) Nécrose totale.

Anatomie pathologique.

1° Pulpites aigues. — a) *P. subaiguë.* — Son anatomie pathologique est assez peu connue, peu de dents ayant été examinées au microscope dans cet état. La pulpe n'a plus sa couleur rose pâle ; sa surface est quelque peu congestionnée, les vaisseaux dilatés sont plus apparents. Les irritations mécaniques ou thermiques à la surface de la dent la déterminent. Les désordres de voisinage sont nuls, la propagation de l'inflammation au périoste ne s'observe pas encore. Elle peut se transformer en pulpite aiguë, ou en pulpite chronique ;

le retour à la santé est peu à espérer, s'il y a dénudation pulpaire, contact d'ivoire ramolli ou d'obturation métallique. Si la pulpe a été irritée à distance par un astringent, ou un caustique faible, par une hyperesthésie thermique légère, telle que celles qui se propagent à travers les obturations métalliques *peu profondes*, et les ciments, la formation de dentine secondaire, la calcification partielle, la dégénérescence graisseuse peuvent en résulter. Comme on le verra au diagnostic, les douleurs ne sont ni intenses, ni durables. Les inflammations de voisinage, pulpite aiguë sur la dent proximale, les gingivites, l'arthrite dentaire, peuvent produire secondairement l'irritation légère de la pulpe.

b) *P. aiguë.* — Elle est l'aggravation de l'inflammation décrite ci-dessus, et se montre sous la dépendance des mêmes causes : pénétration de la carie, contact irritant de l'ivoire ramolli ou d'une obturation, emploi de caustique dépassant la couche d'ivoire. Une irritation un peu intense peut aussi donner lieu à une transformation de la pulpite chronique en pulpite aiguë.

Dans la cavité nettoyée à l'entour de la chambre pulpaire, la pulpe apparaît avec une couleur rouge foncé, saignant abondamment au moindre contact, à la succion ; elle fait souvent hernie au dehors de la chambre pulpaire. Des leucocytes existent dans l'intimité du tissu, et on observe une suppuration partielle. Le coton, ayant servi à essuyer, revient chargé d'une gouttelette de pus. Parfois, les vaisseaux sanguins se rompent et la matière colorante du sang s'extravase ; de là cette coloration rougeâtre de la dentine observée dans quelques cas. A cette suppuration succède une perte de substance, une véritable ulcération. Les micro-organismes se trouvent en abondance sur les parties malades (Black). Dans cet état, la propagation de l'inflammation au périoste suit fréquemment. (Voir périostite à Carie du quatrième degré.) Donc, sensibilité à la percussion, au rapprochement des mâchoires, à l'attouchement de la langue. Abandonnée à elle-même, l'inflammation à ce degré amène rapidement la fonte purulente de l'organe. Le quatrième degré succède alors rapidement au troisième, et, quand on ouvre la chambre pulpaire, on ne trouve plus l'organe qu'à l'état putrilagineux. (Voir Nécrose de la pulpe.) Cette mortification peut n'être que partielle et se limiter à une des branches de la pulpe, elle peut, surtout lorsqu'il y a inflammation suraiguë, être totale. Dans les deux cas, la pulpe a perdu ses principaux caractères anatomiques normaux, et quand elle survit à cette crise, elle s'hypertrophie ou même donne lieu à la formation des tumeurs de la pulpe décrites plus loin.

c) *P. suraiguë.* — Aggravation des phénomènes mentionnés plus haut, avec irradiation réflexe aux dents voisines, aux branches du trijumeau, même à celles qui n'ont pas été frappées directement. Dans ce cas, la périostite existe toujours, elle ne se localise plus à la dent malade, et elle prend rapidement la forme phlegmoneuse. Alors la fluxion, les désordres oculaires, et même cérébraux, s'observent. Quand la pulpite atteint ce degré d'acuité, la pulpe n'existe plus et les phénomènes ci-dessus pourraient être aussi bien imputés à la périostite qu'à la pulpite. Ils ne se rattachent à la carie du troisième degré que par l'origine.

2° Pulpite chronique. — 1° Atrophique ; *a*) *Dégénérescence calcique.* — Nous avons déjà vu, à propos de la carie du deuxième degré, quelques-unes des causes de la dégénérescence calcique de la pulpe ; elle est aussi due aux progrès de l'âge, à certaines prédispositions congénitales. La calcification de la pulpe procède des mêmes causes que la formation de la dentine secondaire, dont elle n'est souvent que l'extension et l'exagération. Elle ne marche pas toujours de même : de la périphérie au centre, mais aussi en sens inverse. Des îlots de forme globulaire se constituent sur un ou plusieurs points du grand axe de la pulpe, *nodules pulpaires*, puis ils augmentent et se réunissent.

Il est rare que la pulpe ossifiée forme une masse compacte, le plus souvent on trouve des lacunes le long des canaux. La dégénérescence calcique explique les difficultés de pénétration dans les canaux sur les dents des vieillards et aussi les difficultés d'extirpation des filets radiculaires. Une certaine adhérence sans soudure parfaite du nodule et des parois des canaux s'observe alors. La figure 38 illustre ces considérations.

L'atrophie calcique a, dans les dents menacées de mortification rapide de l'organe central, un rôle réparateur, et l'obtenir est dans ces cas un fait heureux. Elle s'observe rarement sur les sujets jeunes, ne s'accompagne de douleurs que lorsqu'elle est en voie de progression rapide, déterminant une nécrose des parties non calcifiées, ou une névrite des filets nerveux voisins.

Comme elle ne se montre pas habituellement consécutive à des caries profondes, qu'elle n'amène pas, comme dans les autres genres de mortification, une décoloration de la dent, — par suite de la densité des dents sur lesquelles cette dégénérescence se produit, — elle reste souvent ignorée ou de diagnostic difficile. Ce n'est qu'après avoir éliminé les autres causes du désordre qu'on arrive à la soupçonner.

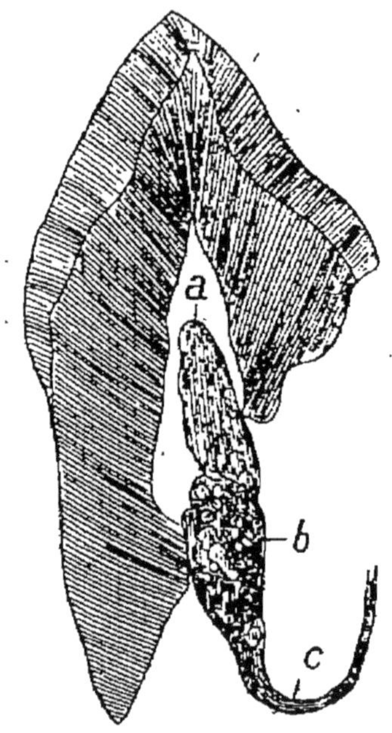

Fig. 38. — Canine avec pulpe partiellement ossifiée. — a c partie de pulpe normale. b partie ossifiée montrant les nodules qui forment les centres de calcification (d'après Schlenker).

Cette calcification exagérée paraît être la cause la plus probable des fractures spontanées des dents. Dans un cas observé par M. Lecaudey, la formation du nodule pulpaire empêchait la juxtaposition des fragments. (Voir Musée de l'École Dentaire de Paris.) Étant connu la banalité des causes qui engendrent la dégénérescence calcique de la pulpe, on ne s'étonnera pas de sa fréquence, à l'examen microscopique des dents extraites, on en trouve un grand nombre où elle s'est produite.

b) *Dégénérescence graisseuse.* — État pathologique plus avancé que dans la forme précédente, il est aussi plus préjudiciable pour l'avenir de la dent. Les corpuscules graisseux sont tout d'abord disséminés dans l'intimité du tissu, formant chapelet suivant le trajet des vaisseaux et des nerfs. La pulpe diminue alors de volume, devient d'un jaune pâle, translucide ; les vaisseaux sanguins sont plus attaqués que les filets nerveux, leur diamètre diminue, leur nombre se restreint et, au lieu de cinq à six, il tombe à deux ou trois et même à un seul. La mortification complète peut en résulter ; mais, s'il n'y a pas irritation, elle tarde à se produire.

La dégénérescence graisseuse, comme la dégénérescence calcique, se produit généralement sur des pulpes non exposées et faiblement irritées. Ainsi, on la constate, après des obturations irritantes sur des caries de la deuxième classe du deuxième degré, après le coiffage. L'arthrite dentaire, la sénilité de l'organe, certaines diathèses, etc., la déterminent. Elle s'associe parfois à un commencement de dégénérescence calcaire. Dans les atrophies pulpaires, le périoste reste souvent indemne pour n'être influencé que lorsqu'il y a poussée aiguë, aggravation des états sus-mentionnés.

2° Pulpites avec hypertrophies et néoplasies. — *a*) *P. hypertrophique.* — État variqueux de la pulpe, qui se montre d'un rouge foncé, ses vaisseaux sanguins sont de diamètre agrandi, ils saignent à la moindre excitation, succion, piqûre. Cette forme inflammatoire s'observe principalement sur les pulpes exposées, irritées par les bords tranchants de la chambre pulpaire, par de l'ivoire ramolli, elles ne peuvent se montrer d'emblée, ni succéder à des pulpites atrophiques; elles sont consécutives à des poussées de pulpites subaiguës ou aiguës. L'hypertrophie de la pulpe s'associe assez souvent à une nécrose partielle et peu se limiter à une des branches radiculaires. Sur des dents abandonnées à elles-mêmes et ne subissant que peu les irritations extérieures (caries interstitielles des molaires), l'hypertrophie pulpaire peut persister assez longtemps.

Les manœuvres opératoires et surtout l'obturation, même à l'aide du coton, changent la marche de l'affection et de chronique qu'elle était, avec mortification lentement progressive, donnent lieu à une crise où les derniers vestiges de vitalité disparaissent. Quelles qu'aient été la durée et la marche de l'inflammation, on ne peut alors espérer la conservation de l'organe, et la destruction complète de la pulpe s'impose, si on veut faire du traitement rationnel.

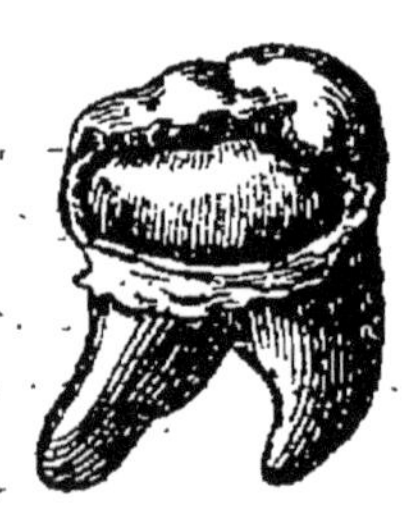

Fig. 39. — Molaire montrant une tumeur de la pulpe (d'après Magitot).

Lorsqu'il y a pulpite hypertrophique, non seulement la sensibilité de la dentine n'existe plus, mais même l'hyperesthésie thermique est amoindrie, principalement au froid. La dent a perdu sa transparence. La propagation de l'inflammation au périoste en résulte, cette inflammation est légère, car la partie de la pulpe la moins malade est celle qui avoisine le foramen.

b) *Tumeurs de la pulpe.* — A l'hypertrophie peut succéder la dégénérescence néoplasique de la pulpe. Dans cet état, l'organe fait saillie hors de la chambre pulpaire sous forme de polype fongoïde. On a vu, dans quelques cas, ces tumeurs faire saillie hors de la dent elle-même. Ces petites tumeurs sont très vasculaires et l'attouchement provoque une hémorragie assez persistante.

» Quant à leur structure microscopique, elle se com-
« posait dans tous les cas que nous avons observés d'une
« agglomération des noyaux analogues aux éléments
« embryoplastiques, qui constituent en grande partie
« la pulpe normale, et mêlée à une matière amorphe
« granuleuse parcourue par des vaisseaux et des nerfs.
« Les noyaux sont seulement plus volumineux : la fine
« couche de matière amorphe, formant comme une
« membrane propre à l'organe sain, se conserve à la
« surface des tumeurs de sorte qu'on peut considérer
« ces productions de la pulpe dentaire comme consti-
« tuées presque constamment par une hypertrophie
« simple avec hypergenèse des éléments normaux de
« l'organe (1). »

Les dégénérescences hypertrophiques et néoplasiques n'abolissent pas entièrement la sensibilité de l'organe, quoiqu'il ait perdu son rôle d'innervation de la dentine. Elles confinent à la mortification.

3° Nécrose de la pulpe. — Peut résulter de l'inflammation aiguë ou chronique, de traumatismes, de gingivites graves, de l'arthrite dentaire, de certaines diathèses et enfin de la sénilité de l'organe. La vascularité

(1) Magitot. *Tumeurs de la pulpe dentaire*,

et le peu de densité de la dentine, le volume considérable de la pulpe chez les enfants et les adolescents rendent, chez eux, les maladies et la gangrène de la pulpe plus fréquentes, leur impriment une marche plus rapide que chez les adultes. Sur les vieillards elle redevient susceptible d'altération, sans être liée à la carie pénétrante.

a) *Nécrose partielle.* — Dans des conditions d'isolement, et quand il n'y a pas de rétention des fluides et des gaz pathologiques, la mortification de la pulpe s'opère lentement, en plusieurs années, dans les dents multiradiculaires l'altération siège surtout sur la branche correspondant au premier point dénudé ; les autres sont atteintes secondairement, et parfois plus tard, mais en dépit de cela elles ne gardent qu'une vitalité fort amoindrie.

b) *Nécrose totale.* — Sauf pour la pulpite subaiguë, tous les degrés d'altération sus-mentionnés aboutissent fatalement à la mortification ; elle peut tarder dans les processus atrophiques, surtout dans la dégénérescence calcique et graisseuse, mais la restitution *ab integra* n'est plus guère à espérer.

A son dernier terme, les éléments anatomiques de la pulpe se fondent, perdent leurs formes ; et la cavité pulpaire et les canaux sont vides ou envahis par des gaz pathologiques provenant de la décomposition de la pulpe et des exsudations de l'alvéole.

La nécrose de la pulpe constitue la caractéristique de la carie du quatrième degré. On verra dans le chapitre suivant qu'au point de vue du traitement et des complications, l'origine, le début de l'inflammation sont choses secondaires et nous n'en avons parlé ici que pour ne pas séparer ce que nous avions à dire sur la pathologie de la pulpe.

Symptômes, Diagnostic.

Les signes de la pulpite aiguë sont évidents. Ceux de la pulpite chronique sont souvent dissimulés et demandent un examen minutieux pour être reconnus.

La certitude de la carie du troisième degré s'établit par la vue du point où la pulpe est exposée, par son attouchement à l'aide d'une sonde. Dans nombre de cas, la conviction se forme par des preuves indirectes signes subjectifs. Le nettoyage sommaire et l'exploration de la cavité la confirment.

Les pulpites aiguës et chroniques ont des signes subjectifs communs : sensibilité à la température, à l'attouchement de la pulpe. Dans les premiers, la douleur est très vive, intolérable ; dans les secondes, elle peut être assez légère, et il faut une véritable excitation, comme le contact des instruments d'exploration ou d'excavation, pour déterminer l'accès odontalgique. Voici les signes des pulpites à leurs différents degrés :

1° *Pulpites aiguës.* A l'état subaigu, l'excision de la dentine en des points encore innervés (partie cervicale de la cavité), le contact de l'eau froide, l'action des caustiques se propageant à travers la dentine, les aliments acides, la pression directe ou même indirecte d'un coton ou de tout autre agent de pansement et enfin la succion provoquent les douleurs assez vives.

Si la cause est éloignée, la douleur ne se prolonge que peu de temps.

Une pulpe, récemment exposée à la suite d'un accident opératoire ou d'un traumatisme, n'est que peu sensible à l'attouchement superficiel, si elle n'a été préalablement enflammée. La chaleur exagérée est également ressentie, mais moins vivement que les abaissements de température. Un écart d'une dizaine de degrés au-dessous de 37° est beaucoup plus pénible qu'une élévation de quinze ou vingt degrés.

Bien souvent, lors des premiers accès de la pulpite subaiguë, la dentine est encore sensible; la coloration de la dent est semblable à la normale; la pulpe se montre rose pâle au point dénudé; le périoste n'est jamais atteint.

La *pulpite aiguë* a des caractères subjectifs et objectifs beaucoup plus nets : les premiers constituent ce que le malade appelle *la rage des dents* : douleurs intolérables, spontanées ou après la plus faible excitation, pression, respiration, succion, contact des corps étrangers, variation de température; la pulsation des artérioles est perçue dans la région gingivale avoisinante et aussi dans la dent malade. L'insomnie est fréquente, les crises sont aussi plus intenses vers le soir.

Au fond de la cavité, débarrassée des corps étrangers, de l'ivoire ramolli, on observe la pulpe d'un rouge foncé; l'attouchement direct provoque une douleur paroxystique et une hémorragie assez abondante. La pulpe en décomposition émet une odeur fade ; si la décomposition est avancée, l'odeur est nauséabonde, tels sont les principaux caractères objectifs.

Consécutivement à la pulpite aiguë, la périostite ne tarde pas à se produire. D'intensité faible ou moyenne lorsque les produits de décomposition, que la fonte purulente de la pulpe crée, peuvent s'écouler au dehors, elle prend rapidement la forme phlegmoneuse quand il ne peut en être ainsi, alors les accidents de voisinage sont tout aussi bien imputables à cette périostite secondaire qu'à la pulpite qui lui a donné naissance. Donc les signes de la périostite s'ajoutent à ceux de l'affection primitive: mobilité de la dent, douleur à la percussion, rougeur, tuméfaction de la gencive le long du trajet de la racine.(Voir Périostite à la Carie du 4e degré.)

Si l'existence de la pulpite aiguë est vite reconnue, sa localisation est parfois de diagnostic plus difficile, le malade se trompant de dent et même de mâchoire sur l'origine de ses douleurs. Ses indications devront être sérieusement contrôlées. Pour les dents antérieures, l'enquête est facile; il n'en est pas toujours ainsi pour les caries interstitielles des molaires, et des erreurs regrettables ont été commises : extraction de dents, saines ou faiblement cariées, parce que le praticien n'a pas absolument précisé la source du mal. Dans ces cas, les signes subjectifs ne sont donc que des renseignements très sujets à caution, et la vue de la cavité, son exploration à l'aide d'une sonde touchant légèrement la pulpe sont nécessaires pour permettre l'extraction.

Dans les pulpites aiguës il y a généralement opacité de la dent dans son ensemble, changement de coloration, teinte grisâtre, rougeâtre s'il y a eu absorption par les tubes dentinaires de la matière colorante du sang. Sur les dents de tissu compact, ces phénomènes ne sont pas très sensibles ; leur existence prouve la maladie ou la mortification de la pulpe ; leur absence n'est qu'une présomption.

Les pulpites chroniques ont des signes subjectifs moins nets ; par contre, l'insensibilité de la dentine, le peu de gravité de la périostite quand elle coexiste avec l'état morbide de la pulpe, permettent mieux l'exploration approfondie de la cavité. On peut alors s'édifier par les preuves directes.

Si, dans la dégénérescence calcique, la couleur générale de la dent change peu, il n'en est plus de même lorsqu'il y a dégénérescence graisseuse et surtout dégénérescence hypertrophique ou néoplasique. Ces altérations confinent au quatrième degré, et elles en ont l'apparence. (Voir Carie du quatrième degré.) Le nettoyage même imparfait de la cavité permettra de discerner s'il y a ou non extension de la carie jusqu'à la pulpe, et à quel degré celle-ci est atteinte.

On devra avoir toujours présents à l'esprit l'anatomie topographique de la dent et le siège ordinaire de la pulpe, aux différents âges et dans les différentes dents, en tenant compte du rétrécissement de la cavité pulpaire consécutif à la formation de dentine secondaire, à la dégénérescence calcique.

Nous l'avons dit : les quatre degrés de la carie peuvent se réduire à deux ; caries non pénétrantes, caries pénétrantes ; le diagnostic différentiel entre le premier et le deuxième degré, entre le troisième et le quatrième a sans contredit son importance, la pratique rend faciles les distinctions secondaires. Celles qui sont principales s'imposent surtout à l'attention du praticien. Il est parfois plus difficile de bien établir si la pulpe est ou non exposée, et, par suite, malade. Comme cela importe essentiellement au traitement, nous résumons ci-dessous les signes différentiels des deux grandes divisions de la pathologie de la carie dentaire:

Diagnostic différentiel des deux grandes divisions de la carie dentaire.

Carie non pénétrante	Carie pénétrante
Sensibilité de la dentine à l'excision, sauf sur les points atrophiés et depuis longtemps exposés : la couche superficielle dépassée, la sensibilité se retrouve.	Insensibilité de la dentine sauf dans la pulpite subaiguë et lorsqu'il y a récente dénudation.
Sensibilité à la température, surtout au froid.	Très grande sensibilité à la température, surtout au froid dans les pulpites aiguës. La sensibilité est affaiblie dans les pulpites chroniques, la chaleur est alors plus mal supportée.
Coloration normale de la dent, sauf sur les points cariés et dans leur voisinage immédiat.	Perte de transparence de la dent ; dans son ensemble simple opacité, coloration grisâtre, ardoisée, rougeâtre, noirâtre même.
Les douleurs ne sont	Douleurs parfois sponta-

jamais spontanées, elles n'existent qu'après irritation. Elles sont passagères, comme l'excitation qui les détermine.	nées, intolérables, paroxystiques. L'excitation provoque une crise de plus ou moins longue durée, de plus ou moins grande intensité.
Pas d'insomnies.	Insomnies surtout dans les pulpites aiguës. Non seulement l'existence actuelle des phénomènes ci-dessus est une preuve de carie pénétrante, mais encore leur existence antérieure.
Pas de périostite.	La périostite n'est pas constante dans les caries pénétrantes. Associée à la carie, elle est un indice de maladie ou de destruction pulpaire. Son absence ne prouve rien.
Coloration normale de la gencive.	Coloration inflammatoire de la gencive, le long du trajet de la racine. Parfois tuméfaction, abcès fistule, etc.
L'odeur de la cavité débarrassée de l'ivoire ramolli est nulle.	La décomposition de la pulpe se trahit à la simple ouverture de la chambre pulpaire par une odeur fade; elle devient nauséabonde lorsqu'il y a nécrose assez étendue.

Traitement.

La carie du troisième degré, c'est-à-dire la maladie de la pulpe, se traite selon l'état de celle-ci. Le praticien peut tenter la conservation de l'organe : *Traitement conservateur*, être obligé à la destruction : *Traitement destructeur.*

1° TRAITEMENT CONSERVATEUR OU COIFFAGE DE LA PULPE

Indications. Il ne doit se pratiquer que dans les cas où il y a exposition de la pulpe sans inflammation et à la suite des pulpites subaiguës.

Contre-indications. Les pulpites aiguë et suraiguë causent des altérations anatomiques trop profondes pour qu'on puisse espérer la restitution *ab intregra* et même la survie prolongée pendant quelques années, aussi quand elles se sont produites le traitement destructeur s'impose. Il en est de même pour les pulpites chroniques. (Voir Diagnostic.)

Opérations préliminaires. Quand le coiffage est décidé il est préférable de le faire séance tenante. Dans ce cas, toute cautérisation est préjudiciable. S'il était impossible de terminer la préparation de la cavité et d'exécuter l'opération en une séance, on éviterait de laisser en contact avec la pulpe aucun irritant chimique ou mécanique. La cavité sera lavée à l'eau tiède, nettoyée d'abord sommairement, puis on placera la digue ; on enlèvera tout l'ivoire ramolli, décoloré même, en évitant de blesser inutilement la pulpe ; pour cela, l'excision se fera avec de grandes précautions dans le voisinage de l'organe : les rugines en cuiller détacheront les couches d'ivoire ramolli en les soulevant. On choisira des fraises neuves ou tout au moins peu usées. La forme ronde est la mieux appropriée. L'excision, dans le voisinage de la pulpe, se fera franchement et avec précision; pour cela la cavité sera bien en lumière et d'accès facile. (Voir Préparation des cavités.)

Si, en enlevant l'ivoire ramolli en contact avec la pulpe, on a provoqué une petite hémorragie, cela n'est pas préjudiciable; on laissera saigner, puis on essuiera ensuite la cavité avec le liquide suivant :

Acide thymique..................	0 gr. 5
Alcool..........................	20 gr.
Eau.............................	40 gr.

Enfin, on recouvrira la pulpe de solution éthérée de copal, ou même avec un peu de teinture résineuse.

Les pâtes de coiffage de Witzel, de Rosenthal, de Weston, donnent de bons résultats. Elles contiennent presque uniquement de l'oxyde de zinc; celle de Witzel a en plus de l'iodoforme.

Le dentiste peut donc les préparer lui-même comme suit:

Iodoforme.......................	0 gr. 5
Oxyde de zinc...................	5 gr.

Pour la poudre.

Essence de girofle..............	1 gr.
Vaseline liquide................	5 gr.

Pour le liquide.

Le mélange doit toujours être fait extemporanément; il doit constituer une pâte molle.

Le collodion iodoformé formulé par M. Lehr est aussi

une excellente matière de coiffage. Voici sa composition:

Collodion pharmaceutique........	30 gr.
Créosote de Hêtre................	5 gouttes
Huile de ricin....................	2 à 3 gr.

Suivant l'élasticité qu'on veut obtenir,

Puis ajouter:

Iodoforme.......................	Q. S.

Faire ainsi trois couches se superposant.

Il forme une coiffe adhérant très bien aux parois de la cavité, elle est assez résistante pour ne pas comprimer la pulpe, si le foulage de la matière obturatrice est fait modérément.

Coiffage proprement dit. Il est fait à l'aide d'une capsule métallique concave en platine d'une des formes ci-dessous;

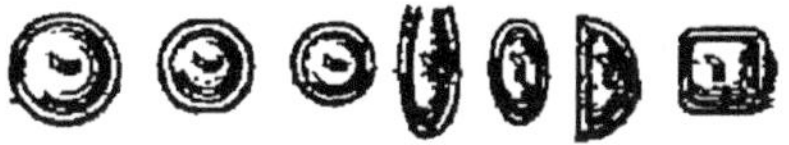

Fig. 40. — Coiffes en platine pour recouvrir la pâte de coiffage. Les formes rondes conviennent généralement aux molaires, les formes ovales aux bicuspides.

Le choix est dicté par l'étendue, la forme de la cavité et la largeur de l'exposition de la pulpe. La coiffe métallique doit dépasser les points dénudés et s'appliquer par ses bords sur de la dentine résistante. La capsule sera essayée à l'avance. Celle qui convient sera remplie de la pâte de coiffage et appliquée sans pression sur la pulpe. Il est mauvais de mettre la pâte en excès, non seulement pour éviter le traumatisme, mais encore pour empêcher que la pâte de coiffage refoulée vers la périphérie ne se mélange à la matière obturatrice, en lui enlevant sa solidité et en créant à la région cervicale des chances de carie. Cela est surtout important pour les prémolaires.

Si on a la place — c'est-à-dire une cavité profonde, — il est bon de recouvrir la coiffe d'une mince pellicule de gutta-percha.

Quoique les partisans du coiffage assurent que toutes les matières obturatrices peuvent être employées, nous pensons que l'aurification ou l'obturation à l'amalgame doivent être différées, et que le ciment est pour les dents à pulpe coiffée la meilleure matière d'obturation. Il faut prendre garde de déranger la coiffe métallique en plaçant et en foulant l'obturation, car ce serait une cause certaine d'échec.

Le traumatisme causé par l'articulation anormale serait également préjudiciable.

Quelques applications de teinture d'iode, d'aconit — *a, a,* — seraient profitables.

Witzel, qui s'est fait le défenseur autorisé du coiffage et qui en a beaucoup perfectionné le mode opératoire, résume ainsi les conditions de succès de ce mode de traitement :

1° La partie dénudée de la pulpe ne doit pas être en contact avec les tissus altérés ;

2° La matière de coiffage ne doit pas avoir d'action irritante ou caustique ;

3° La pulpe ne doit pas être en contact avec autre chose que la couche antiseptique et protectrice ; celle-ci ne doit exercer aucune pression sur l'organe.

4° La matière obturatrice ne doit pas plus que la coiffe elle-même comprimer si peu que ce soit la pulpe. De l'aveu même des partisans de la méthode, le coiffage compte plus d'insuccès que le traitement destructeur bien conduit. On sera averti de l'échec par l'hyperesthésie de la pulpe à la température ; le froid surtout est de plus en plus mal supporté. Si la décomposition est avancée, on voit apparaître la décoloration de la dent et des signes de périostite. Quand la pulpe se désorganise sous le coiffage, elle le fait d'une manière atrophique ; sa mortification ne se produit que tardivement, — à moins que le traitement n'ait été vraiment intempestif ou accompagné d'accidents, — la décoloration est moins prononcée que dans les caries ouvertes ; les accidents sont presque toujours dépourvus du caractère aigu.

Dans nombre de cas, le coiffage assure une survie assez longue — de plusieurs années, à la pulpe. — La dégénérescence n'en est pas moins à redouter. Si elle se produit longtemps après, l'opération a eu néanmoins des effets heureux. Ses avantages sont de pouvoir se faire séance tenante, de conserver à la dent son organe central ainsi que la coloration normale, de dispenser de l'extirpation de la pulpe. On ne doit pas dissimuler que les derniers temps de l'excision sont assez douloureux.

L'amputation de la pulpe, préconisée par Witzel, n'a pas pour résultat de conserver l'organe et nous en parlons plus loin.

2° TRAITEMENT DESTRUCTEUR

Indications. — Comme nous l'avons déjà dit, les altérations anatomiques qui succèdent à l'exposition et à l'inflammation de la pulpe sont le plus souvent trop avancées pour que le traitement dit conservateur soit applicable, et la destruction de la pulpe reste le seul moyen pour assurer la conservation de la dent. Toutes les contre-indications du coiffage sont des indications de destruction : donc les pulpites aiguës, chroniques et hypertrophiques, ressortissent à ce mode de traitement.

DESTRUCTION DE LA PULPE. — Elle comporte deux opérations assez distinctes : 1° la dévitalisation ; 2° l'extirpation.

1° *Dévitalisation.* — Nombre d'escharotiques ont été essayés pour obtenir la dévitalisation de la pulpe ; le chlorure de zinc, la potasse, les acides, la cautérisation ignée, etc., etc.

Ils sont d'application douloureuse, ou bien infidèles, et nuisibles aux autres tissus de la dent. Il n'en est pas de même des composés oxygénés de l'arsenic lorsqu'ils sont employés judicieusement et qu'on corrige leurs inconvénients par des adjuvants appropriés.

Action de l'arsenic sur la pulpe dentaire. — Pour s'en rendre compte, il est nécessaire de voir comment il agit sur les tissus où l'observation est plus facile. Ce que dit Gubler de son action topique explique bien nos préférences et les services que nous en tirons.

« Appliqué sur les tissus vivants, l'acide arsénieux produit des effets locaux dont le dernier terme est l'escharification, suivie d'inflammation éliminatrice, les premiers degrés se caractérisant par de l'irritation avec douleur, chaleur et fluxion sanguine. Mais cette irritation et cette mortification ne sont pas le fait d'une simple action chimique comparable à celle du chlore qui s'empare de l'hydrogène des organes, de la potasse qui les transforme en savon, de l'acide nitrique qui les oxyde ou bien, par son pouvoir électro-négatif, détermine la formation de composés basiques avec lesquels il peut se combiner. Non, l'arsenic, après avoir imprégné les éléments histologiques, respecte leur structure; seulement, il s'oppose à l'échange des matériaux qui constituent l'essence de la nutrition et provoque consécutivement l'inflammation ulcérative, qui sépare le vif d'avec la partie mortifiée. Ce mode d'action est analogue à celui du tartre stibié et de la cantharide. De telles substances n'agissent pas sur le cadavre. Pour que leurs effets demeurent sensibles, il faut la réaction des organes vivants. C'est autre chose pour les caustiques chimiques qui détruisent aussi bien les tissus morts que ceux actuellement doués de vie. »

« Si l'arsenic agit en arrêtant les actes vitaux, on conçoit que ses effets escharotiques seront d'autant plus prononcés que la vitalité sera moindre dans les parties exposées à sa puissance. Il produit en effet des désordres plus profonds et plus rapides dans les tissus exsangues que dans ceux où une circulation active entraîne incessamment le poison, dans les épigenèses condamnées à périr prématurément, que dans les parties normales, ayant droit de domicile et naturellement vivaces. C'est ainsi que l'arsenic poursuit au loin les subdivisions d'une masse cancéreuse en respectant les cloisons de l'organe primitif dans les interstices duquel cette production morbide s'est développée, tandis que le caustique sulfurique, par exemple, détruit circonférentiellement tout ce qui se présente sur son passage comme ferait le fer rouge.

« La moindre résistance du produit accidentel relativement aux tissus normaux, vis-à-vis du métalloïde, s'explique par la vitalité et la longévité moindre des éléments histologiques morbides ainsi que par la moindre vascularité de leur assemblage. L'arsenic n'est donc pas ce caustique intelligent qu'on pourrait croire et qui, sachant épargner les parties saines, s'en irait à la recherche de la production nuisible jusque dans les profondeurs des régions affectées ; c'est un agent aveugle comme les autres qui se diffuse indifféremment dans toute la substance environnante, mais dont l'action, n'étant pas assez brutale pour être inévitable, varie selon qu'il rencontre dans son chemin des tissus plus ou moins résistants et des conditions plus ou moins favorables à la réalisation de ses effets. Dans une masse de cellules naturellement caduques, telles que celles de l'encéphaloïde, il anéantit subitement les actes vitaux, tandis que, dans un tissu abondamment pourvu de capillaires sanguins, l'arsenic, rapidement emporté par la circulation, n'a pas le temps de s'accumuler en quantité suffisante pour frapper de mort les éléments histologiques qui, d'ailleurs, mieux nourris, résistent davantage à la destruction.

« En définitive, l'eschare produite par l'arsenic est une sorte de momification plus voisine de l'état asphyxique de la substance cérébrale, au début du ramollissement par oblitération artérielle, qu'elle ne l'est de la masse informe et anhiste laissée par la potasse ou par un caustique chimique d'une égale violence (1). »

Cette explication magistrale est confirmée par ce qui se passe sous nos yeux, quand nous appliquons l'arsenic sur la pulpe dentaire.

L'arsenic ne détruit pas chimiquement la pulpe, il lui laisse la plupart de ses caractères histologiques, au moins dans la majeure partie de son grand axe. Il provoque une congestion et consécutivement, « une oblitération artérielle. » A la suite de cette poussée inflammatoire, il y a empêchement de « l'échange de « matériaux qui constituent la nutrition et il en résulte « une inflammation ulcérative qui sépare le vif d'avec « la partie mortifiée. » L'arsenic provoque une douleur d'autant plus vive que la pulpe est récemment enflammée, qu'elle est à l'étroit dans sa cavité osseuse.

Sur les pulpes en partie mortifiées, sur celles que les progrès de la carie ont mises largement à découvert, sur les sujets âgés où elle est en voie de dégénérescence, l'arsenic ne donne lieu qu'à des douleurs nulles ou faibles. La maladie a commencé l'œuvre de dévitalisation et il reste peu à faire au caustique ; la pulpe n'est plus assez vivante pour donner lieu à une réaction inflammatoire énergique.

Au contraire, sur les sujets jeunes, quand l'organe est à sa première poussée aiguë, quand la dentine envi-

(1) Gubler : *Commentaires thérapeutiques du Codex*, 2e édition 1874, P. 434.

ronnante est à peu près saine, quand l'exposition est limitée à une corne, la pulpite est violente, l'action du caustique aussi. Il augmente la congestion, la tuméfaction ; la pulpe, à l'étroit dans sa prison, vient faire hernie à l'endroit dénudé, et, dans ces conditions, on a des douleurs pendant six ou douze heures.

La périostite consécutive à l'application de l'acide arsénieux n'est pas le résultat d'une absorption et d'une action à distance, non, mais seulement la conséquence soit de la phlogose qu'il détermine, soit, quand on tarde à enlever la pulpe dévitalisée, et l'extension de la mortification aux tissus voisins. La périostite est en proportion de l'intensité de la crise odontalgique, et si l'arsenic est associé à des médicaments qui diminuent son action congestive, la périostite ne se produit pas.

Quoi qu'il en soit, la mortification complète de la pulpe résulte toujours du contact de l'arsenic et elle est d'autant plus rapide qu'il y a eu inflammation ; si celle-ci a manqué, la mortification peut tarder, mais elle n'en est pas moins la conséquence ultime. Elle se produit même quand l'arsenic n'a pas été mis directement sur la pulpe et, s'il a été placé dans une carie non pénétrante, la mortification des fibrilles entraîne par la suite celle de l'organe central.

L'acide arsénieux est le composé arsenical le plus employé. On peut lui substituer avec avantage l'acide arsénique.

L'acide arsénieux a un inconvénient : il est à peu près insoluble, surtout sous la forme porcelainée, 1 pour 80 parties d'eau froide. (La glycérine le dissout, mieux : glycérine 5, acide arsénieux 1.) M. Combes pense que c'est un avantage; il n'en est pas ainsi à nos yeux. Un caustique irritant comme l'arsenic a une action bien plus superficielle, provoque une réaction inflammatoire plus accusée si on l'emploie à l'état de poudre insoluble au lieu de le porter dans un soluté. Sous cette dernière forme, il pénètre mieux dans la profondeur du tissu, les doses sont plus massives, la désorganisation s'obtient plus rapidement, plus complètement. On redoute parfois que l'acide arsénieux ne dépasse l'apex et n'aille causer des désordres vers le périoste jusque dans l'alvéole. Nous avons dit plus haut que ce n'était pas l'acide arsénieux qui provoquait directement la périostite, mais seulement l'inflammation qui suit son application. L'insolubilité a été aussi considérée comme une garantie contre le fusage hors de la cavité. Ce sont là des craintes vaines quand le caustique est appliqué avec soin sur le point voulu (la partie exposée de la pulpe) et quand on en n'a mis qu'une minime quantité en recouvrant le tout de gutta-percha.

Si la solubilité est un avantage, si elle a une action moins irritante, plus profonde, il en résulte que l'acide arsénique qui est beaucoup plus soluble que son congénère est bien mieux indiqué pour assurer la dévitalisation de la pulpe. Il ne faut pas se dissimuler cependant que l'acide arsénique est un composé instable et que, eu égard à sa grande solubilité, il expose davantage aux cautérisations du voisinage, s'il n'est pas appliqué avec soin.

Quoique supérieur à l'acide arsénieux, l'acide arsénique est néanmoins d'application douloureuse. Nous avons cherché à rendre la dévitalisation indolore en l'associant à un analgésique.

La morphine agglutinée avec l'acide phéniqne a une action analgésique indéniable, elle est le meilleur anti-odontalgique que le dentiste puisse employer contre la pulpite aiguë. Si elle calme l'accès, elle laisse subsister la cause, la mortification partielle de la pulpe, on a essayé de la combiner avec l'acide arsénieux afin d'avoir l'effet calmant en même temps que l'effet caustique. Cette association n'a pas donné les résultats espérés, avec ou sans morphine, l'arsenic fait son œuvre, ses grains insolubles déterminent une inflammation pulpaire que la morphine est impuissante à combattre, à diminuer, et la douleur est sensiblement égale avec les deux genres de pansement. « Dans nos « observations, l'effet douloureux de l'acide arsénieux « a toujours été le même, avec ou sans addition de la « morphine. » (Magitot, *Carie des dents*, in Dict. S. M.)

« Ne faudrait-il pas voir dans ce résultat négatif « d'un mélange de morphine et d'acide arsénieux une « preuve que la pulpe n'absorbe pas dans ces condi- « tions et que le point touché par l'arsenic ne peut « plus subir aucune espèce d'échange de nutrition? » (Combes, *De l'acide arsénieux dans ses applications à la thérapeutique de la carie dentaire*, Th. de Paris 1879, p. 36.) Puisque la morphine n'assurait pas le résultat désiré, nous songeâmes à chercher si d'autres alcaloïdes à action analgésique n'auraient pas des effets plus heureux.

L'aconitine, la napelline, la gelsémine ne nous donnèrent pas de résultats satisfaisants. En nous rendant compte de l'action probable de l'acide arsénieux sur la pulpe, un ensemble de faits nous frappa : la poussée congestive, la dilatation qu'il provoque, son rôle irritant. Ainsi, quand la pulpe a été mise largement à découvert, quand elle ne subit pas la compression de l'ivoire environnant, ou d'un pansement trop serré, l'organe tuméfié se gonfle à l'aise, les filets nerveux n'étant plus pressés, ne subissent pas d'irritation mécanique, la douleur est modérée.

Cela induisait à penser que pour obtenir une dévitalisation peu ou point douloureuse il était nécessaire de faire appel à un constricteur vasculaire.

L'atropine satisfaisait à ces conditions, son action constrictive sur les capillaires a été reconnue par tous ceux qui l'ont expérimentée sur l'homme et sur les animaux. Ce qu'en dit Rabuteau est, à cet égard, bien concluant :

« Lorsqu'on examine sous le microscope la membrane interdigitale d'une grenouille, soit qu'on ait appliqué directement sur cette membrane une solution de sulfate d'atropine, soit qu'on ait fait pénétrer chez l'animal le poison par un point quelconque, proche ou éloigné du point en observation, on remarque une accélération instantanée et considérable du courant sanguin, accélération qui peut persister longtemps, trois heures, quatre heures, par exemple, lors même que la dose employée était faible.

« Dès le début, on constate avec le micromètre que le calibre des artérioles diminue parfois du tiers ou même de la moitié, mais qu'il ne s'efface jamais complètement. Cette diminution du calibre des artérioles coïncide toujours avec l'accélération de la circulation.

« En même temps, la patte de la grenouille s'injecte ; ce résultat est surtout évident lorsqu'on augmente les doses. Les capillaires se dilatent, de nouveaux vaisseaux de cet ordre deviennent visibles là où on n'en voyait pas, la circulation s'entrave dans ces vaisseaux, le sang éprouve des oscillations dans les capillaires dilatés, les globules s'accumulent et finissent par rester immobiles. La stase commence toujours à s'établir dans les capillaires et dans les veinules, puis secondairement dans les artérioles qui se dilatent à leur tour sous l'influence des globules sanguins. A l'accélération de la circulation dans les capillaires succède par conséquent une hyperhémie active.

« En résumé, l'atropine détermine, en premier lieu, un rétrécissement des artérioles, une activité singulière de la circulation ; puis, si la dose est suffisante, elle produit une stase sanguine qui s'établit d'abord dans les capillaires, dans les veinules, dans les artérioles, de sorte qu'on observe une hyperhémie de tous les vaisseaux de faible calibre (1). »

Pour l'examen de l'œil, pour certaines opérations qu'on pratique sur lui, pour la réduction des hernies, ces qualités sont mises à contribution. Il semblait que cette action antagoniste de l'atropine et de l'arsenic devait aussi nous servir. Je fis un mélange qui fut essayé à la clinique de l'École Dentaire et, dans tous les

(1) Rabuteau : *Traité élémentaire de thérapeutique et de pharmacologie*, p. 709.

cas, on obtint une cautérisation indolore ou à peu près indolore. Il en résultait un autre avantage ; l'extension de l'inflammation au périoste ne se produisait pas. La dévitalisation indolore de la pulpe était assurée.

L'inconvénient de l'adjonction de l'atropine à l'arsenic est dans sa redoutable toxicité. Gubler dit « que des « accidents d'une nature inquiétante ne sont pas rares « avec une dose moyenne de deux milligrammes. » Certains auteurs abaissent encore la mesure des effets toxiques. En isolant absolument la cavité du milieu buccal, en empêchant de fuser par une obturation provisoire, on n'a que peu à craindre des accidents. Dans quelques cas, j'ai pourtant observé de la sécheresse de la bouche et un peu de difficulté d'accommodation de l'œil à la lumière.

Les dangers de l'atropine étant connus, j'ai cherché à lui substituer une autre substance. J'ai essayé de l'ésérine et en ai obtenu les meilleurs effets.

L'atropine est toxique, à des doses de deux milligrammes. L'ésérine ne l'est qu'à une quantité cinq fois plus forte (1 centigramme). On a donné à l'intérieur jusqu'à 2 centigrammes sans accidents graves. Il faudrait que le pansement fût bien volumineux et placé sans aucune précaution pour qu'une telle quantité risquât d'être absorbée.

L'alcaloïde de la fève du Calabar a une action constrictive encore plus marquée que celle de la belladone, et nous en avons obtenu les résultats désirés.

La *cocaïne* a aussi une action constrictive sur les capillaires et, comme telle, elle peut être associée à l'arsenic. Son action n'est pourtant pas assez énergique pour diminuer notablement la douleur de la dévitalisation de la pulpe.

La formule suivante assure la dévitalisation de la pulpe sans provoquer de douleurs. A la suite de son application le patient éprouve, dans les cas défavorables, une légère irritation, la cocaïne y trouve place à titre d'adjuvant.

Acide arsénique.............	5 décigrammes
Ésérine.....................	2 décigrammes
Cocaïne.....................	2 décigrammes

Chloroforme, quelques gouttes en quantité suffisante pour faire une pâte semi-solide.

Pour appliquer sur le point où la pulpe est exposée, le pansement doit rester en place pendant 24 heures ; il peut se renouveler si la dévitalisation n'est pas assez profonde. Il ne nécessite pas l'exposition étendue de la pulpe.

M. Kuhn a fait connaître une autre formule de composé arsenical qui a une action rapide et est peu douloureux. La voici :

1° Poudre :

Charbon de bois de peuplier pulvérisé.	10 gr.
Acide arsénieux.....................	3 gr.
Chlorhydrate de morphine............	0 gr. 5

2° Liquide :

Créosote...........................	} á. â.
Essence de girofle..................	

La pâte se prépare extemporanément. Ce pansement

peut être enlevé au bout de six heures et ne doit jamais rester plus de vingt-quatre. Dans certains cas, il est nécessaire de faire une seconde application et tout à fait exceptionnellement une troisième.

Dans les cas favorables, on peut pratiquer l'extirpation du nerf dans la même journée.

M. Kirk, a donné dans le *Dental Cosmos* une formule associant l'acide arsénieux et la cocaïne :

Acide arsénieux......................	1 gr. 2
Chlorhydrate de cocaïne..............	1 gr. 2
Menthol..............................	0 gr. 3

M. Fanton a communiqué à la Société d'Odontologie de Paris une formule analogue :

Acide arsénieux porphyrisé..........	parties égales.
Acide phénique cristallisé............	
Chlorhydrate de cocaïne.............	

Ajouter de la poudre de charbon en quantité suffisante pour faire une pâte semi-solide.

Si l'on s'en tient aux anciennes formules la glycérine donne des résultats meilleurs que les autres excipients.

L'association avec la créosote, l'acide phénique ou la morphine n'augmentent pas l'efficacité du pansement. C'est toujours le grain d'arsenic qui agit en déterminant l'inflammation. L'application de l'arsenic en poudre conseillé par M. Magitot, équivaut donc aux procédés exposés en dernier lieu. On fera bien de les abandonner ils sont d'application douloureuse, ils provoquent des périostites consécutives.

Application du caustique. Le composé arsenic-ésérine n'exige pas, nous l'avons dit, une exposition complète de la pulpe, il n'en est pas moins convenable que la cavité soit débarrassée de son ivoire ramolli, car le contact indirect n'en est pas suffisamment énergique à défaut d'effet caustique, on aurait au moins un effet calmant, sur la pulpe exposée ou non le composé arsenic-ésérine n'est jamais douloureux.

La grande sensibilité de la dent commande les précautions ; on évitera d'exciter les défiances du malade en sondant au hasard et on soulèvera les couches sans racler par un mouvement de dedans en dehors. Les excavateurs en forme de cuiller sont encore les mieux adaptés à ce temps d'opération.

Le composé arsenic-ésérine peut se placer d'emblée, même en pleine poussée inflammatoire. Si l'on voulait différer l'application du caustique et obtenir un effet simplement calmant, on ferait un pansement à l'acide phénique agglutiné avec de la morphine qui est d'une grande efficacité. D'autres composés combattent l'odontalgie provenant de l'inflammation de la pulpe; les opiacés, la créosote, l'acide phénique, l'essence de girofle en sont presque toujours les principes actifs, les teintures résineuses, le véhicule. Il est inutile de donner ici les formules variées, combinées dans ce but; elles ont, entre les mains du dentiste, une action moins prompte et moins heureuse que l'acide phénique morphiné. Pourtant, pour les patients éloignés de tout praticien, un composé odontalgique, appliqué par eux, peut rendre service

En voici deux formules :

1° Créosote	0 gr. 5
Chloroforme	1 gr.
Laudanum de Rousseau	1 gr.
Teinture de benjoin	10 gr.

2° Chloral	4 gr.
Camphre	4 gr.
Morphine	0 gr. 20
Alcool	2 gr.

Ces composés ne conviennent pas à l'odontalgie venant de la périostite, mais seulement à celle provenant de l'inflammation de la pulpe. On recommandera donc de ne s'en servir que dans les cas où le froid et la succion sont douloureux, et non dans ceux où il y a les douleurs sourdes de la périostite. (Voir Périostite à Carie du quatrième degré.) On ne conseillera ces moyens que dans quelques cas exceptionnels. Ces moyens palliatifs répétés deviennent nuisibles, ils incitent le malade à ne se faire soigner que tardivement la dent cause des crises, ils ne doivent donc pas être considérés comme un mode habituel de traitement.

En exposant bien sa pulpe, en la faisant saigner, en appliquant un pansement peu serré, la douleur que détermine l'acide arsénieux même pur est amoindrie.

Quand une fongosité d'origine gingivale pénètre dans la cavité, il est nécessaire de la détruire avant d'insérer le caustique. L'instrument tranchant fait saigner trop longtemps et cela gêne l'opérateur. Un cristal d'azotate d'argent dissout assez bien la fongosité. La cautérisation ignée est le meilleur moyen à employer.

Les pansements arsenicaux doivent être mis avec les plus grandes précautions, leur volume ne doit pas dépasser celui d'une tête d'épingle, ils doivent être placés avec précision sur le point exposé. Il est bon de les recouvrir de gutta-percha en interposant entre le pansement et celle-ci un petit carré de papier d'amiante Le fusage hors de la cavité est nuisible aux tissus voisins, et si l'on a mis de l'atropine ou de l'ésérine, il peut déterminer des accidents généraux graves.

L'acide arsénieux en poudre ou dans un véhicule inerte ne doit pas rester plus de 24 heures, surtout si l'inflammation a été intense.

Le composé arsenic-ésérine peut rester dans la dent plus de deux jours sans inconvénients, mais il est préférable de l'enlever au bout de ce temps. Alors, on ouvre largement la chambre pulpaire, et on applique à nouveau le pansement, après avoir enlevé l'eschare superficielle qu'il a formée, si la douleur, à l'attouchement de la sonde, est trop vive.

On ne doit pas poursuivre les dernières traces de sensibilité avec un composé arsenical. Il peut être appliqué deux fois, et même, dans quelques cas, trois fois, mais il serait imprudent d'aller au delà.

Dans les cas urgents, on peut détruire une pulpe séance tenante, en se servant des moyens indiqués plus loin. (V. Extirpation de la pulpe.) Le temps désorganise toujours une pulpe qui a subi l'action de l'acide arsénieux, et en différant l'extirpation, elle devient moins douloureuse. Un mélange de tanin et d'acide salycilique peut rester pendant quelques jours dans le canal après une application d'arsenic ;

Tanin.................................. 2 gr.
Acide salycilique...................... 1 —
Alcool, Q. S. pour faire une pâte semi-solide.

Un commencement de périostite avertit que la pulpe est nécrosée, même dans le voisinage de l'apex. Il vaut mieux ne pas la laisser se produire, et surtout ne pas la laisser s'aggraver. A ses premiers signes, douleur à la percussion, etc., on enlèvera complètement les filets radiculaires, la périostite diminuera aussitôt.

Sur un organe en voie de mortification, comme une pulpe enflammée, les micro-organismes peuvent avoir une influence néfaste et l'on doit exclure de la cavité l'humidité et les agents extérieurs qui leur créent un terrain favorable. Le pansement occlusif est donc indiqué pour tous les pansements à faire. Si on a négligé cette précaution, on évitera de laisser les cotons s'infecter, et on exigera le renouvellement fréquent.

2° *Extirpation de la pulpe.* — La dévitalisation assure l'insensibilité de la dentine à l'attouchement des instruments coupants, elle supprime la sensibilité thermique, et, après qu'elle a été pratiquée, le patient éprouve une accalmie qui l'étonne ; pourtant, elle ne suffit pas à rendre pour longtemps à la dent toutes ses fonctions physiologiques. Si l'obturation la recouvrait dans cet état, des accidents du côté du périoste et de l'alvéole ne tarderaient pas à se montrer, cette pulpe mortifiée serait un cadavre enfermé dans une cavité close. Alors la putréfaction et ses produits, n'ayant pas d'issue à l'extérieur, refluent vers l'ouverture radiculaire, infectent l'alvéole, s'étendent sur le périoste en l'enflammant et déterminent des ravages beaucoup plus profonds, plus rebelles à l'intervention thérapeutique que la simple inflammation pulpaire.

Chez les sujets sains, dans des conditions favorables, la complication peut tarder à se produire, mais elle n'en est pas moins fatale. On en a la preuve dans les accidents que causent les dents dévitalisées à la suite d'un traumatisme. Quoique dans ces cas la mortification s'opère lentement, en dehors de l'influence de l'air, de l'humidité et des germes qu'ils charrient, l'abcès alvéolaire et la fistule gingivale en sont toujours les derniers termes.

La pulpe, dévitalisée par les caustiques ou par l'extension de la carie, est bien plus sujette à l'infection, elle se putréfie plus rapidement que celles qui se sont mortifiées dans une cavité non ouverte, et les accidents se montrent plutôt que sur celles-ci; ils sont aussi plus intenses.

Les dentistes qui ont conseillé la non-extirpation de la pulpe après sa dévitalisation ont recommandé des moyens palliatifs pour combattre les accidents que détermine sa rétention intra-radiculaire, la trépanation de la dent à hauteur du collet, ou le maintien d'un drain dans l'épaisseur de l'obturation.

C'est là un moyen palliatif insuffisant. Nous nous en expliquons à propos de la carie dn quatrième degré.

D'autres praticiens croient avoir assez fait en enlevant la partie coronaire de la pulpe et en recouvrant ses prolongements radiculaires par un agent antiseptique ou simplement absorbant. Examinons la valeur de ce système.

L'amputation de la pulpe, conseillée par Witzel, fait à ses yeux partie du traiteemnt conservateur. Nous croyons qu'il s'illusionne.

La pulpe ne peut continuer à vivre à l'état de tronçons — parfois isolés, comme dans les dents multiradiculaires. Ce qu'on peut espérer de plus heureux est que la mortification consécutive ne soit pas accompagnée d'accidents infectieux. Cela peut donner une certaine proportion de succès, mais on ne peut s'attendre, comme avec l'extirpation radicale, à ce que l'accident soit une très rare exception : 4 ou 5 pour 1000.

M. Gillard (1) s'abuse moins sur les conséquences de l'excision de la partie coronaire de la pulpe, il ne prétend pas assurer la survie de la pulpe, mais seulement combattre les conséquences de sa mortification. Pour cela, il utilise les propriétés absorbantes du charbon qui emmagasine les gaz de la putréfaction, au fur et à mesure qu'ils se produisent. Comme ce qui reste de tissu mou est d'un très petit volume, il espère que le charbon ne peut être saturé par les gaz provenant de la décomposition du tissu. Ce moyen peut donner d'assez bons résultats ; malgré cela, ce n'est pas une opération absolument satisfaisante, et, dans des cas où nous avions placé du charbon, nous avons eu infection des canaux et de l'alvéole.

Il en est de même de l'extirpation limitée à l'une

(1) Gillard, *De l'obturation des canaux dentaires*, *Odontologie*, janvier 1886, p. 2.

des branches de la pulpe, la palatine par exemple, pour les molaires supérieures. Ce sont là des moyens qui réussissent souvent, mais ils ne constituent pas le traitement rationnel des dents à pulpe dévitalisée. L'extirpation complète de la pulpe est parfois fort difficile, nous en convenons, mais si l'on a pour règle opératoire de l'exécuter quand même, il est bien peu de cas où on n'arrivera pas à accomplir parfaitement l'opération. On en sera récompensé par l'abaissement du chiffre des insuccès.

On ne doit placer l'arsenic que sur une pulpe encore bien vivante, et, dans les caries du troisième degré, qui confinent au quatrième, l'extirpation immédiate est avantageuse ; — il en est de même pour les dents découronnées qu'on prépare pour la pose des dents à pivot. Même très désorganisée, la pulpe garde une grande sensibilité et, sauf quelques cas très favorables, il est indiqué de la cautériser assez profondément pour pouvoir l'enlever. Pour cela, on portera à plusieurs reprises dans le canal, en l'enfonçant progressivement, l'un des composés suivants :

1° Acide sulfurique.................. 1 gr.
Cocaïne........................... 0 gr. 5

2° Potasse caustique................ 1 gr.
Acide phénique .... 1 gr.

La potasse, comme tous les caustiques alcalins, risque de fuser, elle est plus douloureuse que l'acide sulfurique cocaïné, elle est aussi plus énergique.

L'acide phénique peut, de la même manière, rendre

des services. Pour appliquer ces moyens, il est indispensable de placer la digue. L'extirpation de la pulpe comporte deux temps; 1° l'ouverture de la chambre pulpaire; 2° l'extirpation proprement dite.

Ouverture et préparation de la chambre pulpaire. Le succès de l'extirpation dépend, en grande partie, de la bonne préparation de l'opération. La chambre pulpaire reproduit, en miniature, la forme de la dent, elle a des arêtes vives: si on la laisse sans l'ouvrir largement, les instruments d'extirpation doivent, le plus souvent, subir des courbures accentuées qui rendent difficiles leur introduction et leur rotation, ou bien on risque de briser les tire-nerfs, ou bien le coton s'accroche aux angles et on ne peut plus extirper sa pulpe avec sécurité. Les difficultés d'accès sont pour beaucoup dans les échecs de cette délicate opération.

On doit donc s'attacher avant tout à les faire disparaître. Nous supposons qu'à cette période du traitement la cavité a été préparée et que ses bords tranchants, surplombants, ont été réséqués, surtout si la carie siège sur la face distale, que la pulpe sur laquelle l'arsenic a été placé est bien en lumière. Si on a dû réitérer le pansement arsenical, on en a profité pour élargir l'ouverture de la chambre, si on ne l'a pas fait, on doit le faire avant toute tentative d'extirpation.

Pour une cavité distale de molaire, il est nécessaire de sectionner la dent sur un plan oblique. Si la dent voisine est gâtée, on fera une ouverture en V. Pour ces dents, particulièrement pour les inférieures, on est souvent forcé d'étendre l'ouverture postérieure jusque vers le milieu de la face triturante; pour cela on entame l'émail avec un disque de coridon et on continue la perforation avec un foret bien affilé. La chambre pulpaire elle-même doit être réséquée de telle façon que la paroi où la pulpe a été exposée n'existe plus ; il est bon d'élargir la chambre en coupant son sommet vers la face triturante, la portion qui regarde la gencive ne doit pas être affaiblie, car, dans certaines dents, l'épais-

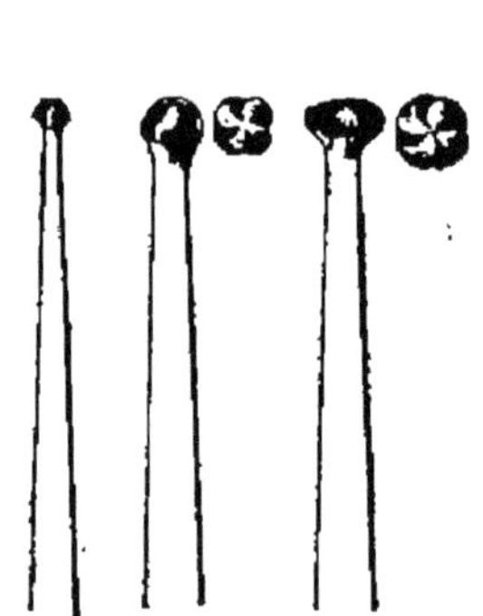

Fig. 41. — Fraises de Gates à grosses côtes pour élargir et trépaner la chambre pulpaire après application d'un caustique.

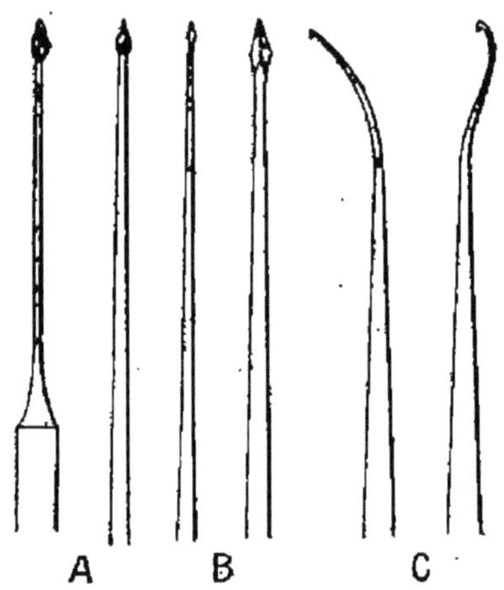

Fig. 42.— Instruments divers pour la préparation des canaux radiculaires ou l'extirpation des gros débris de pulpe. A. fraises flexibles de Gates. B. Equarrissoirs de Hopkins. Ces instruments ont leurs semblables en deux séries, l'une pour servir à la main, l'autre pour être montée sur le tour dentaire. C. Instrument servant à enlever les gros débris de pulpe ainsi que les mèches portant les médicaments

seur qui sépare de l'alvéole est fort restreinte, — 1 millimètre, 1 millimètre et demi. Les fraises rondes et celles en olive sont celles qui conviennent le mieux à cette partie de l'opération. Les fraises agiront en tirant et non en poussant (Chauvin). Pour les canaux d'accès difficile : les externes aux grosses molaires supérieures, les antérieurs aux grosses molaires inférieures, il est indiqué d'évaser leur entrée.

La préparation terminée doit montrer la chambre pulpaire sans arêtes extérieures, les sondes doivent pénétrer dans les canaux sans grande courbure. Les fraises de Gates, grâce à leurs grosses côtes qui s'encrassent moins aisément, les trocarts de Hopkins, à cause de leur souplesse, rendent de grands services pour l'évasement de la chambre pulpaire et des canaux.

On redoutera de faire un faux canal, et pour cela on se rappellera l'anatomie topographique de la pulpe dans chacune des dents, les modifications que l'âge, les affections, les obturations antérieures lui ont fait subir. On devra aussi tenir compte des anomalies radiculaires possibles.

Les pulpes des incisives et des canines sont assez aisément enlevées, ces dents n'ayant qu'un canal. La difficulté est plus grande pour les dents multi-radiculaires. Nous rappelons pour mémoire quelques-unes des particularités de celles-ci.

La première bicuspide supérieure a souvent deux

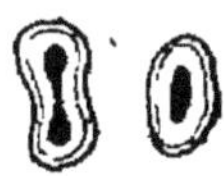

Fig. 43. — Reproduction de sections de bicuspides. — A. première biscupide. B. Deuxième bicuspide.

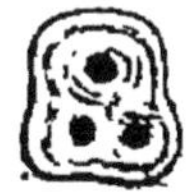

Fig. 44. — Reproduction d'une section de première molaire supérieure.

racines ou une bifidité accusée laissant subsister deux

canaux, ou un canal ayant une partie aplatie au centre. La deuxième bicuspide supérieure et les deux inférieures n'ont généralement qu'un canal.

Les racines externes de la première grosse molaire supérieure sont assez difficilement explorables surtout chez les individus d'âge moyen et chez les vieillards. Les racines externes de la deuxième grosse molaire supérieure sont assez souvent soudées. Les molaires de sagesse ont des racines conoïdes surtout celles de la mâchoire supérieure.

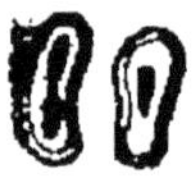

Fig. 45. — Reproduction d'une section de première molaire inférieure. La bifidité des canaux antérieurs ne s'accuse que plus bas.

MM. Chauvin et Papot ont signalé que les deux premières grosses molaires inférieures avaient plus souvent trois et quatre canaux que deux. D'après la statistique qu'ils ont établie, la racine antérieure de la première grosse molaire inférieure aurait presque toujours deux canaux. Les molaires de sagesse n'ont généralement qu'un ou deux canaux ; pourtant, sur les mâchoires à large développement on peut rencontrer sur ces dents jusqu'à quatre racines.

L'ossification partielle de la pulpe peut être un obstacle à la pénétration des instruments dans les canaux, on se souviendra que l'ossification est rarement totale et, qu'une fois le nodule enlevé ou dépassé, on trouve le canal de diamètre normal, la pulpe à l'état mou. Cela explique les accidents consécutifs à la calcification de la pulpe.

De même sur les dents qui ont été précédemment obturées pour des caries non pénétrantes et sur celles où il s'est formé de la dentine secondaire, cette opération est parfois très difficile.

Nombre de canaux sont plus fins que l'instrument qui devrait les parcourir dans toute leur longueur, et, malgré les précautions, malgré le renouvellement fréquent, on risque de casser un tire-nerf dans un canal, pour peu que celui-ci soit tortueux et de pénétration difficile.

Après avoir usé de toutes les marques, après avoir fait faire des tire-nerfs en platine irridié, nous pensons que le meilleur instrument d'extirpation est l'équarrissoir d'horloger recuit; il doit avoir gardé assez de rigidité pour ne pas se courber, assez de souplesse pour suivre toutes les sinuosités des canaux tortueux. Les sondes de Donaldson sont utilisables dans le même but; leur forme cylindrique retient moins le coton, et en les cirant, elles pourraient servir d'instruments d'extirpation.

Sur un équarrissoir, ou sur toute sonde fine, on enroule en serrant assez, de manière à obtenir l'uniformité sur toute la longueur, quelques filaments de coton. On doit éviter de mettre trop d'ouate, surtout à la pointe, de ne pas l'enrouler assez ferme autour de la broche, ce qui la ferait rebrousser vers le manche.

L'instrument ainsi garni, on *l'insinue doucement sans tourner, le long de la paroi du canal jusque vers l'apex ;* l'apex atteint, ce qu'indique la longueur de l'enfoncement et la résistance qu'on éprouve, on fait subir à l'instrument plusieurs mouvements de rotation, 8 à 10 tours. Les premiers sont seuls sensibles et rompent le nerf ; les derniers ont pour but de bien enrouler le nerf sur la broche et de l'amener au dehors, ils

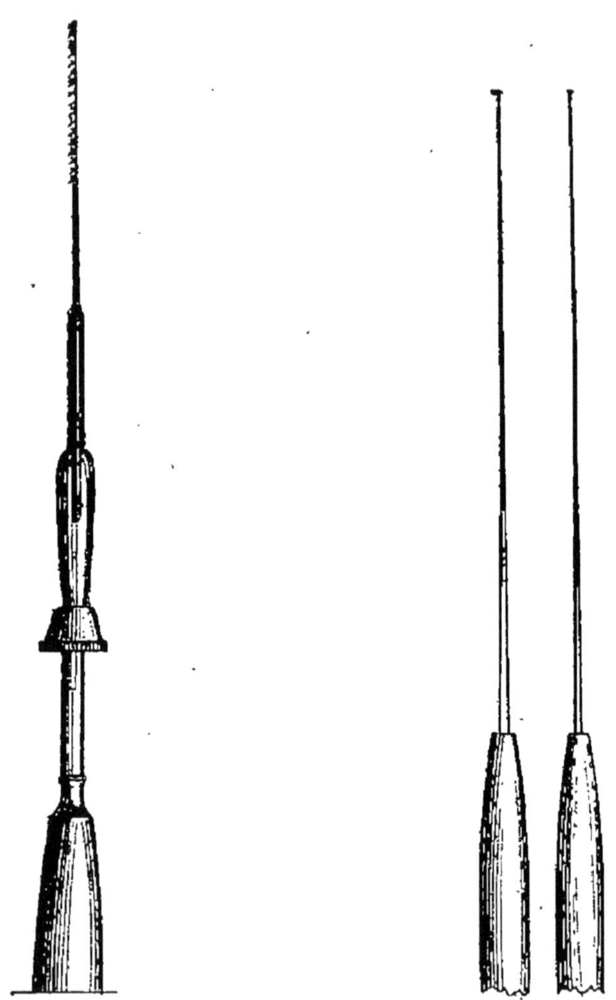

FIG. 46. — Tire-nerf barbelé monté sur un porte-tire-nerfs.

FIG. 47. — Sondes de Donaldson, l'une droite, l'autre avec crochet.

sont indolores. Dans l'immense majorité des cas, on extirpe le nerf en entier et, dès la première tentative.

Si l'enroulement a été imparfait, ou si, par suite d'attache sur des nodules pulpaires, la pulpe n'a pas été entièrement extraite, il est assez facile de l'enlever ensuite avec la même broche ou à l'aide d'un tire-nerf quelconque.

Certains opérateurs emploient encore les tire-nerfs barbelés; voici, dans ce cas, le mode opératoire de l'extirpation: comme avec le procédé que nous venons de décrire, on glisse le long de la paroi du canal, aussi haut que possible, puis, dans les canaux de petit diamètre, on cherche par des petits coups d'enfoncement et de retrait à faire mordre l'encoche sur la pulpe, pour l'enlever en retirant l'instrument ; dans les canaux de grand diamètre (ceux des canines, le palatin aux grosses molaires supérieures), — on peut faire quelques mouvements de torsion. On s'assurera que l'instrument tourne assez librement, sans quoi la rupture est à craindre.

La rupture d'un tire-nerf est toujours chose fâcheuse, non par l'introduction d'un morceau d'acier dans le canal — qui n'est pas en soi préjudiciable, mais parce que les tentatives d'extraction du rameau pulpaire et du tire-nerf déterminent une inflammation qu'on ne peut combattre par le moyen direct, — l'ablation de la cause — et qu'il s'ensuit une inflammation du fragment resté dans le canal et du périoste.

Les manœuvres répétées d'extraction font bien souvent empirer la situation. Il vaudrait mieux laisser en place le débris pulpaire et le tire-nerf s'il n'y a pas de chances sérieuses de les attirer au dehors plutôt que d'irriter inutilement les tissus. Les dissolvants chimiques sont peu efficaces. On a conseillé l'emploi de la teinture d'iode. Si on se rappelle que l'iodure de fer ne se forme qu'en présence d'une assez grande quantité d'iode et d'eau, on s'explique que les canaux ne puissent en contenir des quantités suffisantes pour obtenir le résultat voulu.

Si le tire-nerf est cassé près de la chambre pulpaire et si son extrémité est visible, on agrandira l'ouverture du canal et on cherchera à le faire descendre avec un tire-nerf à crochet unique (fig. 42 C), on le saisira ensuite avec des pinces représentées ci-contre (fig. 48) ou, à défaut, avec une brucelle. En aimantant les instruments d'extirpation, on facilite la sortie de la broche d'acier.

S'il y a périostite, on la combattra comme il est dit plus loin. (Voir Carie du quatrième degré.)

Quand ils se cassent, les équarrissoirs et les sondes Donaldson sont plus facilement amenés au dehors, par suite de leur forme lisse et du coton qui les entoure. C'est encore là un des avantages qu'ils présentent. Quoique dévitalisée, la pulpe est souvent encore très sensible, pendant la manœuvre d'extirpation. En l'imbibant, à plusieurs reprises, d'acide phénique, avec ou sans morphine, on diminue la douleur ; mais l'agent le plus héroïque, dans ce cas, est l'acide sulfurique cocaïné, dont nous avons plus haut donné la formule.

Une hémorragie relativement abondante, suivant généralement l'extirpation de la pulpe, on doit l'arrêter avec des irrigations à l'eau tiède ou des lavages avec des mèches de coton, chargées d'alcool hydrargyrisé. On ne doit fermer la dent par un pansement que lors-

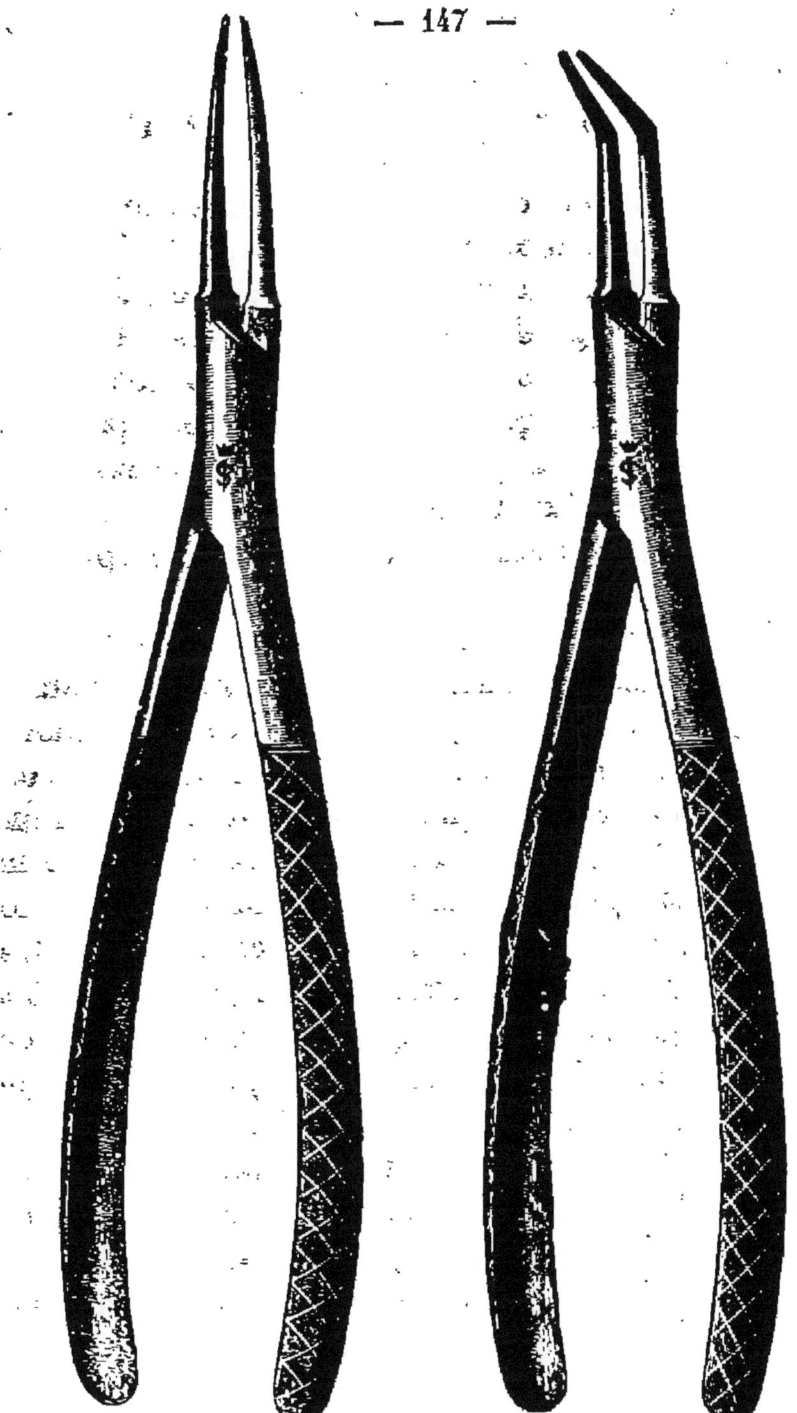

Fig. 48. — Pinces à retirer les fragments de tire-nerfs. L'emploi de ces pinces est également indiqué pour introduire les tiges métalliques dans les canaux.

que le canal est entièrement débarrassé du sang et des détritus pulpaires, — ce qu'indique la propreté des mèches.

Les complications du traitement de la carie du troisième degré proviennent presque toujours de l'extirpation incomplète de la pulpe. La conviction doit être bien nette à cet égard. Quand il reste des débris de pulpe dans le canal, on perçoit avec une sonde légère une sensation élastique qu'on n'éprouve pas quand la pulpe a été enlevée jusque dans ses dernières ramifications. Par le procédé du coton indiqué plus haut on risque moins de sectionner la pulpe qu'en employant le tire-nerf barbelé.

Soins à donner après l'extirpation de la pulpe. — Certains opérateurs obturent immédiatement et définitivement, une fois la pulpe enlevée. Cette méthode nous paraît téméraire. A la suite de la dévitalisation et de l'extirpation, — et quelquefois, par le fait de l'inflammation, — le périoste a été irrité, la section de la pulpe laissant après elle une petite plaie. De plus, le périoste qui aura désormais à assurer à lui seul les connections vitales de la dent avec l'organisme, subit alors une poussée congestive qu'il est bon de surveiller et de combattre, dès l'apparition des premiers symptômes. L'obturation provisoire fait face à toutes les éventualités. S'il n'y a pas complication, l'obturation définitive est reportée à la séance suivante. Une dent dont on vient d'extirper la pulpe ne doit jamais donner lieu à une périostite quelque peu intense ; l'inflammation du périoste succédant au traitement de la carie du troisième degré est un fait fâcheux qu'on doit, qu'on peut éviter. Il est plus facile et plus rapide de l'empêcher de se produire ou d'augmenter que d'avoir à la combattre lorsqu'elle a atteint la phase aiguë. La première conséquence de la périostite est le retard de l'obturation définitive; la seconde est le retour de la douleur, que le malade croyait désormais impossible, enfin l'inflammation du périoste peut, chez les sujets lymphatiques, anémiques ou diathésiques, prendre rapidement une forme chronique rebelle et compromettre le traitement, cela commande donc l'attention et les précautions. Nous sommes pour le bouchage immédiat, mais avec une mèche d'essence de girofle iodoformée ou d'eucalyptol, dans le canal, recouverte de gutta.

Si au bout de quelques jours, — huit au plus, — la dent n'a pas donné signe de périostite, on peut être à peu près sûr que celle-ci ne se produira pas (étant admis que tout débris pulpaire a été enlevé, et que les causes d'infection n'existent plus). S'il y a la plus petite intolérance à la pression, il est bon d'enlever le pansement occlusif et de laisser la cavité ouverte pendant 24 ou 48 heures, l'entrée du canal étant seulement bouchée incomplètement par une petite mèche de coton imbibé de teinture d'iode. Si le malade est dans l'impossibilité de venir le lendemain, on lui recommandera de ne pas laisser le coton se putréfier, de le renouveler ou de le remplacer par un autre imbibé d'un liquide alcoolique, deux fois par jour.

Une petite poussée de périostite, *combattue au début*, est sans conséquence, et l'expectative, la faible intervention indiquée ci-dessus, la fait rapidement disparaître. A la suite de cette petite complication, il est sage de tenir la dent en observation quelques jours de plus. Le pansement occlusif est alors bien supporté. Quelques badigeonnages à la teinture d'iode sur la gencive ont aussi de bons effets.

Si une périostite aiguë survient, on la traitera comme il est indiqué plus loin, mais nous pouvons affirmer que, si on a suivi les indications données plus haut, s'il n'y a pas eu d'accident opératoire, la complication ne se produira pas. La dévitalisation et l'extirpation de la pulpe ont fait disparaître la cause du désordre, et, pour qu'il persiste, il faudrait que les médicaments eussent dépassé le but, que les manœuvres opératoires eussent été mal conduites.

Si la percussion est absolument indolore, si la dent rend au choc d'un instrument d'acier un son clair, une sensation non élastique, si les mèches, après avoir séjourné dans le canal, sont propres et sans odeur putride, si la gencive n'est ni tuméfiée le long du trajet de la racine, ni douloureuse à la pression du doigt et de couleur normale, alors la dent est guérie et il ne reste plus, pour achever le traitement, qu'à obturer le canal et enfin la cavité.

Obturation des canaux. — L'obturation des canaux est distincte de l'obturation de la cavité proprement dite, car elle ne peut se faire ni avec les mêmes matières ni par les mêmes moyens. Elle est le complément du traitement, elle le consolide en empêchant le retour de l'affection, et a même une action thérapeutique. Elle crée un obstacle mécanique à l'extension, à la prolifération des agents septiques. Aussi, quelques praticiens n'ont-ils pas, disent-ils, beaucoup d'insuccès, quoiqu'ils obturent de bonne heure les canaux, sans prendre toutes les précautions décrites ci-dessus. L'obturation est donc prophylactique et en même temps curative.

Il serait long et fastidieux de rappeler et de juger tous les procédés suggérés pour remplir les canaux des dents sans pulpe. Les tiges d'or et de plomb, le bois, l'aurification, le coton, chargé ou non de médicaments, la soie, la paraffine, la gutta-percha, seule ou associée à des antiseptiques, tels que l'iodoforme et la naphtaline, le charbon, les ciments, portés sur des mèches de coton, les pâtes médicamenteuses, etc., etc., tout a été essayé sans que les résultats aient été réellement satisfaisants. Quelques mots sur les principaux moyens employés.

L'aurification est très longue, l'or et le platine en fil sont trop rigides pour s'introduire aisément, le coton, même chargé de médicaments antiseptiques, se désorganise et s'infecte à la longue ; la gutta-percha seule pénètre mal dans les canaux étroits et on risque, en la foulant, de faire rebrousser des détritus irritants ou septiques. Le produit qui atteigne mieux le but est le ciment d'oxyphosphate de zinc. Son adhérence aux parois, sa plasticité, en font la matière la plus parfaite pour l'obturation des canaux. L'obstacle à la généralisation de son usage vient de sa prise rapide, qui ne permet guère d'obturer du même coup les dents à canaux multiples, et qui rend peu praticable l'obturation de ceux qui sont d'accès difficile. J'ai cherché à rendre cette petite opération plus simple, tout d'abord, en retardant la prise du ciment. Cela se fait, en ajoutant au liquide une goutte de glycérine. Cette addition ne nuit pas à l'insolubilité, à la solidité du ciment. Une autre difficulté complique cette petite opération. Généralement le ciment est porté dans le canal, sur une mèche de coton très fine ; il est malaisé, quand le canal est étroit, de faire filer la mèche enduite de ciment, jusqu'à la pointe de la racine et de retirer seule la sonde qui la portait.

Afin d'obvier à cet inconvénient, j'ai, il y a quelques années, suggéré à M. Contenau, l'idée de fabriquer des sondes en platine irridié. Avec elles, la mèche glisse mieux, — et, aussi bien pour l'obturation des canaux, que pour introduire les pansements à demeure, — elles sont de beaucoup supérieures aux sondes en acier ; malgré cela, le coton est un mauvais véhicule pour le ciment, non seulement par ses chances de corruption, mais encore par sa difficulté d'introduction. J'ai cherché à parer au premier inconvénient, en employant des matières moins putrescibles, comme la soie, et tout à fait inaltérables, comme la charpie d'amiante.

Si les chances de corruption étaient diminuées, la difficulté opératoire subsistait toujours. Afin de la surmonter, j'ai remplacé les matières textiles par un fil métallique. Le métal qui m'a paru le plus convenable, dans ce cas, est l'aluminium. Par la combinaison du fil d'aluminium et du ciment, on assure une obturation exacte et permanente des canaux, et ce résultat est atteint beaucoup plus aisément que par tout autre moyen. La tige d'aluminium, enduite de ciment glycéré, est introduite et glisse sans difficulté dans les canaux les plus étroits, la longueur de tige enfoncée et la résistance indiquent si l'apex est atteint.

Si le ciment est la matière par excellence pour l'obturation des conduits radiculaires, il n'est pourtant pas toujours applicable, au moins immédiatement, notamment quand la dent a exigé un traitement long et laborieux, et quand elle donne lieu à des craintes de récidive inflammatoire. Dans cette occurrence, il deviendrait fort difficile d'enlever du canal une tige d'aluminium enduite de ciment et l'on se trouverait fort embarrassé, par suite de la solidité de l'obturation même.

Pour ces cas, on peut remplacer le ciment par la gutta-percha spéciale à canaux. La gutta servant à l'obturation des cavités n'est pas assez plastique ; afin de lui donner cette qualité et pour la rendre antiseptique, pour qu'elle ait en plus une action chimique bienfaisante sur la dentine environnante, je lui mélange de l'oxyde noir de cuivre. On obtient ainsi une gutta qui se ramollit à une basse température et qui permet l'obturation permanente ou seulement provisoire, si on la juge nécessaire. La formule de cette gutta est la suivante :

Gutta-percha....................	6	grammes
Oxyde noir de cuivre...........	6	—
Oxyde de zinc....................	12	—

Elle s'emploie avec la tige d'aluminium qu'elle recouvre. Pour la placer et pour la retirer, il est avantageux d'injecter au préalable de l'air chaud dans la cavité. On la retirerait encore plus aisément en arrosant l'intérieur de la cavité de quelques gouttes de chloroforme, après avoir assuré l'exclusion de la salive.

Nous n'avons pas parlé de l'obturation à l'oxychlorure de zinc, parce qu'il est soluble et un peu caustique, l'oxyphosphate devra toujours lui être préféré.

Nous pensons qu'en principe l'obturation définitive de la cavité ne doit pas se faire dans la même séance que l'obturation des canaux, surtout si on doit exécuter une aurification. Dans quelques cas favorables, il pourrait pourtant en être ainsi.

Les dents de lait affectées de carie au troisième degré, ont des signes subjectifs et objectifs analogues à ceux des dents permanentes, toutefois à cause de la grande vascularité de leurs tissus, la désorganisation de la pulpe s'opère plus rapidement.

La cautérisation à l'aide des composés arsenicaux ne sera pas employée; l'acide phénique suffit à dissoudre leur organe pulpaire, il sera appliqué à une ou deux reprises, s'il y a douleurs odontalgiques actuelles on y joindra un peu de morphine. On enlèvera la pulpe dans sa partie coronaire sans poursuivre ses dernières ramifications comme pour les dents permanentes. Une fois la dévitalisation et l'extirpation opérées on peut obturer partiellement la chambre pulpaire avec un peu de pâte au sublimé (voir Carie du quatrième degré), puis avec de la gutta, avec de l'oxyde cuprique. La cavité même sera obturée avec du ciment ou de l'amalgame de cuivre. Dans les cas douteux on pourrait faire une obturation temporaire avec de la gutta-percha.

Pour les dents permanentes, le choix de la matière obturatrice sera guidé par des raisons tirées de l'étendue de la cavité et de son siège. Aucune ne peut être préjudiciable si elle est bien choisie et bien insérée. (Voir Obturation.)

La carie du troisième degré, bien traitée, ne doit donner lieu à aucune récidive, et les insuccès sont tout au plus de deux ou trois par mille.

CARIE DU QUATRIÈME DEGRÉ

Définition.

La carie du quatrième degré est le deuxième état de la carie pénétrante. Dans le degré précédent, nous avons vu la pulpe malade, douloureuse, mais gardant encore quelque vitalité. Dans le quatrième, nous voyons les conséquences de sa mortification. Alors la carie dépasse la chambre pulpaire, entame et parfois détruit la couronne et une partie de la racine. La cavité est envahie par les produits de décomposition, la pulpe n'existe plus ou est à l'état putrilagineux, les canaux sont parfois élargis ; de l'ivoire ramolli, infecté, constitue leurs parois. La dent peut être réduite à un fragment de racine.

Le désordre peut être limité à la pulpe et aux canaux, ou s'étendre aux parties voisines, périoste alvéolo-dentaire, alvéole, gencive, dents voisines. Le corps de l'os peut se nécroser, causer une perforation et un abcès du sinus maxillaire ; des fistules gingivales, cutanées peuvent s'établir ; la région sous-maxillaire, l'œil, l'oreille, le cerveau, l'articulation temporo-maxillaire peuvent subir le retentissement d'une carie du quatrième degré. La santé générale est influencée par l'auto-infection, que la présence de caries compliquées détermine. La mort même en est parfois résultée.

Les caries du troisième degré ne deviennent redoutables que quand l'inflammation est assez intense pour déterminer la gangrène de sa pulpe, par conséquent quand elles se transforment en caries du quatrième degré.

Classification.

Il y a de très grandes différences entre une dent où la mortification de la pulpe est à peu près le seul désordre existant, et celle qui donne lieu à une collection purulente étendue, à des accidents de voisinage graves.

Nous diviserons la carie du quatrième degré en cinq subdivisions :

1° Carie avec mortification pulpaire simple, sans infection sensible des canaux;

2° Carie avec infection des canaux sans retentissement du côté du périoste;

3° Carie avec périostite légère, subaiguë ou chronique;

4° Carie avec désordres alvéolaires bénins, fistule gingivale, abcès alvéolaire récent et de faible intensité;

5° Carie avec désordres graves, aigus ou chroniques : périostite phlegmoneuse intense, périostite chronique ayant donné lieu à un décollement gingival étendu, à une suppuration abondante, à une fistule cutanée, à un kyste du périoste, à des accidents redoutables de voisinage ou éloignés, enfin à des désordres généraux.

Les dents affectées de mortification pulpaire, sans être cariées, telles que celles qui ont subi des traumatismes graves, se classent de même, puisque le premier temps du traitement sera la trépanation, l'ouverture de la chambre pulpaire.

Anatomie Pathologique.

La description des altérations résultant de la mortification de la pulpe comprend deux parties assez distinctes : — a) *Altérations portant sur les tissus dentaires* ; — b) *Altérations portant sur le périoste alvéolo-dentaire et les parties voisines.*

a) *Altérations portant sur les tissus dentaires.* Nous avons déjà dit qu'à ce point la pulpe n'existait plus; pourtant, on trouve parfois dans les dents multi-radiculaires un reste d'organisation et de sensibilité dans l'une des branches de la pulpe, surtout vers l'apex. Il va de soi que le traitement et l'extirpation immédiate en ont rapidement raison ; lorsqu'il y a eu dégénérescence graisseuse de la pulpe, la gaine conjonctive peut persister, et l'extirpation l'amène au dehors sans provoquer de douleur.

L'infection des canaux dépend de la densité de la dentine, du siège et de l'allure de la carie, de l'ancienneté de la mortification, des traitements antérieurs, de la santé générale, et la mortification opérée avec exclusion de l'air et des liquides, comme dans les dents frappées d'un traumatisme, se comporte d'une tout autre manière que dans les cavités ouvertes. La fermeture intempestive, sans désinfection préalable, modifie aussi l'allure du désordre, son étendue et sa pénétration dans les parties profondes.

Sur les dents à tissu compact, quand la pulpe s'est rétractée, quand elle a subi un commencement de dégénérescence calcique, l'infection des canaux est très limitée ; c'est à peine si, en ouvrant et détergeant la cavité, on constate l'odeur de la décomposition du tissu ; les parois des canaux sont sèches, la mortification de la pulpe n'a pas eu pour conséquence des phénomènes infectieux, la dent est à peu près dévitalisée comme elle l'est par les moyens thérapeutiques employés pour le troisième degré.

C'est dans ces cas, — ceux de la première division de notre classification, — que l'obturation immédiate donne de bons résultats, et comme, après tout, ces cas simples sont les plus nombreux, on comprend que les statistiques en tirent avantage.

L'infection limitée des canaux, comme dans la deuxième division, n'est pas non plus une complication grave.

L'infection, surtout dans les dents jeunes, s'infiltre dans toute l'épaisseur de la dent par la voie des canalicules dentinaires ; et quand il existe des espaces interglobulaires, quand la carie a ramolli les parois, les anfractuosités sont autant de centres d'infection.

Un des signes les plus caractéristiques des dents mortes est leur perte de transparence, avec couleur grisâtre dans les dents à tissu compact ou peu infectées, ardoisée, noirâtre même, dans les dents molles et dans celles anciennement malades. Nous parlons d'un changement de coloration de la dent dans son ensemble et non de la décoloration limitée aux points ramollis et réellement cariés.

La présence des micro-organismes dans la bouche même à l'état sain n'est plus contestable. Leur rôle, ou au moins l'importance de leur rôle, peut être discutée, lorsque la carie n'est pas pénétrante; il n'en est plus de même lorsqu'elle est profonde, lorsqu'elle a causé la gangrène de l'organe central, lorsque la cavité est un réceptacle des débris alimentaires, des détritus organiques. La bouche est un excellent terrain de culture, sa température élevée (37 degrés), l'humidité qui la baigne, la présence de produits fermentescibles expliquent assez bien certaines complications auxquelles donne lieu la carie pénétrante.

Ainsi, par exemple, voici une carie indolore, la pulpe est détruite : l'exploration des canaux montre que la matière désorganisée s'y est en quelque sorte desséchée, elle est sans odeur ou à peu près, ne provoque pas de complications de voisinage, et pourtant il se peut que la première conséquence de l'intervention du praticien (ouverture de la cavité) soit une périostite aiguë, avec abcès alvéolaire, phlegmon et tout ce qui peut s'ensuivre. Dans quelques cas, on peut invoquer le traumatisme opératoire, mais pas dans tous. On ne peut donc attribuer ce phénomène qu'à l'apport ou au retour à l'activité des germes préexistants, germes qui restaient à l'état latent et qui, sous l'influence de l'air, de conditions nouvelles, trouvent un terrain de développement qui leur avait manqué jusque-là. Il est très probable que la dent cariée se comporte comme ces marais desséchés qui, pendant longtemps, ont cessé de produire le paludisme et récupèrent toute leur activité infectieuse, à la suite de remuement de terres, d'humidité exagérée.

L'action du microbe n'explique pas tout. Comme je l'ai déjà dit, le périoste devient très susceptible après la mortification de la pulpe ; on peut faire naître une périostite à volonté en laissant une obturation trop haute, un tampon d'écartement trop épais ; en fatiguant outre mesure une dent dont le périoste est déjà malade, on fait tout le nécessaire pour augmenter la périostite, provoquer la poussée aiguë. Le traumatisme opératoire peut donc devenir une cause de complication.

Quoique cela passe inaperçu dans les cas bénins, la carie du quatrième degré est assez souvent accompagnée d'un suintement par le canal. Les parties décomposées produisent des gaz dont nous devons tout d'abord supprimer la formation. Que l'occlusion, même imparfaite, l'obturation soit faite avant que ces produits de décomposition aient été en grande partie évacués ou au moins neutralisés, il s'ensuivra une accumulation dans les canaux, un refoulement vers l'alvéole et conséquemment des désordres plus profonds.

b) Altérations portant sur le périoste alvéolo-dentaire et les parties voisines. Dans le premier état de la carie pénétrante, la complication de voisinage est exceptionnelle ; si elle n'est pas entretenue par la persistance de la cause, elle est passagère. Dans le dernier elle se produit plus fréquemment, souvent sous la forme chronique; des crises subaiguës ou aiguës résultent des irritations de l'organe, notamment de la rétention intra-alvéolaire des produits de décomposition.

Les trois dernières subdivisions de notre classification comprennent les complications auxquelles la carie du quatrième degré donne lieu. Elles peuvent être bénignes, elles peuvent revêtir la plus grande gravité.

Le désordre s'étend toujours par contiguïté marchant de la pulpe vers le périoste, du périoste vers l'alvéole, de l'alvéole vers le corps de l'os lui-même et les parties connexes.

La première complication de la carie du quatrième degré, la source de toutes les autres, est la périostite, et quoique celle-ci puisse avoir une autre origine que la carie dentaire, nous jugeons utile d'en parler en même temps que de sa cause habituelle : la mortification de la pulpe.

Les maladies du périoste peuvent être observées sous la forme inflammatoire ou hypertrophique (s'associant parfois à quelques lésions atrophiques), et sous la forme néoplasique.

CLASSIFICATION DES MALADIES DU PÉRIOSTE

1° Formes hypertrophiques.	*a*) Périostite subaiguë. *b*) Périostite aiguë. *c*) Périostite chronique avec hypertrophie simple. *d*) Périostite chronique avec abcès alvéolaire.
2° Formes néoplasiques.....	*a*) Kystes radiculaires. *b*) Tumeurs du périoste.

Mentionnons pour mémoire quelques causes de la périostite, en dehors de la carie de la dent affectée, traumatismes, irritation d'un corps étranger, inflammation de voisinage, éruption vicieuse, l'action du froid, certaines diathèses. Quelle que soit la cause, l'altération anatomique prend des formes semblables.

La pulpite simple ne provoque qu'une périostite passagère, pour que les formes graves se produisent, il faut que la nécrose pulpaire soit préexistante ou au moins prochaine.

a) *Périostite subaiguë.* Les inflammations légères de la pulpe, la rétention des débris pulpaires à l'intérieur des canaux, le traitement de la carie pénétrante peuvent déterminer une irritation subaiguë de la membrane périostale. A ce point le périoste est légèrement hyperhémié, épaissi vers l'apex ; ce surcroît d'épaisseur s'accompagne d'un allongement de la dent, qui devient plus sensible au choc d'un instrument percuteur et à la pression de la dent antagoniste. Tout à fait au début de l'inflammation la sensation douloureuse est peu perceptible, et il faut un véritable effort masticatoire pour qu'elle se produise. Il arrive même parfois que cet effort a des effets calmants, la pression diminuant pour quelque temps l'apport sanguin. A ce stade il n'y a pas encore transsudation des leucocytes à travers les parois des vaisseaux. Si la cause est éloignée, le commencement d'inflammation judicieusement combattu, la périostite subaiguë ne laisse pas de traces, elle se termine par résolution ; si, au contraire, le traitement approprié n'est pas institué, la marche vers la forme franchement aiguë s'établit. La gencive est toujours un peu congestionnée, à la suite des plus faibles atteintes de périostite, la tuméfaction ne s'observe que dans les formes suivantes.

b) *Périostite aiguë.* De même nature que la précédente, mais avec exagération et extension des phénomènes inflammatoires. La congestion s'étend à la totalité ou à la plus grande partie de la membrane, sur les dents multi-radiculaires elle peut se limiter à l'une des racines.

Le périoste montre une dilatation des artérioles et des veinules, « une multiplication des capillaires, « l'hypergenèse des fibres du tissu conjonctif, et « l'interposition entre celles-ci de matière amorphe et « de sérosité », si le phlegmon se forme « la surface « radiculaire » se présente sous une physionomie « toute nouvelle; le périoste est en pleine suppura- « tion, sa trame fibreuse est désorganisée, ramollie, « infiltrée de pus... l'alvéole est rempli d'un liquide « blanc, épais qui renferme au milieu des leucocytes « du pus des lambeaux désorganisés de fibres cellu- « laires de la membrane et des vaisseaux (1). »

L'inflammation ne se circonscrit pas au périoste seul, la dénudation du cément, l'exfoliation de l'alvéole, une nécrose partielle s'ensuivent, ainsi que l'œdème et la tuméfaction de la région gingivale, les dents voisines deviennent elles-mêmes le siège d'une périostite, mais d'intensité moindre. La circulation régionale s'accélère, et le malade perçoit le battement des artérioles sur la gencive et dans la joue; dans la variété suraiguë la fièvre générale s'observe.

(1) Magitot, *loc. cit.*

Ces troubles s'accompagnent de douleurs d'abord sourdes puis prenant une marche croissante jusqu'à l'évacuation ou la résorption du pus. Comme pour l'abcès alvéolaire chronique dont nous parlons plus loin, le point d'élection pour la sortie du pus est le sillon gingivo-labial, parfois il y a décollement partiel de la dent et le pus vient sourdre par suintement au collet ; dans quelques cas plus rares il se fait jour à la peau par une fistule cutanée.

L'ouverture par le canal dentaire est la moins préjudiciable, elle s'observe plus dans la forme chronique que dans celle aiguë. Au plus fort de la crise les douleurs s'irradient dans toute la face et sur une notable étendue de la série dentaire ; les douleurs de la périostite se localisent moins nettement que celles de la pulpite et, si l'œdème de la joue, la contracture des mâchoires compliquent les désordres alvéolaires et gingivaux, il est nécessaire que l'enquête soit très attentive pour porter l'intervention à la source du désordre.

Comme on le verra plus loin au diagnostic, ce qui renseigne est la sensibilité au choc ; dans la périostite aiguë elle est insupportable même à l'attouchement de la langue, à plus forte raison le contact de la mâchoire antagoniste ou d'un instrument ont une influence exacerbante.

La périostite aiguë est donc caractérisée par la formation d'un phlegmon, abcès alvéolaire aigu qui, dans les cas heureux, peut se juguler. Si cet abcès siège à l'une des dents antérieures, l'évacuation du pus étant facile, le désordre s'accompagne de phénomènes inflammatoires bénins ; au contraire, dans la région des molaires, par suite de l'enfoncement des racines dans la partie profonde de l'os, du voisinage des muscles moteurs de la mâchoire, de l'articulation, de la cavité du sinus, les accidents peuvent prendre une tournure grave, le pus gagnant des parties éloignées et provoquant l'œdème de la joue, la constriction des mâchoires, une nécrose des maxillaires, des accidents oculaires, auditifs, une perforation du sinus ; l'adénite, des troubles nerveux graves, l'infection pyohémique viennent compliquer les accidents initiaux.

Même sur des sujets non diathésiques, non cachectisés, la périostite phlegmoneuse abandonnée à elle-même ou mal combattue a causé un certain nombre de morts.

Dès le moment où le pus s'est frayé une issue extérieure, les phénomènes inflammatoires vont en décroissant.

La crise passée, le périoste peut retrouver spontanément son intégrité : — si le pus n'a pas séjourné trop longtemps dans l'alvéole, et si les désordres n'ont pas eu une très grande acuité. — Quand la cause persiste, la périostite chronique, avec ou sans abcès alvéolaire, le kyste radiculaire en sont la conséquence.

Le traitement par le canal triomphe presque toujours de la périostite phlegmoneuse de gravité moyenne. L'extraction, à moins qu'elle ne soit faite *in extremis*, arrête l'évolution des désordres les plus menaçants.

c) *Périostite chronique avec hypertrophie simple.* Elle peut se produire d'emblée, mais, dans la majorité des cas, elle a été précédée d'une poussée subaiguë ou aiguë. Elle n'affecte qu'un point limité (rarement plusieurs) du périoste, presque toujours le voisinage de l'apex, si elle est due à un faux canal, au bord déchiqueté d'une obturation, à ceux de la carie, elle siège à l'endroit irrité. Sur les dents multi-radiculaires elle se localise à l'une des racines, de préférence celle où la mortification de la pulpe a débuté, plusieurs racines peuvent être atteintes; dans ce cas, la dent n'est pas longtemps supportée. Quel que soit le siège de l'inflammation, le périoste est épaissi, partiellement envahi par des corpuscules de graisse.

La forme des cellules change, de sphériques ou d'ovales, elles deviennent fusiformes; ces cellules dénaturées sont juxtaposées, imbriquées avec des éléments normaux (Wedl). Quand le processus atrophique domine, le cément subit une nécrose régressive, nécrose entraînant une résorption de l'ivoire, alors la racine apparaît comme taillée en bec de flûte ; cette résorption s'opère non seulement à la périphérie de la racine mais encore vers le canal dentaire qui s'élargit et montre en plusieurs endroits des anfractuosités. Si l'irritation est faible et persistante, au lieu de phénomènes régressifs l'hypertrophie se produit, et la périostite chronique détermine une hépergenèse cémentaire.

Exostose radiculaire. Elle est une altération fréquemment associée à la périostite chronique d'origine dentaire. Elle doit se distinguer de l'odontome qui est une anomalie dentaire. (Voir ce mot.)

L'exostose est pourtant aussi dans quelques cas d'origine congénitale, alors elle se localise presque toujours aux racines des dernières molaires quand l'une d'elles est frappée d'anomalie de siège ou de direction. Néanmoins la périostite chronique de faible intensité est sa cause habituelle.

Des exostoses considérables peuvent réunir et souder entre elles les racines de la même dent ou de dents contiguës. Le maxillaire se soulève, se distend sous l'influence de l'exostose, mais il ne se soude jamais au cément. Les difficultés d'extraction qu'on rencontre dans ces cas viennent donc d'un obstacle mécanique et non d'une adhérence osseuse.

Les éléments histologiques de l'exostose sont les mêmes que ceux du tissu normal, ils se rapprocheraient pourtant un peu plus que lui du tissu osseux.

L'étendue, le volume peuvent permettre de les classer sous plusieurs formes. Magitot en établit trois : 1° en sphère ; 2° en nappe ; 3° en masse.

Les caractères différentiels sont peu accusés. L'exostose débute là où siège l'irritation périostique, pour se propager et augmenter en se déposant concentriquement autour du foyer de formation. Comme nous l'avons dit, la poussée aiguë ne favorise pas l'hypersécrétion cémentaire ; au contraire, à la suite de l'abcès alvéolaire, l'exostose se résorbe partiellement comme le cément normal, et il n'est pas rare de voir, sur une racine, des parties exostosées, d'autres résorbées, témoignant ainsi du passé pathologique de la dent, des crises successives qu'elle a subies.

Des névralgies faciales peuvent résulter de l'exostose ; si elle ne compliquait exceptionnellement l'extraction, elle passerait presque toujours inaperçue du patient et du praticien.

d) Périostite chronique avec abcès alvéolaire. A la

simple hypertrophie du périoste que nous venons de décrire, peut succéder l'abcès alvéolaire chronique,

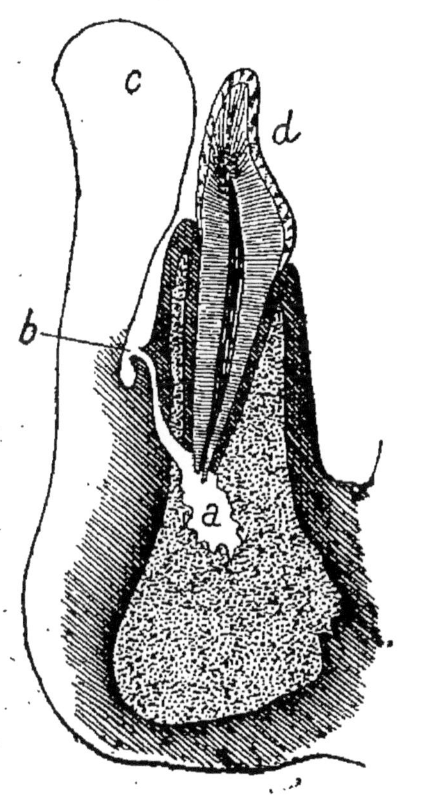

Fig. 49. — Abcès alvéolaire chronique ayant donné lieu à une fistule gingivale. — a. Cavité de l'abcès faite aux dépens du tissu osseux. b. Ouverture de la fistule dans le sillon gingivo-labial. c. Lèvre. d. Dent.

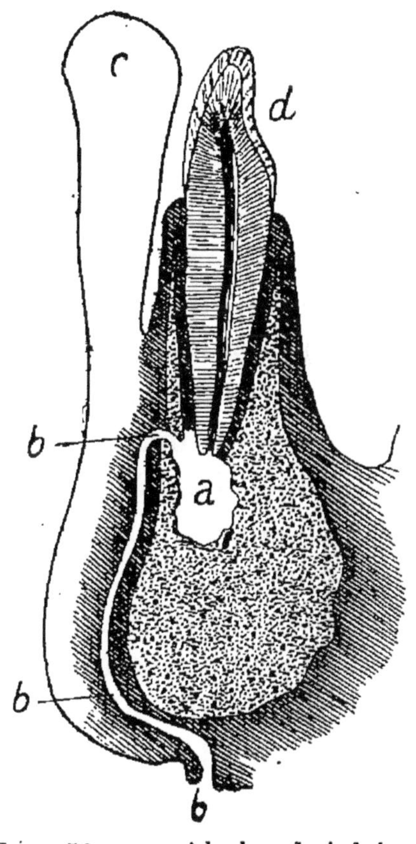

Fig. 50. — Abcès alvéolaire chronique ayant donné lieu à une fistule cutanée. — a. Cavité de l'abcès faite aux dépens du tissu osseux. *bbb*. Trajet fistuleux se terminant sous le menton. c. Lèvre. *d*. Dent.

soit comme conséquence d'une crise aiguë antérieure, soit comme transformation de la périostite chronique simple, à la suite de causes irritantes : obturation intempestive, pansement inopportun ou mal fait, inoculation d'agents infectieux par le canal à l'aide de sondes ou de mèches médicamenteuses non stérilisées.

Dans ces cas, il y a dénudation de la racine, nécrose alvéolaire et tous les phénomènes morbides mentionnés plus haut. Le pus se fait place aux dépens de l'os qui se résorbe avec tous les phénomènes de la nécrose régressive ; si la lame osseuse est peu épaisse elle se distend en refoulant le tissu gingival, comme le montrent les figures 49 et 50. Le pus se fraye une issue par une fistule gingivale ou cutanée, ou encore par suintement au collet de la dent, enfin par le canal.

Lorsque l'affection siège dans le voisinage du plancher du sinus maxillaire,— première molaire, deuxième bicuspide, deuxième molaire, — l'abcès peut évoluer dans l'espace qu'il offre. Les abcès siégeant aux racines des incisives et des canines s'ouvrent soit vers la voûte palatine, soit vers la fosse canine. Les abcès palatins sont le plus souvent produits par les incisives latérales. Ils peuvent décoller la muqueuse gingivale sur une grande étendue et sourdre fort loin du point de départ.

Tous les désordres mentionnés à propos de l'abcès alvéolaire aigu peuvent se reproduire en prenant la forme chronique de l'inflammation elle-même. On a constaté des désordres oculaires allant jusqu'à l'amaurose, des troubles auditifs, la constriction permanente des mâchoires, l'adénite sous-maxillaire, la nécrose de l'os, l'infection pyohémique.

La fistule gingivale est bien souvent une soupape de sûreté empêchant l'accumulation des gaz et des liquides, les altérations qui en résultent sont limitées et le traitement en a rapidement raison. Le suintement au collet est plus préjudiciable en mortifiant les dernières attaches vitales de la dent.

Formes néoplasiques. — *Kystes radiculaires.* Les états précédents, surtout l'abcès alvéolaire chronique, peuvent engendrer la formation de kystes radiculaires. Leur masse est globuleuse, molle, s'écrasant facilement et laissant sourdre un liquide purulent; ils sont formés d'une enveloppe fibreuse représentée par le périoste lui-même un peu épaissi et soulevé de la surface du cément par le pus accumulé au-dessous de lui. (Robin.)

Le contenu des kystes radiculaires n'est pas toujours du pus; bien des fois, c'est un liquide séreux mal défini, très rarement on y trouve des cristaux de cholestérine.

Leur volume varie d'une tête d'épingle à celui d'un haricot formant une sorte de poche parfois cylindrique, parfois oblongue, appendue à l'extrémité des racines et reliée à la dent par un pédicule étroit.

Wedl distingue dans les kystes des racines trois couches:

a) Couche extérieure plus épaisse, plus résistante, dans laquelle prédominent des cellules d'une forme oblongue fixées dans un stroma fibreux ;

b) Couche intermédiaire moins ferme, plus spongieuse, contenant des cellules arrondies nucléées se trouvant dans une masse de filaments feutrés et disposées par rangées parallèles ou en grappes de formes irrégulières ;

c) Couche interne constituée par une sorte de tissu granuleux auquel le pus est adhérent. (Wedl. *Patholog. of the teeth. Trad. anglaise*, p. 210.)

La pathogénie des kystes périostiques et des kystes des mâchoires a soulevé d'ardentes controverses chez les dentistes. D'un côté Magitot, David, Rothmann, d'un autre Malassez et Gallippe.

Les premiers, s'appuyant sur l'observation clinique, soutiennent l'origine dentaire et inflammatoire des kystes radiculaires; les autres, invoquant des recherches de laboratoire, défendent l'origine extra-dentaire du kyste.

Nous présentons succinctement les principaux éléments du débat; Malassez dit :

Les phénomènes pathologiques dont la dent est le siège n'ont qu'un rôle excitateur, et sans la présence à proximité de débris épithéliaux restés inclus çà et là dans l'alvéole, dans le tissu gingival, il n'y aurait pas kyste. « Si ce débris siège au voisinage immédiat « d'une racine dentaire, *la néoformation va se dévelop-* « *per contre cette racine qui, à ce niveau, sera dénu-* « *dée. Il se formera d'abord une fongosité radiculo-* « *dentaire à contenu épithélial;* puis, lorsque la masse « épithéliale se sera disposée en revêtement et que le « kyste sera formé, la racine se trouvera à nu dans la « cavité kystique et l'on aura un kyste radiculo-den- « taire (le prétendu kyste périostique de Magitot). » (Malassez, *Sur le rôle des débris épithéliaux paradentaires in Arch. de physiol.*, 1885, p. 443.)

Le principal argument vient donc de ceci : la présence des cellules épithéliales dans la paroi interne du kyste. On verra plus loin que cette présence n'est pas constante, au dire d'autres observateurs. Magitot accepte les dires de Malassez et les explique en disant que les débris de l'épithélium peuvent exister dans le voisinage de la racine, être inclus dans le kyste sans être pour cela le fait initial et prépondérant. On a pu constater à la lecture du passage que nous avons reproduit quelle série d'hypothèses devait faire M. Malassez, pour expliquer la rencontre du débris épithélial et de la racine. M. David a très nettement fait ressortir les difficultés de l'explication par la genèse des débris épithéliaux :

« Nous trouvons bien hypothétique ce chemin parcouru « de l'extrémité des débris du cordon épithélial à la surface « radiculaire. En outre, il nous semble qu'un kyste apparu « sur les confins de la paroi alvéolaire, dans l'os même, « aurait plus de facilité à se développer de ce côté, à per- « forer la coque osseuse si mince en général, qu'à émigrer « vers la dent en dissociant les fibres très serrées du liga- « ment alvéolo-dentaire et en les détruisant au niveau de « leur insertion sur la racine... Pourquoi le kyste adhère- « t-il plus à la dent qu'à l'os ? Pourquoi, pendant l'extrac- « tion, ne reste-t-il pas accolé à la loge qu'il s'est creusée « dans le maxillaire ? . . . .

. . . .

« Pourquoi les dentistes font-ils naître des kystes, pour « ainsi dire à volonté, en obturant des caries compliquées « de périostite chronique avec suintement ?

« 2° Pourquoi le kyste est-il toujours au sommet de la « racine ?

« Pourquoi n'y en a-t-il jamais qu'un seul, alors que « toute la racine serait entourée de masses épithéliales « paradentaires ? » (David, *Pathogénie des kystes radiculaires des dents adultes, in Odontologie,* 1886, p. 517 ; 1887, p. 5 et suiv.)

M. Rothmann est venu appuyer les raisons cliniques ci-dessus de recherches histologiques. Il est en contradiction avec Malassez sur la texture des kystes radiculaires. Pour lui, la présence des cellules épithéliales n'est pas constante, au contraire, elle est exceptionnelle. Sur cinq cas observés elles n'ont été rencontrées qu'une fois et, dans ce cas, le kyste était multiloculaire. Dans les quatre autres elles étaient absentes.

Il conclut ainsi : « D'après les résultats de nos recherches nous pouvons également affirmer que dans la plupart des cas l'abcès apical n'est pas un néoplasme provenant d'une augmentation de germes embryonnaires, mais qu'il est produit par une inflammation qui s'est développée dans les mêmes conditions et par suite de la même cause que la périostite aiguë. (Rothmann, *Histologie des maladies de la pulpe et du périoste, in Oester. Vierteljahr*, et *Revue Odontologique*.)

Ainsi l'examen histologique est en accord avec l'observation clinique et les kystes radiculaires sont bien une des conséquences ultimes de la périostite.

Le savant défenseur de la théorie épithéliale est sur un bien meilleur terrain pour les kystes des mâchoires, là ses recherches expliquent bien mieux les faits, elles ne sont pas en contradiction avec les observations cliniques, elles les éclairent. Nous aurons à revenir sur ce sujet à propos de la pathologie des maxillaires.

M. le Dr Bouvet, dans sa thèse (Paris 1891) intitulée « Pathogénie des kystes des mâchoires » se prononce nettement en faveur de la production du kyste par une infection venue de la racine. Pour lui, tout kyste radiculaire a pour cause déterminante une altération de la racine d'une dent ou une affection de l'articulation dentaire; et il ajoute qu'en clinique, on ne rencontre jamais de kyste sans une extrémité radiculaire dans sa cavité. La paroi de ces kystes est constituée aux dépens d'un tissu conjonctif néoformé, et le contenu par la prolifération des masses épithéliales paradentaires d'origine gingivale ou adamantine.

M. Cruet attribue la cause de ces proliférations à une irritation spéciale causée par une infection microbienne venue du canal dentaire et exceptionnellement par la voie gingivale.

Tumeurs du périoste. Elles doivent se distinguer des kystes radiculaires en ce qu'elles ne sont pas liées à la carie dentaire, elles en diffèrent aussi par la constitution histologique.

Magitot les a observées sous les formes suivantes : 1° T. fibreuses ou hypertrophiques, 2° T. fibro-plastiques, 3° T. épithéliales, 4° T. à myéloplaxes, 5° T. à cystoblastions.

L'étiologie de ces néoplasmes peut recevoir une lumière toute nouvelle des recherches de Malassez.

Les symptômes sont mal définis, ayant quelque analogie avec ceux de la périostite chronique grave ils peuvent déterminer des accidents de voisinage. L'extraction est la première indication du traitement, les désordres consécutifs seront combattus par les moyens appropriés.

Diagnostic.

Le caractère essentiel de la carie du quatrième degré étant la mortification de la pulpe, il se manifeste par la pénétration de la sonde dans la chambre pulpaire et dans les canaux. Dans les caries facilement accessibles on est vite édifié à cet égard ; dans celles à siège interstitiel et à ouverture postérieure, c'est plus malaisé. En ouvrant largement avec le couteau à émail, en sectionnant les parois surplombantes à l'aide de la meule, on peut pratiquer assez rapidement l'exploration de la cavité.

A défaut de cette indication, on peut reconnaître la présence d'une dent morte par d'autres signes et surtout par la coloration.

Une dent sans pulpe a perdu sa transparence, a une coloration généralement noirâtre. Ce n'est plus seulement la partie cariée et l'ivoire environnant qui se montrent opaques, comme dans les caries du deuxième degré, mais l'ensemble de la dent. (Dans les dents à pulpe mortifiée, quoique non cariées, la perte de transparence existe comme dans celles où la mortification résulte de la carie). Cette coloration est d'autant plus apparente que le sujet est jeune, la dentine vasculaire.

Sur les sujets adultes ou âgés, surtout quand les dents sont foncièrement denses, la coloration pathognomonique est peu accusée, et, pour être fixé, il est nécessaire de bien éclairer la dent, de la comparer avec des dents manifestement saines, de préférence avec l'homologue.

Le miroir, et surtout une petite lampe à incandescence (Poinsot), placés en arrière de l'arcade, montrent bien les différences avec les dents normales.

Dans les dents à pulpe morte, la sensibilité de la dentine à l'excision n'existe plus, le choc de l'instrument retentit sur le périoste s'il est malade, mais le grattage ne provoque aucune douleur, même dans les parties profondes: l'insensibilité absolue de la dentine est donc une preuve de mortification de l'organe central.

La perception du froid modéré, celle de l'air ambiant, de l'eau non chauffée sont aussi sans réaction; s'il y a périostite, le chaud est mal supporté.

L'odeur nauséabonde du coton ayant servi à essuyer la cavité (déjà sommairement nettoyée) est un indice grave de carie pénétrante.

L'existence de la périostite alvéolo-dentaire, localisée, limitée à une dent cariée, est une preuve presque certaine de carie du quatrième degré. Comme la périostite s'associe à d'autres états pathologiques dans la cavité buccale, on recherchera son origine, s'il y a extension ou localisation. Si elle résulte d'une gingivite, d'une atrophie de cause diathésique, elle embrasse au moins plusieurs dents ; son maximum d'intensité est au bord libre, au feston gingival. Tandis que dans la périostite consécutive à la carie, la progression est en sens inverse, de l'extrémité radiculaire vers le collet. La présence d'un irritant mécanique, la constatation d'une éruption vicieuse, d'une affection voisine, les renseignements commémoratifs permettront d'asseoir la conviction.

La périostite alvéolo-dentaire est toujours accompagnée d'une élasticité et d'une sensibilité souvent anormales de la dent à la percussion. Cette élasticité et cette sensation pénible au choc peuvent être très faibles, mais elles n'en existent pas moins et la comparaison avec une dent manifestement saine fera percevoir les différences.

Dans les conditions normales, le choc d'un percuteur sur une dent saine donne un son clair, une sensation non élastique, cela ne provoque aucune mobilité de la dent dans l'alvéole, aucune douleur. Quand il y a périostite, même légère, on a un son sourd, une sensation de corps élastique, le choc est plus ou moins douloureux, la dent plus mobile.

Dans la périostite aiguë ou chronique grave tous ces phénomènes s'exagèrent, la percussion expérimentale devient inutile, le malade accusant de la douleur au simple rapprochement des mâchoires, à l'attouchement du doigt, de la langue.

L'essai de la solidité de la dent par la percussion est donc le meilleur moyen de diagnostic que nous ayons par reconnaître l'état du périoste. Il se fera à l'aide d'un instrument d'acier (manche d'excavateur) frappant la dent *dans plusieurs directions*, l'index ou le médium de la main gauche sera placé sur la face opposée à celle où on frappe, afin de mieux percevoir le degré d'élasticité et même la localisation de l'hypertrophie de la membrane (Poinsot).

Cette douleur, cette élasticité à la percussion n'existent plus lorsqu'il y a hypertrophie cémentaire étendue ; elles font aussi assez souvent défaut, lorsqu'il y a kyste du périoste.

La périostite chronique se reconnaît également à un autre signe, qui ne trompe pas l'œil exercé, — il n'est pas constant, — la présence du tartre sur un point circonscrit, sans qu'il y ait dépôt étendu. La trituration des aliments ne se faisant pas sur un point, l'accumulation du tartre en résulte. On ne confondra pas ce dépôt limité du tartre avec celui qui est consécutif à la lithiase salivaire. Enfin la tuméfaction de la gencive vis-à-vis de la pointe de la racine, une fistule gingivale corroborent le diagnostic.

Si les formes bénignes de la périostite chronique associées à la carie dentaire sont une preuve de mortification pulpaire, à plus forte raison ses formes graves : l'abcès alvéolaire, la fistule cutanée, les complications de voisinage.

En résumé, la carie du quatrième degré se reconnaît : 1° à des signes constants, certains : *a*) carie profonde permettant aux instruments d'exploration de pénétrer dans la chambre pulpaire et les canaux ; *b*) changement de coloration, perte de transparence, teinte grise ardoisée ; *c*) insensibilité à l'excision ; *d*) insensibilité au froid;

2° à des signes probables, ceux de la périostite : douleur, mobilité, élasticité à la percussion, tuméfaction de la gencive vis-à-vis de la pointe de la racine et le long de son trajet, suppuration contenue dans un abcès alvéolaire ou s'échappant par une ouverture fistuleuse ou suintement au collet, accidents de voisinage graves, etc. (Voir *Anatomie pathologique et Diagnostic différentiel des deux grandes divisions de la carie dentaire.)*

Traitement.

Restituer les fonctions physiologiques, conserver encore, pendant de longues années, une dent dont l'organe central n'existe plus, qui est devenue morbide par tous ses pores et n'a plus que de faibles attaches avec l'organisme, eût semblé une témérité à nos devanciers, à nous-même, il y a quelques années. Nous avons vu que, dans la carie du quatrième degré, le dernier lien avec l'ensemble, le périoste alvéolo-dentaire est souvent malade ; l'alvéole lui-même n'est plus dans les conditions normales, la suppuration l'a envahi, s'y est établie à demeure; malgré cela, notre art n'est pas sans ressources, notre thérapeutique actuelle triomphe des mutilations que la maladie a imprimées à l'organe, triomphe des désordres atteignant les tissus environnants, qui lui servent de connexions vitales.

Faut-il admirer seulement la puissance de réparation de nos tissus ?

Non ! En créant un milieu, où cette réparation peut s'opérer, l'énergie vitale reprendre le dessus, nous faisons aussi œuvre supérieure.

Le traitement des dents sans pulpe comporte plusieurs indications :

1° Enlever le tissu décomposé ; faciliter l'écoulement des liquides et des gaz qu'on ne pourrait neutraliser ;

2° Stériliser, rendre aseptiques et saines les parties restantes de la dent ;

3° Combattre les désordres de voisinage concomitants ;

4° Quand la santé de la dent est rétablie, pratiquer l'obturation des canaux et de la cavité.

1° Enlever le tissu décomposé. — La thérapeutique de la carie du quatrième degré comprend donc un manuel opératoire et une action médicamenteuse s'y associant.

L'application de médicaments serait inutile et même nuisible si elle n'était pas précédée d'une désinfection mécanique de la cavité. L'action des révulsifs sur la gencive peut momentanément entraver le cours d'une périostite, diminuer son acuité, sans influencer le résultat final d'une manière notable, si la cause qui y a donné naissance, la présence et la rétention des produits pathologiques, n'est pas attaquée directement.

C'est là qu'il faut se méfier de la médication palliative, de l'intervention limitée à l'épiphénomène. Pour l'abcès alvéolaire, on ne doit pas seulement voir le pus collecté dans le sillon gingival, dans la région sous-maxillaire, mais surtout la dent, qui a donné naissance à l'inflammation.

On ne peut soigner parfaitement une carie pénétrante si on ne l'ouvre franchement, surtout quand elle se fait jour à la face distale. L'étendue de la cavité devient accessoire; il s'agit de sauver la dent et, en voulant trop respecter les formes extérieures, on risque de n'aboutir qu'à un échec, à la perte de l'ensemble. Pour les dents antérieures, on coupera de préférence à la partie linguale.

Il faut donc, au prix du sacrifice d'une partie de la couronne, rendre les canaux accessibles. On évitera ainsi de fatiguer l'organe pendant les manœuvres opératoires: introduction des instruments, des mèches médicamenteuses ; on redoutera moins de casser les uns, de retirer incomplètement les autres, de laisser de l'ivoire ramolli, des débris de pulpe, etc. Pour une grosse molaire supérieure, par exemple, il sera nécessaire, si la carie est distale, de la sectionner à l'aide des couteaux à émail, de la meule, sur un bon tiers de son épaisseur; pour une molaire inférieure, il sera bon de l'ouvrir au centre de sa face triturante et de transformer une carie interstitielle en une carie à ouverture centrale.

Les parois externes de la dent peuvent empêcher l'accès des canaux radiculaires, les arêtes de la chambre pulpaire aussi ; on fraisera donc l'intérieur de la cavité, de manière à les faire disparaître, tout en évitant de créer un faux canal, d'affaiblir la partie inférieure de la chambre pulpaire. Les précautions doivent être les mêmes que pour la carie du troisième degré. Dans cette partie du travail, mes préférences sont toujours pour les fraises rondes. Il y a avantage à évaser l'entrée des canaux soit avec les drills flexibles de Gates, ou avec les trocarts de Hopkins. Ces derniers sont grâce à leur souplesse et à leur rigidité relative, d'un emploi plus pratique.

Si on a préparé sa cavité de manière à pouvoir s'y engager sans imprimer aux instruments une trop grande courbure, les drills et trocarts montés sur le tour deviennent utilisables. On s'assurera qu'ils se meuvent bien dans l'axe des canaux, sans quoi on risquerait ou de les casser, ou ce qui est pis, de faire un faux canal. Dans le cas où une sonde se casserait dans le canal, on chercherait à la retirer par les moyens indiqués à la *Carie du troisième degré.*

La connaissance de l'anatomie de la dent et surtout du nombre et de la direction des canaux ; l'accès facile, la sûreté de main, sont des conditions indispensables pour enlever toutes les parties décomposées dans la chambre pulpaire, dans les canaux dentaires.

Les instruments d'acier peuvent refouler dans les parties profondes l'ivoire ramolli qu'ils ont détaché. Que d'échecs sont dus à cette cause ! En irriguant souvent la cavité, on entraîne les débris au dehors avec le liquide d'irrigation. Il y a donc avantage à laver, à l'aide d'une seringue, à plusieurs reprises, pendant l'opération. En donnant au liquide une action antiseptique on a, en plus, une action médicatrice adjuvante ; l'eau oxygénée, diluée dans quatre ou cinq fois son volume d'eau, est le meilleur liquide d'irrigation ; quelques gouttes d'acide phénique, d'alcool hydrargyrisé, d'eucalyptol, une solution d'acide borique, etc., ajoutée à l'eau d'irrigation, peuvent très bien lui être substituées.

Quand la cavité a été bien nettoyée dans toute la partie coronaire, qu'on a débarrassé l'entrée des canaux des détritus qui les bouchent, qu'on a enlevé, à l'aide de drills, l'ivoire ramolli, on peut alors compléter l'assainissement en introduisant progressivement des sondes chargées de coton : si le canal est encore quelque peu obstrué par des détritus venant de l'alvéole, on imprimera aux sondes un mouvement de torsion en tirant, et non en enfonçant. Pour nettoyer des canaux après un abcès alvéolaire, il n'est pas rare. d'être obligé d'employer douze, quinze mèches et plus; les dernières doivent revenir absolument intactes. Quand la carie est ancienne, les canaux élargis, on doit éviter d'engager les drills et les sondes au delà de l'apex, autrement on blesserait le périoste, on provoquerait une petite hémorragie, dont le sang, extravasé dans le canal, pourrait causer ensuite l'infection. Le diamètre des sondes et des mèches doit toujours être proportionné à celui du canal qui doit les recevoir.

Etant donné la susceptibilité du périoste au traumatisme, toutes ces manœuvres doivent être faites avec le minimum de fatigue. Il faut que le tour n'ait pas de trépidation, que les instruments ne soient pas portés, n'agissent pas en tâtonnant. L'obstacle sera reconnu auparavant à l'aide de la sonde, du miroir, et on s'adressera directement à lui.

Si la dent était véritablement trop chancelante, trop douloureuse, on ne pourrait, dès la première séance, achever l'assainissement de la cavité. Il n'en faudra pas moins la commencer sérieusement, en désobstruant l'orifice des canaux dans la chambre pulpaire. S'il faut pour cela enlever une obturation, fût-elle un amalgame, on l'enlèvera. En se conduisant avec ménagement, en protégeant la dent contre le choc avec un doigt de la main gauche, on arrivera à enlever une obturation volumineuse, à trépaner sans trop de douleur une dent non cariée mais dont la pulpe est mortifiée. Après cette opération, on sera heureux de constater une amélioration subite, considérable, inespérée par le malade.

Il s'ensuit que, si dans les inflammations suraiguës le nettoyage de la cavité ne peut s'accomplir en entier dès la première séance, on doit pourtant faire assez pour dégager l'entrée des canaux, et ouvrir une porte de sortie aux liquides et aux gaz pathologiques. Il est presque toujours préférable de faire écouler les produits de décomposition par la cavité; du moment que le corps obstruant est enlevé, le gaz et le pus s'écoulent spontanément; en pressant sur la gencive, de bas en haut, on videra mieux l'alvéole. Dans les cas où le pus s'est collecté près du bord externe de la gencive (ce qu'on constate à la fluctuation de celle-ci, à son amincissement), il est indiqué de le faire écouler en perforant l'ampoule purulente. Le coup de bistouri est parfois assez douloureux; en badigeonnant auparavant la gencive avec une dissolution de cocaïne dans la teinture de cannabis indica, il passe presque inaperçu.

Dans le cas de suppuration, il est toujours préférable de se servir du bistouri pour ouvrir les collections. En faisant une ouverture suffisamment large et en pressant avec la pulpe du doigt de chaque côté de l'ouverture, on assure l'évacuation du pus encore mieux. On fait ensuite des lavages antiseptiques par l'ouverture.

Il ne faut pas tenir compte du préjugé populaire qu'on ne doit pas intervenir quand il y a fluxion. Plus notre intervention est hâtive, moins grand est le désordre ; si la suppuration est en formation, nous avons des chances de l'empêcher de se produire ; si elle existe, nous pouvons encore limiter ses ravages.

Les canaux et l'alvéole débarrassés des détritus de pulpe, d'ivoire ramolli, du sang, du pus, on doit empêcher le retour des accidents, en modifiant les parois infectées des canaux ; dans le cas où il y a désordres alvéolaires graves, l'intervention devra s'étendre plus loin et le médicament devra dépasser le foramen. Dans la plupart des cas, ceux des quatre premières catégories que nous avons établies, l'assainissement des canaux amène promptement celui de l'alvéole. La dent est vraiment la source infectieuse, c'est à elle qu'il faut s'attaquer, et sa désinfection a des conséquences presque immédiates. Une fois la cause supprimée, ou simplement atténuée, on voit s'amender d'une manière notable l'état local ; la périostite décroît, les sécrétions pathologiques se tarissent, les fistulettes gingivales se ferment et le retour à la santé s'affirme rapidement.

2° Stériliser, rendre aseptiques et saines les parties restantes de la dent. — Puisque le rôle pathogénique des micro-organismes ne nous semble pas douteux dans les caries pénétrantes, l'obligation de l'antisepsie en découle. Si, grâce à elle, les plus graves opérations sont devenues possibles, notre petite chirurgie n'en tire pas moins bénéfice. Par son application judicieuse, on fait avorter la complication, on empêche la récidive, on augmente la proportion des succès.

L'antisepsie est nécessaire pour toutes les opérations dans la bouche, même les plus insignifiantes ; elle est surtout impérieusement indiquée dans le traitement des dents mortes pour les raisons que nous avons données plus haut.

Avant d'aborder la matière médicale du traitement des dents sans pulpe, nous devons dire quelques mots des précautions à prendre pendant les manœuvres opératoires et surtout de la propreté des instruments et des agents de pansement. C'est là une condition de succès, d'antisepsie. La propreté minutieuse de la cavité, des instruments, des objets de pansement, s'impose à quiconque veut éviter les complications que déterminent l'apport et le développement des germes pathogènes.

Il ne suffit pas de mettre dans une cavité quelques gouttes d'acide phénique, d'une solution au sublimé, pour croire la dent à l'abri du microbe. L'antisepsie est une divinité plus exigeante qu'on ne satisfait pas à si bon compte. Nous ne pouvons espérer appliquer la méthode antiseptique avec toute la rigueur qu'y apportent certains chirurgiens; la multiplicité de nos instruments, leurs services constants, les nécessités de la clientèle, nous empêchent de stériliser d'une manière absolue tout notre arsenal. Nous ne pouvons avoir dans une étuve nos fraises et nos rugines, nous ne pouvons opérer les mains encore humides de la solution au sublimé; nos linges, notre coton, le caoutchouc de la digue peuvent servir, même chez les plus soigneux, de véhicules à des germes, et il n'y a guère de possibilité pratique d'assurer, comme dans les grandes opérations, une stérilisation à l'abri de tout reproche. Là, l'absolu est hors de notre portée; nous ne devons pas moins en approcher autant qu'il nous est possible, et faire que, par la netteté du champ opératoire, par celle des instruments, nous soyons dans les meilleures conditions réalisables.

La soustraction ou au moins la stérilisation des produits morbides assurée, il reste à empêcher leur reproduction, à consolider, à augmenter les premiers avantages obtenus. Ce résultat ne peut être atteint que par l'action modificatrice du médicament.

La thérapeutique de la carie du quatrième degré doit être surtout désinfectante et antiseptique, et, avant d'indiquer les médicaments, les formules qui nous semblent les plus appropriées à cette tâche, nous devons dire d'une manière générale à quelles préoccupations on doit obéir, quelles règles doivent guider la conduite.

Dans les caries compliquées, on lutte contre la putréfaction des tissus, conséquence de leur mortification, contre l'envahissement et la prolifération des micro-organismes.

La fétidité et la septicité ne sont pas en proportions égales, elles s'associent presque toujours; malgré cela elles peuvent exister en quantités réciproques variables, et l'odeur des détritus d'une dent cariée n'indique pas toujours son degré d'altération.

L'antisepsie, en chirurgie dentaire, se trouve dans des conditions assez différentes de celles de la grande chirurgie. Nous n'avons pas à craindre d'intoxication; les plaies que nous soignons étant peu étendues et n'absorbant que de petites quantités de médicaments, il faudrait de graves imprudences pour atteindre les doses toxiques. Nous avons, de par ce fait, une liberté d'allures interdite à la grande chirurgie. Par contre, il est très difficile d'assurer l'asepsie réelle et permanente des cavités des dents cariées, non seulement par suite des difficultés opératoires, du peu d'accessibilité de certaines parties infectées de la dent, mais encore par la nature du milieu même, favorable à l'apport, au séjour, à l'éclosion des germes.

On a distingué les désinfectants des antiseptiques : pour notre pratique, ils se confondent. Pourtant nous devons, dans certains cas, donner la préférence aux désinfectants, qui absorbent ou modifient chimiquement les gaz et les liquides provenant de la décomposition des tissus ; dans d'autres, aux antiseptiques purs, qui s'attaquent aux micro-organismes, en les frappant de mort, en créant un milieu défavorable à leur développement. Le rôle des premiers est surtout chimique, celui des seconds plutôt d'ordre vital.

Le dosage a pour notre pratique une importance majeure. Il est certain que l'acide phénique, la créosote, la résorcine, le permanganate de potasse, le chlorure de zinc concentrés, sont mortels pour le microbe; ils sont des antiseptiques éprouvés expérimentalement. S'ensuit-il que leur application puisse se faire à tout degré de concentration ? Non ; s'ils sont mortels pour le microbe, ils le sont aussi pour les tissus. La cellule saine ne peut vivre à leur contact, ils la mortifient en la brûlant, en lui enlevant quelques-uns de ses éléments essentiels. Cette mortification a des conséquences ultérieures : que ces parties mortifiées ne puissent s'éliminer et restent à l'état de cadavre dans l'intimité des tissus, et tôt ou tard elles donneront lieu à des accidents, à des phénomènes d'auto-infection.

La dent sans pulpe n'est pas un corps absolument inerte : on ne peut pas la stériliser sans tenir compte de sa texture anatomique, de ses rapports avec les tissus voisins, des conséquences ultimes de la désinfection.

Dans les caries du quatrième degré, il n'y a pas de tissu vivant à détruire, la mortification est déjà assez profonde et on doit éviter de l'étendre.

On peut donc diviser les antiseptiques en deux classes :

1° Les antiseptiques vrais, respectant la vitalité du tissu, n'ayant ni influence toxique sur l'organisme ni action caustique sur les tissus qu'ils touchent ; 2° les antiseptiques caustiques et toxiques qui, outre leur action microbicide, ont une action pernicieuse sur la vitalité générale ou locale.

Pour notre usage, nous devons préférer les premiers et nous pouvons dire : *les désinfectants, les antiseptiques ne doivent pas être caustiques,* sous peine d'aller contre leur but : ils tueraient les microbes actuels à la vérité, mais en créant un terrain favorable pour les microbes futurs.

Le contact direct des antiseptiques et des micro-organismes influe sur la vitalité de ceux-ci. Mais ce contact direct n'est pas toujours facile à obtenir quand les parties souillées gisent dans l'intimité même du tissu et dans les parties éloignées ou peu accessibles. Quand même on obtient l'assainissement du canal sur toute sa longueur, avec les produits non volatils, il n'est pas certain que les anfractuosités, les lacunes existant latéralement, soient également désinfectées; cela peut déterminer un retour des accidents. De plus, dans les caries du quatrième degré, l'alvéole est bien souvent malade et, comme les liquides l'atteignent plus difficilement, il s'ensuit qu'il ne subit que peu l'action médicatrice quand ceux-là sont seuls employés. On doit aussi reconnaître que les médicaments en solution ont une action immédiate, énergique, mais que trop souvent elle est de courte durée. Dans les cas bénins, heureux, cela est suffisant, mais dans les cas graves, à désordres étendus et profonds, ils sont sans efficacité; leur localisation immédiate et le peu de continuité de leur action les rendent impropres à ramener la santé du tissu.

Le médicament volatil est supérieur, il agit à distance et d'une façon continue. Les parties malades s'en imprègnent lentement et subissent des modifications changeant la nature du terrain et créant un milieu aseptique. Il en résulte que les essences peuvent, encore plus que les médicaments solubles, servir d'antiseptiques vrais, c'est-à-dire non caustiques et non toxiques.

La stérilisation des cavités cariées n'est pas la seule indication thérapeutique dans les caries compliquées. On doit lutter contre l'état catarrhal de l'alvéole, contre l'hyperplasie du périoste; les essences, de par leurs propriétés stimulantes et anti-catarrhales, conviennent parfaitement pour obtenir ces résultats. Si, en plus, elles sont antiseptiques, elles deviennent des mieux indiquées pour contribuer à ramener la dent et son entourage à l'état de santé.

M. Chamberland a expérimenté la chaleur antiseptique des essences sur la bactéridie charbonneuse, il les a comparées entre elles et avec des antiseptiques éprouvés : l'acide phénique, le bichlorure de mercure, etc., et il est arrivé aux conclusions suivantes :

« Les essences qui sont le plus antiseptiques à l'état de vapeur et en solution sont : la cannelle de Ceylan, la cannelle de Chine et l'Origan. L'essence de girofle est assez énergique en solution ; à l'état de vapeur elle n'est pas stérilisante. L'acide thymique expérimenté à 1/600, à 1/1100, à 1/2200 s'est montré plus actif que l'acide borique, le chlorure de zinc, le sulfate de cuivre et l'acide phénique ; seul, le bichlorure de mercure a une puissance germicide supérieure. La cannelle de Chine à la dilution 1/1100 est plus énergique que l'acide borique. » (Chamberland, *Les essences au point de vue de leurs propriétés antiseptiques*, *Annales de l'Institut Pasteur*, avril 1887, p. 153.)

On voit que les essences peuvent figurer à un bon rang parmi les antiseptiques : leurs autres qualités étant admises, il s'ensuit qu'à valeur antiseptique égale nous devons les préférer à leurs analogues non volatils. On invoquera que, dans la bouche, il n'est pas possible d'utiliser les essences à émanations désagréables ; mais nombre d'essences ne le sont pas. En tout cas, si on recouvre de gutta-percha, l'odeur filtre peu, elle se répand dans les canaux et l'alvéole, sans se diffuser dans la cavité buccale.

La désinfection ne se produit pas seulement par l'action des agents chimiques, mais encore par des modificateurs d'ordre physique, par des manœuvres opératoires. Nous avons déjà dit quelques mots de la propreté : la sécheresse, la chaleur, l'isolement, concourent au même but.

La sécheresse. La sécheresse est une condition essentielle d'antisepsie. Le microbe prolifère aisément dans un milieu humide. On a remarqué que le vaccin sec était moins actif. Les germes paludéens se revivifient sous l'action de l'humidité. La salive mixte n'est pas un liquide stérilisé ; au contraire, elle contient des microbes variés, et son contact développe non seulement des germes préexistants, mais encore ensemence les tissus désorganisés que renferment les cavités des dents dévitalisées. Il s'ensuit que toutes les autres précautions seraient illusoires, si on laissait arriver la salive sur le point à opérer.

La pose de la digue concourt donc à l'antisepsie en entravant l'évolution des germes pathogènes que la cavité renferme, en empêchant l'ensemencement des canaux et de l'alvéole.

La chaleur. Le feu purifie tout, à ce que l'on dit : cela explique le rôle antiseptique de la chaleur.

Moins encore que la cellule normale, les microorganismes ne peuvent subir une température élevée.

Quelques expériences sur le virus vaccinal nous fournissent des données à cet égard. En maintenant pendant trois heures le vaccin à 49°, on le rend non virulent; si l'on réduit le temps, et qu'on veuille obtenir la stérilisation en trente minutes, il faut atteindre 64°,5.

La bactérie d'eau d'égout est tuée à 60°. Les spores résistent mieux que la bactérie elle-même, et d'après

Miquel, une chaleur de 80° est nécessaire pour leur enlever toute vitalité.

Les différentes variétés de microbes résistent inégalement. Le bacillus subtilis n'est tué que par la température de 105° ; certaines spores résistent à la température de 104° maintenue pendant deux heures.

La chaleur réitérée semble avoir une action beaucoup plus active, et les applications répétées stérilisent définitivement. Cela s'explique : une première application diminue la vitalité du microbe, la seconde la supprime.

Collin et Pasteur fixent à 100° et 110° la chaleur que doivent atteindre les étuves à désinfection. Cette température est celle que donne la poire à air chaud juste en face de la canule, quand celle-ci a été rougie. A quelque distance, cette température est beaucoup plus faible. A quel degré chauffe-t-elle les parties profondes du canal? Je ne saurais le dire. De plus, cette chaleur est très instable et elle s'abaisse subitement. La poire à chaud est donc un instrument imparfait. Une tige incandescente portée dans le canal, répondrait mieux au but ; elle étend son action plus loin, elle agit avec plus de précision.

Un dentiste américain, M. Rogers, a préconisé l'obturation immédiate après l'application de la sonde rougie. M. Godon a cherché à perfectionner le galvano-cautère pour cet usage.

L'air comprimé fourni par une usine centrale, l'appareil de M. Bing, qui combinent la compression et l'élévation de température, répondent mieux au but à atteindre.

L'injecteur électrique à air chaud de M. Brasseur, la

poire de M. Barbe, celle de M. Telschow (Voir figures 68 et 69) sont les meilleurs instruments pour l'application de l'air chaud.

Quel que soit le mode d'administration, l'air chaud est un de nos meilleurs moyens d'antisepsie.

Associée à des substances antiseptiques, la chaleur augmente leur puissance, et les températures relativement élevées, dont j'ai parlé tout à l'heure, deviennent superflues, si l'antisepsie a été commencée par les agents chimiques.

Le froid est un moyen d'antisepsie inapplicable dans la cavité buccale.

L'isolement. Nous avons déjà insisté à propos des caries des deuxième et troisième degrés sur les avantages du pansement occlusif; qu'il nous soit permis d'y revenir encore à ce chapitre. Si pour ces genres de caries il avait sa raison d'être, pour les dents à pulpe morte c'est une condition indispensable de traitement rapide et heureux. Non seulement la sécheresse doit être maintenue pendant les manœuvres opératoires, mais encore après, sans quoi, l'inconvénient n'aurait été qu'écarté. On dira : mais le pansement antiseptique empêche la fermentation; je répondrai qu'il ne l'empêche pas longtemps, et au delà de 48 heures, quelquefois avant, les agents de pansement perdent de leur vertu médicatrice pour devenir des agents d'infection; la salive dilue le médicament, abaisse sa puissance active, les détritus alimentaires qui pénètrent le coton, le milieu chaud et humide, suffisent à donner au pansement imbibé de teinture résineuse toutes les qualités d'un bouillon de culture, et à produire cette odeur *sui generis* que nous connaissons tous. Si, par malheur, le patient a tardé à venir nous revoir, et si, au lieu de 48 heures, le coton est resté dans la cavité, six, huit jours, il devient absolument infect. Les micro-organismes s'y épanouissent comme dans un champ fait pour eux, et si la septicité de la cavité n'existait pas auparavant, on peut être sûr que le pansement l'a créée.

Combien de fois, à l'époque où je recouvrais le pansement actif d'un autre pansement imbibé de teinture résineuse, ne m'est-il pas arrivé de voir que des dents en bonne voie de guérison subissaient tout d'un coup, à la suite d'un séjour prolongé du pansement, une recrudescence d'infection, et, par suite, une poussée de périostite ?

L'occlusion permet de diminuer le nombre des pansements en les espaçant. On a discuté, en chirurgie générale, si le pansement rare était supérieur au pansement fréquent. Le même problème se dresse devant nous. La supériorité du premier est évidente : il diminue le traumatisme opératoire, ainsi que les chances d'infection. Pourquoi renouveler un pansement? Parce que son effet est usé, parce que la dilution, l'absorption l'ont fait disparaître, parce que, au contact des produits morbides, il s'est altéré. Il en est moins promptement ainsi, si la cavité qui le contient est bien close. Que le tissu malade reste seul en présence du modificateur thérapeutique, sans qu'une influence opposée diminue sa puissance médicatrice, et le renouvellement fréquent du pansement est superflu. Dans la carie du quatrième degré, le traumatisme opératoire qui suit le pansement est souvent préjudiciable, et nous devons nous borner au strict nécessaire.

L'occlusion parfaite de la cavité a encore d'autres avantages : elle empêche le médicament de fuser au dehors, elle supprime ou diminue de beaucoup l'incommodité de son odeur ; et si l'on emploie des produits volatils, notamment l'iodoforme, cela n'est pas sans valeur ; elle économise le temps du patient et celui du praticien.

Il y a quelques contre-indications au bouchage hermétique des cavités, je les ferai connaître ultérieurement.

Le pansement ouaté est pour nous un pansement insuffisant, et nous devons l'abandonner, au moins pour les caries pénétrantes ; nous devons lui substituer le pansement réellement imperméable et occlusif ; je n'en connais pas de meilleur que celui à la gutta-percha.

On objectera que c'est là une complication opératoire ; je répondrai que non, pour un dentiste bien outillé. L'obturation provisoire peut être faite rapidement et économiquement. Après m'être convaincu par de nombreux succès de l'avantage de l'obturation provisoire, j'ai cherché à simplifier les moyens pour la pratiquer. Ils sont à la portée de tous : une lampe à gaz, l'appareil de Flagg sur la tablette ou à proximité, quelques fouloirs destinés à être chauffés, cela suffit pour porter et fouler aisément la gutta-percha. Ainsi faite, l'obturation provisoire ne demande pas plus de temps que la préparation et la mise en place d'une boulette de ouate.

On a objecté à ce mode de pansement le coût de la matière obturatrice. Si vraiment l'effet thérapeutique est supérieur, cette considération est accessoire; mais ce surcroît de dépenses n'existe pas car il n'est pas besoin d'utiliser dans ce cas les guttas blanches, qui sont d'un prix élevé, la gutta rose à empreintes, certaines marques spéciales sont d'un coût insignifiant. On peut encore l'abaisser en faisant sa gutta soi-même comme je l'ai déjà indiqué.

Le pansement occlusif isole, sépare la cavité de son milieu septique ; il laisse les parties malades en contact avec le modificateur thérapeutique, sans action intercurrente nuisible. Que le médicament soit judicieusement choisi, opportunément appliqué et le retour à la santé sera promptement obtenu, même dans des cas relativement graves.

En résumé l'obturation provisoire simplifie le traitement, tout en augmentant la proportion des succès.

Tous les agents de la médication désinfectante et antiseptique peuvent être mis à contribution pour l'assainissement des canaux et de l'alvéole. Pourtant certains d'entre eux conviennent principalement à cette tâche. Les irrigations, les lavages à l'aide des mèches, les pansements à demeure sont les trois formes d'administration des médicaments par l'ouverture de la carie.

Irrigations. Nous avons déjà insisté sur les avantages des irrigations pour enlever, dès la première séance, le tissu décomposé et les produits pathologiques provenant de la dent elle-même ou de l'alvéole. Il est bon de les recommencer aux séances ultérieures.

Si un exsudat inflammatoire a envahi les canaux

l'irrigation, mieux que tout autre moyen, le fait disparaître. La mèche, employée en premier lieu, pourrait porter dans les parties profondes une parcelle infectée, tandis que l'irrigation entraîne au dehors, ou au moins diminue la puissance nocive de ce qu'elle laisse en place.

Les liquides d'irrigation ne doivent pas être caustiques, et les solutions à dosage antiseptique, ou détersif tout au plus, doivent être préférées.

Les sels de mercure laissent un goût si nauséeux qu'il n'est guère possible de les utiliser sous cette forme. L'eau oxygénée est très bien supportée, — malgré son goût fade, — elle peut servir pure ou diluée dans deux, trois ou quatre fois son volume d'eau ordinaire.

Sa grande valeur antiseptique, son action blanchissante sur la dentine, ses qualités de stimulant local en font le liquide d'irrigation par excellence. A son défaut, du chlorure de zinc, de l'hydrate de chloral, du permanganate de potasse, de la teinture d'iode à 1 pour 0 0, des dilutions aqueuses de solutions alcooliques d'acide thymique, d'eucalyptol, de mentol, d'acide phénique, de résorcine, l'eau chloroformée, une solution d'acide borique pourraient lui servir de substituants.

Mèches médicamenteuses ne restant pas à demeure dans le canal. Elles peuvent porter des médicaments plus concentrés que les liquides d'irrigation, alors les dissolutions dans l'eau peuvent être remplacées par les alcoolées. Même pour les médicaments appliqués extemporanément, les escharotiques ne doivent servir que s'il reste du tissu à dissoudre. Si l'on ne poursuit que la désinfection et l'antisepsie, on n'emploiera les topiques qu'à dose détersive ou très légèrement caustique. Le bichlorure hydrargyrique et l'acide thymique dissous dans l'alcool sont les agents les plus efficaces sous cette forme.

Nous les associons ainsi :

Bichlorure de mercure..............	0 gr. 2
Acide thymique......................	0 gr. 2
Alcool à 60°........................	30 gr.

L'eau oxygénée, une solution alcoolique d'acide phénique, de créosote, d'iodol, de naphtaline, de menthol, une solution aqueuse de permanganate de potasse, de chlorure de zinc, d'hydrate de chloral, l'eucalyptol pourraient servir de la même manière. Ces mèches doivent s'introduire et se retirer aisément, on doit réitérer leur application jusqu'à ce qu'elles reviennent sans souillure; autrement le pansement à demeure pourrait provoquer de l'inflammation. Elles doivent, surtout les premières, être de petit diamètre, afin d'éviter le refoulement des produits de décomposition au delà de l'apex. Pour la même raison, les mouvements de torsion et de vis doivent toujours être faits en retirant la mèche, jamais en la poussant. On évitera de dépasser l'apex et de blesser le périoste dans les manœuvres opératoires. Pendant l'introduction des mèches, on se protège contre l'invasion de la salive. Avant le placement du pansement à demeure, on irriguera d'air chaud à plusieurs reprises, tant pour faire évaporer l'alcool que pour augmenter l'action antiseptique.

Pansements à demeure dans les canaux. Les pansements à demeure doivent être d'une composition différente des liquides d'irrigations et des mèches détersives.

Pour les raisons données plus haut, nous pensons que le pansement à demeure doit avoir une action lente, persistante, qu'il doit être un médicament d'épargne, agissant par la mise en liberté continue de ses vertus modificatrices et non en quantités massives ; il doit imprégner le tissu comme la maladie l'avait fait elle-même, sans déterminer, sur les points d'application, ou dans leur voisinage, des centres de mortification. Les antiseptiques, les désinfectants, les absorbants, etc. sont appropriés à ce rôle. Parmi les agents de la médication désinfectante et substitutrice, nous donnons une large place aux médicaments volatils, l'acide thymique, le menthol, l'essence de girofle, l'eucalyptol, l'iodoforme.

Après de nombreux essais, le composé que nous employons le plus fréquemment est celui-ci :

Acide thymique	0 gr. 2
Bichlorure de mercure	0 gr. 1
Alcool	1 gr.

Laisser dissoudre.

Puis ajouter :

Essence de girofle	1 gr.
Oxyde de zinc	0 gr. 5
Essence de menthe	3 gouttes

Pour les dents antérieures on prépare la même formule en excluant le bichlorure de mercure.

L'essence de girofle iodoformée est aussi un pansement à demeure excellent, elle est moins énergique que le pansement ci-dessus et ne pourrait servir que dans la période de déclin.

Essence de girofle	2 gr.
Iodoforme	0 gr. 5
Essence de menthe......................	3 gouttes

Le charbon est un bon désinfectant mais d'application difficile à l'état sec ; si on l'associe à un liquide il perd de ses vertus, nous le jugeons de beaucoup inférieur à l'oxyde de zinc qui, soit comme auxiliaire, soit comme médicament principal, assure les meilleurs résultats. Les canaux les plus fétides sont rapidement désodorisés et assainis à son contact et nous croyons qu'il mérite l'emploi général dans les dents cariées au quatrième degré.

Les pansements ne doivent être réitérés que quelquefois, trois ou quatre au plus. Si l'infection ne cédait pas à ces applications, c'est qu'elle dépendrait d'une cause essentielle, dégénérescence hypertrophique, tumeur du périoste, présence d'un corps étranger dans l'alvéole : tire-nerf, sonde cassée, débris de mèche, résorption de la racine, désordres osseux étendus, profonds. Ce pansement doit toujours être recouvert de gutta-percha, il peut rester en place plusieurs jours et même dans la période de déclin, une ou plusieurs semaines, sous un tampon de teinture résineuse ; l'huile de girofle iodoformée dégagerait une odeur désagréable et, à défaut d'autres raisons, le pansement occlusif est nécessaire.

La tolérance au bouchage hermétique doit toujours être surveillée principalement au début et, en cas de susceptibilité du périoste, se trahissant par la moindre douleur à la percussion, on enlèverait le pansement pour 24 ou 48 heures au plus en obstruant l'entrée des canaux par une mèche peu serrée imbibée de teinture d'iode. On recommandera au malade de ne pas laisser se corrompre la mèche dans la cavité et de la renouveler deux fois par jour; un liquide alcoolique quelconque peut remplacer la mèche iodée, l'important est que le coton ne s'infecte pas et qu'il ne soit pas trop serré.

On ne doit jamais laisser s'aggraver une périostite se produisant pendant le traitement d'une dent morte. Combattue au début, elle ne laissera pas de traces et ne donnera pas lieu à des récidives. Après une faible poussée inflammatoire jugulée, il est opportun de faire le pansement occlusif, et, à moins de désordre profond, inaperçu tout d'abord, l'intolérance du périoste ne se reproduit plus.

Toutes ces indications sont données pour des caries de la deuxième classe, celles où il n'y a pas de désordre de voisinage, à l'état aigu, ou chronique intense et où l'on combat seulement l'infection des canaux.

Lorsqu'il y a abcès alvéolaire, périostite chronique grave, nous débutons par un pansement ouvert. Les facilités accordées à l'écoulement du pus et des gaz, et la désinfection de la cavité permettent l'obturation provisoire, dès la seconde séance.

Le meilleur agent de pansement est encore la pâte à l'oxyde de zinc, dont nous avons donné plus haut la formule.

Quand il y a plusieurs caries compliquées à soigner

dans la même bouche, nous faisons revenir nos malades tous les deux jours afin de pouvoir observer les effets du traitement sur la dent ou les dents récemment obturées provisoirement, mais, à moins de nécessité, nous ne renouvelons le pansement que la semaine suivante. Quand l'odeur n'est presque plus perceptible, on consolide le résultat obtenu en laissant pendant quelques jours une mèche portant de l'huile de girofle iodoformée. Cette mèche pourrait rester plusieurs semaines sans inconvénient, la preuve de la guérison définitive n'en sera que mieux établie.

Ainsi donc, quelles que soient les caries, cas simples ou compliqués, le quatrième degré est plus sûrement et plus rapidement traité par l'obturation provisoire ; immédiate, dans les cas simples, prématurée dans les cas compliqués. Il est évident que cette obturation doit être précédée d'une désinfection mécanique et chimique minutieuse, autrement on aurait une poussée inflammatoire.

Les preuves de l'assainissement de la dent sont : 1° l'absence d'odeur pathologique des mèches ayant séjourné dans le canal plusieurs jours et même plusieurs semaines; l'odeur médicamenteuse doit seule être perçue; 2° la sécheresse et la netteté de ces mèches; 3° la solidité de la dent au choc. Ce dernier signe est un de nos meilleurs éléments d'appréciation. Le retour à la solidité des attaches alvéolaires marche généralement de pair avec la désinfection de la dent et de l'alvéole.

Lorsqu'il y a eu inflammation chronique, la mobilité peut, quoique amoindrie, subsister après désinfection, et cela doit faire soupçonner l'existence d'une tumeur du périoste.

Tout récemment, des dentistes distingués se sont faits les avocats de l'obturation définitive en une séance. A leurs yeux, la carie du quatrième degré peut, après la désinfection immédiate, être traitée comme une carie non pénétrante.

Il nous semble que c'est là une pratique un peu hasardée. Nous avons dit plus haut, en nous appuyant sur l'anatomie pathologique, qu'il y avait de grandes différences entre les caries du quatrième degré ; aussi, en traitant toutes les dents mortes de même, fait-on trop bon marché des indications rationnelles. Dans les statistiques publiées, des affections diverses sont groupées pêle-mêle, ce qui leur enlève une grande partie de leur valeur. Il serait donc au moins nécessaire qu'elles ne continssent que des cas de même catégorie, pour que leurs conclusions levassent tous les doutes. Après la désinfection mécanique et chimique, l'intolérance au bouchage hermétique est rare, quand le désordre est limité, comme dans les trois premières classes indiquées plus haut, nous le reconnaissons, mais il n'en est pas moins vrai que dans quelques cas elle se manifeste, et nous pensons qu'il est préférable de différer l'obturation définitive, plutôt que de courir le risque d'être, à la suite d'une rechute, obligé de l'enlever. La santé de la dent et la réputation du praticien n'ont qu'à y gagner. Dans nombre de cas on n'a pas d'intolérance du côté du périoste, mais cela n'empêche pas que la première, et quelquefois la seconde mèche, laissées à demeure, n'aient encore une odeur pathologique, et cela est à l'appui de la réitération du pansement. Nous ne pensons pas que l'obturation des canaux par l'oxychlorure de zinc, conseillée par les défenseurs de l'obturation immédiate, soit plus efficace, plus énergique que les antiseptiques et les désinfectants que nous employons. L'hypothèse la plus favorable est donc que le désordre n'est pas assez grave pour donner lieu à un retour immédiat ou à brève échéance des accidents inflammatoires et infectieux, soit. Mais on ne peut en inférer que l'occlusion ait supprimé entièrement l'infection préexistante, et on doit redouter que cela ait des conséquences fâcheuses ultérieurement.

Une dent à pulpe morte est une dent à vitalité diminuée ; elle peut rester de longues années encore dans le maxillaire, si une thérapeutique judicieuse a été suivie, mais on conviendra qu'il vaut mieux dans ces cas épargner des expériences, et que, en l'espèce, deux, trois et même quatre pansements de plus sont chose secondaire.

L'obturation immédiate et définitive dans l'état actuel de la science ne pourrait se généraliser que s'il était péremptoirement prouvé qu'elle assure un plus grand nombre de succès définitifs que l'obturation provisoire. Il n'en est pas ainsi, et les statistiques les plus favorables parlent de 2 à 3 pour 100 d'accidents graves immédiats, d'un nombre égal de périostites consécutives.

La méthode que nous préconisons a des résultats plus heureux, cela se comprend : elle a tous les avantages de la première ; elle rend impossible l'infection d'origine externe, tout en créant une soupape de sûreté, tout en rendant possible l'action médicamenteuse prolongée.

Dans notre pratique les insuccès pour cette classe de caries sont inférieurs à 4 ou 5 pour 1.000.

On peut dire que, quand il n'y a pas néoplasme à la pointe de la racine, quand il n'y a pas infection profonde invétérée, pas d'altérations anatomiques essentielles, la carie du quatrième degré, traitée comme nous l'indiquons, ne donne que peu de déboires.

L'obturation prématurée est donc une condition de traitement heureux, de traitement rapide, mais nous estimons que cette obturation doit pouvoir être suspendue, que les modificateurs thérapeutiques doivent pouvoir être renouvelés, sans que pour cela il soit nécessaire d'enlever une aurification, un amalgame, ou même un ciment. Cette pratique a aussi pour elle des raisons extra-thérapeutiques. En art dentaire encore plus qu'en médecine, les malades ne comptent pas les succès, ils ignorent à quels efforts est due leur guérison, mais ce qu'ils connaissent bien — et cela mieux que personne — c'est l'insuccès, et il vaut toujours mieux l'éviter, même au prix d'un travail supplémentaire.

3° Combattre les désordres du voisinage concomitants. — Les complications de la carie du quatrième degré ont été mentionnées à l'anatomie pathologique. Leur traitement dépend en grande partie de l'assainissement de la dent, et accessoirement du traitement de la complication proprement dite. Ne s'attaquer qu'à cette dernière serait faire de la médication symptomatique, et on n'en obtiendrait que des effets palliatifs et passagers.

L'obturation sans désinfection produit bien plus que

la carie abandonnée à elle-même la rétention des produits pathologiques, de là les kystes radiculaires et les hyperplasies rebelles qui font échouer le traitement.

Les désordres résultant de la maladie sont toujours moins graves que ceux produits par un traitement mal fait, et les dents pour lesquelles on doit être sur ses gardes sont celles qui ont été soignées par des confrères ignorants ou négligents.

Ce serait se condamner à des redites que de parler ici du traitement de la dent par l'ouverture de la cavité cariée. Cela a été fait précédemment. Qu'il nous suffise de dire que c'est l'essentiel ; l'évacuation de la neutralisation des produits pathologiques collectés dans les canaux et l'alvéole ont toujours des effets heureux, immédiats et éloignés sur le désordre consécutif, et bien souvent ils suffisent seuls à mener le retour à la guérison. Il n'en est pas moins nécessaire dans quelques cas, lorsqu'il y a complication aiguë actuelle ou altération chronique, particulièrement quand elle est grave, étendue, d'agir à la fois sur la dent et sur son entourage ; exceptionnellement la médication générale doit être mise à contribution.

Périostite subaigue. — périostite aigue. — La poussée de périostite subaiguë qui succède au traumatisme opératoire, à l'obturation prématurée, est toujours amendée par un ou plusieurs badigeonnages sur la gencive le long du trajet de la racine, avec de la teinture d'iode. L'addition de teinture d'aconit n'ajoute pas beaucoup à l'effet du mélange, par suite des petites quantités employées et du peu d'étendue de la surface d'absorption. Si l'on veut obtenir les effets sédatifs et anti-névralgiques de l'aconit, il faut employer un mélange de teinture d'iode et de teinture d'aconitine ou de teinture de napelline.

TEINTURE D'ACONITINE

Aconitine cristallisée................	0 gr. 05
Alcool à 80°..........................	30 gr.

TEINTURE DE NAPELLINE

Napelline.............................	0 gr. 10
Alcool à 80°..........................	30 gr.

Mélanger l'une ou l'autre de ces teintures, de préférence la seconde avec quantité égale de teinture d'iode.

Le mélange ne se fera que par fractions de cinq grammes. *Cette formule est pour l'usage exclusif du praticien et ne doit jamais être confiée au malade.*

Une ou deux applications de l'un des mélanges indiqués plus haut suffisent dans les cas légers. Lorsqu'il y a tendance à la formation du pus, et qu'on a les signes avant-coureurs de la périostite aiguë, on fera badigeonner les gencives toutes les deux heures avec de la teinture d'iode seule ou mélangée avec de la teinture de napelline.

Teinture d'iode.....................	6 grammes.
Teinture de napelline...............	3 —

Si l'amélioration ne se produisait pas après six ou huit applications, il faudrait les suspendre.

On n'oubliera pas que la teinture d'iode ancienne devient plus caustique par l'évaporation de son alcool et par la formation d'acide iodhydrique ; il est donc bon d'avoir toujours de la teinture d'iode récemment préparée, afin de ne pas amener une desquamation trop profonde du tissu gingival.

La pointe de feu est un excellent moyen de révulsion dans la périostite chronique ; pour la périostite subaiguë et aiguë on n'y aura pas recours.

Dans la périostite aiguë la congestion peut encore être combattue par des scarifications ; elles devront être assez profondes pour atteindre leur but, car, superficielles, elles augmenteraient l'inflammation au lieu de l'atténuer.

L'application d'une sangsue est un moyen très efficace d'antiphlogose, il soustrait plus de sang à la région : sur la gencive de 8 à 15 grammes.

Mode d'application des sangsues sur la gencive. Les sangsues de force moyenne sont préférables. La région sera au préalable soigneusement lavée à l'eau tiède afin d'être débarrassée des mucosités, du pus et des médicaments dont la présence empêche la sangsue de prendre. Le meilleur moyen pour porter une sangsue dans le sillon gingivo-labial ou gingivo-jugual consiste à l'introduire dans un tube de verre en forme appropriée.

La sangsue placée dans le tube est mise en contact avec la gencive en faisant adhérer l'extrémité du verre sur le point le plus congestionné. Au besoin on la pousse vers cette extrémité avec le manche d'un instrument.

La sangsue s'amorce généralement d'elle-même sur les muqueuses ; au besoin on piquerait tout d'abord légèrement la gencive pour la faire mordre.

Le tube sera maintenu en place jusqu'à la fin de l'opération, afin d'éviter la migration de la sangsue dans la bouche et sa chute dans le pharynx, quinze minutes suffisent largement pour obtenir l'effet désiré. Si la sangsue ne se détache pas d'elle-même, on ne l'arrachera pas ; afin d'éviter une déchirure fâcheuse, on appliquera au point mordu un peu d'eau salée, d'eau vinaigrée ou même un peu de tabac, pour provoquer le détachement.

La sangsue retirée, la plaie saigne encore quelques minutes mais cela n'a pas d'inconvénients. Si par suite de disposition particulière du malade, l'hémorragie persistait d'une manière alarmante, on emploierait les hémostatiques indiqués. Si une sangsue s'engageait dans la cavité buccale et surtout dans le pharynx, il faudrait faire boire abondamment de l'eau salée, de l'eau vinaigrée, du vin. Si l'animal avait pénétré dans l'estomac, les vomitifs seraient employés, mais alors le concours du médecin est nécessaire.

M. Chauvin a employé avec succès l'injection sous-gingivale de cocaïne contre les douleurs aiguës consécutives à l'inflammation du périoste. Elles seront faites comme pour l'extraction des dents mais à dose moindre : 0 gr. 02 au plus.

L'injection de morphine aurait aussi une action calmante et analgésique :

Chlorhydrate de morphine.........	0 gr. 02
Alcool............................	0 gr. 05
Eau distillée......................	1 gr.

pour deux injections d'une demi-seringue chacune à six heures de distance.

SOLUTION DE MORPHINE ET HYDRATE DE CHLORAL (VIDAL)

Eau distillée.....................	1 gr. 00
Chlorhydrate de morphine........	0 gr. 01
Hydrate de chloral...............	0 gr. 02

pour une injection.

L'application prolongée d'émollients sous forme de fomentation de chlorate de potasse avec alcoolé d'opium atténuerait des douleurs très intenses, dans le cas où l'œdème empêcherait l'application de topiques.

On défendra l'usage de cataplasmes sur la joue, ils ramollissent les tissus et favorisent l'écoulement du pus au tégument externe et beaucoup de fistules cutanées en ont résulté. Les applications de pommades résolutives ne sont guère plus heureuses : l'emplâtre de Vigo pourrait donner lieu à une stomatite mercurielle.

L'emploi des *capsicum bags* est un moyen plus énergique de révulsion que les badigeonnages de teinture d'iode. Les *capsicum bags* consistent en de petits sacs de toile fine contenant du poivre de Cayenne en poudre, destinés à être appliqués sur la gencive vis-à-vis la pointe de la racine. On doit les laisser en place d'une à plusieurs heures. Les *capsicum bags* agissent localement en excitant la circulation locale et aussi, croyons-nous, en faisant de la dérivation éloignée par action sur l'estomac.

Dans les périostites commençantes ils rendent de très grands services. Ils sont également utiles lors de la formation des abcès alvéolaires en favorisant l'issue du pus vers la gencive. Ils sont dus à Flagg.

On peut, au lieu de sacs, faire de petits emplâtres avec des disques de peau de chamois, grands comme une pièce de 20 centimes. Le petit morceau du cuir est trempé dans de la teinture de capsicum avec une solution à 10 0/0 de solution de cantharides.

Voici une autre formule de sachet résolutif et sédatif due à Garretson.

Acétate de plomb..................	0 gr. 5
Teinture d'opium..................	0 gr. 5
Eau....................................	5 gr.

En imbiber une petite rondelle d'amadou, exprimer l'excès du liquide, placer entre la gencive et la joue vis-à-vis la dent malade.

Les dentistes américains emploient souvent la dérivation intestinale comme moyen adjuvant. Un bain de pieds peut avoir des effets heureux.

Le traitement local suffit presque toujours pour combattre la périostite, même suraiguë ; pourtant dans certains cas, la médication générale doit être mise à contribution, elle ne sera ordonnée qu'avec le concours du médecin.

L'hydrate de chloral, et surtout l'antipyrine, sont les meilleurs adjuvants du traitement local.

POTION A L'HYDRATE DE CHLORAL

Hydrate de chloral..................	2 gr.
Sirop de groseilles..................	25 gr.
Eau	25 gr.

à prendre en deux fois.

POTION D'ANTIPYRINE

Antipyrine........................ 2 gr.
Limonade citrique.................. 60 gr.
(*Bouchut*).

à prendre en deux fois.

L'eau sucrée peut remplacer la limonade citrique, 1 gramme pour 1 verre d'eau.

La médication antiphlogistique et calmante ne doit pas faire perdre de vue que la rétention du pus est une cause aggravante. L'évacuer est une des conditions de l'amélioration. S'il se perçoit sous la gencive tuméfiée, un coup de bistouri sur l'ampoule purulente lui donnera une issue. Le galvano ou le thermo-cautère sont préférables à l'instrument tranchant. Ils peuvent être aussi employés dans le but de former une fistule gingivale quand on redoute l'ouverture de l'abcès à la peau (Andrieu).

L'antipyrine a une action immédiate des plus heureuses et, si un traitement local judicieux a été employé concurremment, elle assure la cessation des douleurs les plus intenses.

Périostite chronique. — Son traitement est exclusivement local. Comme pour l'inflammation franche, la guérison est subordonnée à l'assainissement de la dent et il suffit bien souvent d'un ou quelques pansements bien faits pour ramener à la santé une dent chancelante, douloureuse à la pression, avec abcès alvéolaire chronique, avec ou sans fistule gingivale.

Magitot, après Hullihen, s'est fait le défenseur d'un traitement palliatif consistant à pratiquer une perforation allant de la gencive à la cavité pulpaire, ou encore à laisser dans l'épaisseur de l'obturation un drain fait à l'aide d'une sonde laissée en place pendant le foulage de la matière obturatrice. (*Dent, in Diction. Encyclop. des Sc. Méd.* page 267.)

Le traitement des canaux, comme nous l'avons indiqué, dispense de ce mauvais expédient.

La trépanation a tout d'abord d'heureux effets, elle ouvre une issue aux gaz et aux liquides comprimés dans les canaux et la cavité alvéolaire, mais comme elle ne s'adresse pas à la cause initiale — l'infection de ces cavités, — comme elle n'a créé qu'un exutoire qui s'oblitère aisément, comme la trépanation a blessé la dent, le périoste et l'alvéole, comme le pus s'infiltre entre ces tissus, il s'ensuit une périostite chronique beaucoup plus rebelle que la périostite ordinaire, limitée au voisinage de l'apex. Si le drain qui succède à la trépanation est une porte de sortie pour les liquides septiques renfermés dans la dent et dans l'alvéole, il peut être aussi une porte d'entrée pour les micro-organismes du dehors et la contamination de l'alvéole peut en résulter.

Non seulement la dent peut être défavorablement influencée par ce traitement, mais encore le maxillaire.

La fistule gingivale spontanée est bien moins préjudiciable que la fistule artificielle. On guérit aisément des dents qui ont donné naissance à la première ; on échoue presque toujours quand on a pratiqué la seconde.

Des applications répétées de teinture d'iode, deux fois par jour, pendant plusieurs jours, puis interrompues, et réitérées quelque temps après, ont des effets heureux sur l'allure de la périostite chronique. Des pointes de feu faites une fois par semaine sont également avantageuses.

Lorsque le désordre alvéolaire est grave, ancien, avec hyperplasie ou néoplasme du périoste, comme dans notre cinquième subdivision et lorsque le traitement par le canal a échoué, ce qui doit être très rare, on peut modifier l'état de l'alvéole en portant les médicaments par une ouverture faite à la gencive vis-à-vis la pointe de la racine de l'alvéole. On pratique une perforation à l'aide d'un cautère Paquelin, ou même à l'aide du tour. L'action de celui-ci est plus douloureuse. Dans tous les cas, il est avantageux d'appliquer au préalable un peu de cocaïne sur la région. Par l'ouverture pratiquée on fait, à deux ou trois reprises au plus et avec un intervalle de quatre à cinq jours, des applications de chlorure de zinc pur. Le sel est maintenu dans la cavité pendant quelques minutes, en protégeant de son contact la lèvre et les parties voisines. Puis l'on prescrit au malade quatre à cinq fois par jour des irrigations à l'aide d'un liquide détersif.

1°	Teinture d'iode	1 gr.
	Acide phénique	2 —
	Iodure de potassium	1 —
	Alcool	20 —
	Eau	500 —

Ou :

2°	Chlorure de zinc	4 gr.
	Eau	500 gr.

La réaction inflammatoire provoquée par le chlorure de zinc pur est assez vive, il détermine une douleur pendant environ une heure après son application, mais cette douleur est modérée. La perforation de l'alvéole ne doit pas être pratiquée sur les vieillards, sur les diathésiques, diabétiques, tuberculeux, etc., car chez eux la réparation est trop lente et on risquerait de voir la plaie s'éterniser. L'ouverture de l'alvéole vers l'apex de la racine rend faciles les lavages détersifs

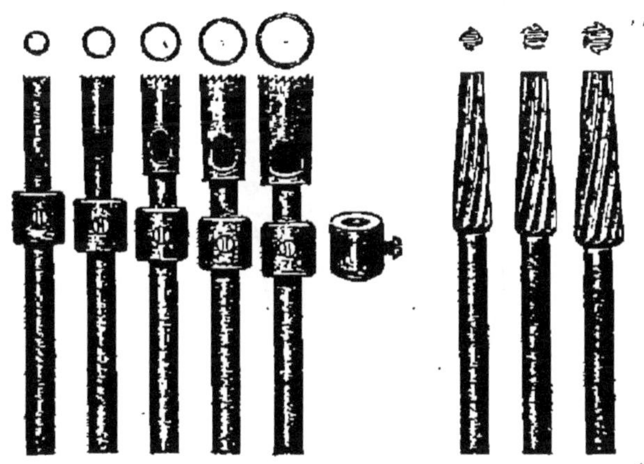

Fig. 51. — Trépans et alésoirs servant à la trépanation de l'alvéole et à la résection radiculaire. Les trépans servent également à extraire les pivots cassés dans les racines.

introduits par la cavité cariée, ils ressortent par la gencive en assainissant l'alvéole d'une manière plus parfaite qu'il ne serait possible de l'obtenir sans elle.

Cette petite opération est après tout moins grave et moins douloureuse que celle de la greffe. Pratiquée avec opportunité, elle donne d'excellents résultats. Dans les cas désespérés, nous la recommandons avec confiance.

On a été plus loin et M. Martin a conseillé la résection de l'apex, la dent en place. Un trépan monté sur le tour (voir figure 51) résèque le bord externe de l'alvéole et la pointe de la racine. Cette opération est assez douloureuse, elle serait plus supportable en appliquant à plusieurs reprises de la cocaïne. M. Martin pratique l'excision de la racine, le malade étant anesthésié par le protoxyde d'azote sous pression. Nous pensons qu'on peut guérir la périostite chronique et même favoriser la résorption des kystes des racines sans avoir recours à ce moyen héroïque.

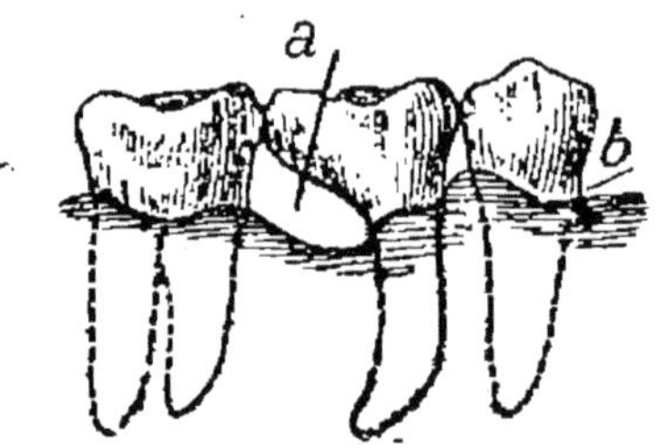

Fig. 52. — Première molaire avec racine postérieure amputée. a. Racine manquante, b Ligne de gencive, la rétraction est indiquée (d'après Black).

Amputation de l'une des racines. Black recommande l'amputation de la racine malade sur les dents multiradiculaires pour tenter la conservation du reste de la dent. Pour cela on perce une série de trous sur la même rangée, à la hauteur de la bifurcation des racines (avec un foret fin), puis on les réunit de manière à avoir une ligne de section. Cette opération n'est applicable que s'il y a résorption alvéolaire vis-à-vis la racine à amputer, et si l'on soupçonne que le néoplasme est localisé à cette racine. Il va de soi que de semblables opérations ne peuvent se faire que sur des sujets de bonne santé générale, et s'ils sont assez résolus pour laisser accomplir l'opération. Black dit : « Le plus grand

« nombre de mes amputations ont été faites sur la « racine palatine de la première molaire supérieure, « quoique j'aie fréquemment enlevé l'une ou l'autre « des racines de la molaire inférieure. » (*American syst. of. Dentistry*, t. I, p. 990.)

La section faite, la racine est enlevée avec précaution, puis le plan inférieur de la dent réséquée est égalisé aussi bien que possible, en ménageant une solution de continuité entre ce plan et la gencive.

La cocaïne en application sur de la ouate rendrait l'opération plus facilement exécutable. La figure 52 montre l'aspect d'une dent ainsi amputée.

Il est bon d'obturer au préalable la chambre pulpaire et le canal de la racine restante.

Blanchiment des dents. Nous avons dit, en parlant de l'anatomie pathologique de la carie pénétrante et de son diagnostic, qu'elle avait pour conséquence de donner à l'ensemble de la dent une coloration grise, ardoisée, l'emploi de certains agents de pansement, particulièrement des sels mercuriels, exagère encore la teinte foncée, et sur les dents jeunes, vasculaires, la coloration tourne au noir. Cela ne peut être supporté pour une dent antérieure, et il est nécessaire d'y remédier avant de pratiquer l'obturation définitive.

La décoloration de la dent à la suite de la mortification des fibrilles dentinaires, n'a rien de commun avec les taches superficielles de l'émail, et celles de la dentine, quand la carie est pénétrante elle ne se localise pas aux points désorganisés et la dent est uniformément décolorée dans son épaisseur et sa hauteur.

Nombre de substances ont été mises à contribution

pour blanchir les dents mortes : l'eau oxygénée, l'acide sulfureux, l'acide oxalique, l'alun, l'iode métallique, mais l'agent de blanchiment par excellence est le chlore, surtout à l'état naissant. Le chlorure de chaux, le chlorure d'alumine et l'hypochlorite de soude (ou liqueur de Labarraque) sont les composés qui conviennent le mieux dans ce but.

Le chlorure de chaux doit être très pur, non hydraté : il doit se présenter sous la forme d'une poudre sèche et avoir une franche odeur de chlore. Il est bon de le conserver dans une bouteille à fermeture hermétique ; déliquescent, il n'a plus d'action suffisante.

A son contact, l'acier provoque la formation d'un précipité noir ; il s'ensuit que, pour porter et fouler le chlorure de chaux ou le chlorure de soude, il est indispensable de ne se servir que d'instruments en platine, en bois ou en ivoire.

S'il est associé à une autre substance, on doit les mélanger extemporanément.

Le chlorure de chaux ne dégage pas assez de chlore lorsqu'il est mis en contact avec la dent. Il est indiqué de favoriser la formation du chlorure naissant en le mettant en présence d'un acide. L'acide tartrique pur ou l'acide acétique à 50 pour 100 (Trueman), 8 à 10 pour 100 (Andrieu).

La digue placée, le canal obturé hermétiquement *jusque vers le tiers de la hauteur*, on procède à l'opération du blanchiment. On lave à plusieurs reprises la cavité avec de l'eau oxygénée ou avec une solution de borate de soude, on sèche à l'air chaud, puis on fait une pâte avec du chlorure de chaux et une solution d'acide acétique ; on place vivement dans la cavité et on recouvre de gutta-percha, il est indiqué de laisser séjourner un ou deux jours ; la même opération peut être répétée une deuxième fois si cela est nécessaire. On évitera toujours, même pour les opérations subséquentes, l'emploi des instruments d'acier.

Trueman recommande de se servir de l'eau distillée afin de ne pas favoriser la précipitation des sels minéraux à action contraire.

Afin d'accentuer le résultat, il est bon de revêtir l'intérieur de la cavité de ciment extra blanc avant d'aurifier. Quelques autres procédés ont été conseillés. M. Kirk emploie le sulfite de soude, mêlé à l'acide borique.

Sulfite de soude....................	5 gr.
Acide borique........	3 gr. 5

Mêlez dans un mortier chauffé, réduisez en poudre ine, conservez dans un flacon bien bouché, à l'abri de l'air humide.

La poudre est placée dans la dent, une goutte d'eau l'humecte afin de dégager l'acide sulfureux, puis on recouvre de gutta-percha comme il a été dit; à répéter deux ou trois fois.

Harlan fait agir l'eau oxygénée sur le chlorure d'alumine et blanchit immédiatement. Pour cela, il place dans la cavité quelques cristaux de chlorure d'alumine, les mouille avec de l'eau oxygénée, laisse en présence de 3 à 5 minutes.

Cela fait on lave soigneusement la cavité avec de l'eau distillée, puis on neutralise les résidus d'acide par une solution de borate de soude à 15 pour 100.

On obture comme à l'ordinaire.

En mouillant de l'alun calciné avec la liqueur de Labarraque on obtient aussi le blanchiment immédiat.

Quand la santé de la dent est notoirement rétablie, ce qu'indiquent les symptômes énumérés plus haut, absence d'odeur, sécheresse des mèches, solidité de l'organe à la fatigue masticatoire, à la percussion, coloration normale de la gencive, on procède à l'obturation définitive des canaux comme il a été indiqué. (Voir *Obturation des canaux*, carie du 3e degré.)

Le choix de la matière obturatrice sera principalement guidé par l'étendue et le siège de la cavité, toutefois on redoutera de fatiguer traumatiquement une dent frappée peu de temps avant de périostite. Pour les caries ayant détruit une notable partie de la couronne, la combinaison de plusieurs matières obturatrices, ou de matières obturatrices et de fragments de dents est souvent avantageuse.

On ne se décidera à la réimplantation ou à la transplantation qu'en dernier ressort ; une dent qu'on ne peut traiter par le canal est une dent si profondément atteinte que, dans presque tous les cas, la greffe dentaire elle-même ne pourrait en triompher.

Avant l'application du traitement antiseptique et de l'obturation provisoire prématurée, la greffe dentaire avait beaucoup plus sa raison d'être qu'actuellement. Un praticien consciencieux y aura rarement recours dans le traitement de la carie dentaire.

Enfin lorsque le désordre est jugé irrémédiable, lorsque la dent a provoqué des désordres graves de voisinage tels que suppuration chronique abondante, fistule cutanée, suppuration ayant pénétré dans le sinus maxillaire, désordre du côté de l'œil, de l'oreille, des fosses nasales, contracture des mâchoires, névralgie rebelle, nécrose du maxillaire, adénite chronique, cachexie pyohémique, etc., etc. on pratiquera l'extraction. Dans ces cas l'opération sera faite immédiatement ou le plus tôt possible ; exécutée avant l'aggravation des accidents, elle évitera des complications qui peuvent devenir redoutables pour la santé et même pour la vie du malade.

Traitement des dents de première dentition affectées de carie du quatrième degré. Le traitement des dents de lait à pulpe morte n'est pas essentiellement différent de celui des dents permanentes, il est plus simple, le pus gagnant des parties moins profondes, les désordres étant moins graves. Lorsqu'une dent caduque ne doit être remplacée que beaucoup plus tard, il est bon de la conserver jusque vers l'époque de sortie de la dent de remplacement : ainsi, chez les enfants à mauvaise dentition, l'une des molaires de lait se mortifie assez souvent vers 5 ou 6 ans. Or, comme les prémolaires ne font éruption que de 9 à 11 ans, il s'ensuit que l'extraction a de nombreux inconvénients.

La périostite, l'abcès alvéolaire causés par la mortification de la pulpe d'une dent de lait sont facilement curables : il suffit de désinfecter mécaniquement la cavité, en enlevant les détritus d'ivoire ramolli et ceux de la pulpe ; si l'alvéole renferme du pus on l'évacue et on déterge à plusieurs reprises avec de l'alcool sublimé; on peut débuter, par surcroît de précautions, par un pansement ouvert (une boulette de ouate iodée obturant mal la cavité), le lendemain ou le surlendemain, on fait un pansement occlusif avec de la pâte d'oxyde de zinc et sublimé, on laisse en place plusieurs jours en surveillant la tolérance au bouchage hermétique.

Quand on a l'assurance du retour à la santé, on obture la chambre pulpaire avec la gutta à l'oxyde noir de cuivre, — sans trop fouler, — en ayant soin de placer au-dessous un peu d'oxyde de zinc, et on recouvre d'une matière obturatrice plastique. On assure ainsi la survie de la dent de lait, en empêchant la déviation des dents voisines, en rendant la mastication normale.

LIVRE DEUXIÈME

DENTISTERIE

OPÉRATOIRE

LIÉE AU TRAITEMENT DE LA CARIE DENTAIRE

Obturation. — Greffe dentaire. — Couronnes artificielles. — Extraction des dents. — Anesthésie locale pour l'extraction des dents. — Accidents résultant de l'extraction.

DENTISTERIE

OPÉRATOIRE

LIÉE AU TRAITEMENT DE LA CARIE DENTAIRE

OBTURATION

Il a été exposé, dans les chapitres précédents, comment on amène le retour de la dent à la santé. L'obturation est le dernier terme du traitement, et si l'un et l'autre ont été bien conduits, on peut presque toujours conserver indéfiniment l'organe, en empêchant toute récidive. L'obturation doit donc avoir pour résultat de restituer à la dent ses formes extérieures ou à peu près, et de lui rendre ses fonctions physiologiques.

Elle exige des opérations préliminaires, afin de préparer la cavité, la disposer à recevoir et retenir la matière obturatrice.

Cela comprend:

1° Dans les caries étendues et interstitielles, une préparation sommaire de la cavité par résection des bords fragiles de parties surplombantes, écartement des dents voisines gênant les manœuvres opératoires;

2° L'exclusion de l'humidité;

3° La préparation définitive de la cavité;

4° Le placement, le foulage et le polissage de la matière obturatrice.

1° Préparation sommaire de la cavité. — On doit toujours la rendre d'accès facile, ses diverses parties bien éclairées; les instruments à exciser doivent pouvoir atteindre les parties reculées, surtout dans les angles rentrants, et la partie cervicale. Dans certaines caries

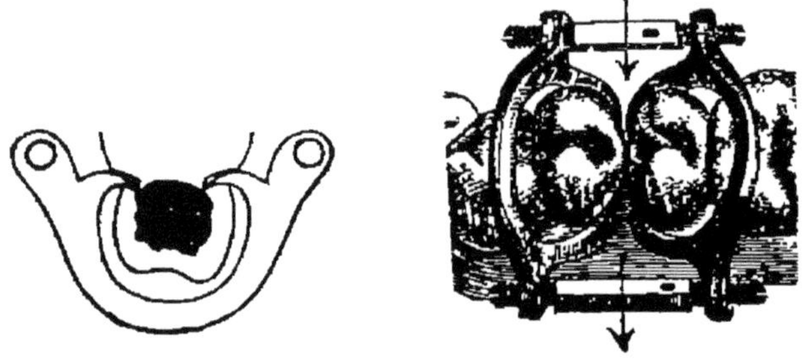

Fig. 53. — Séparateur de Perry.

interstitielles, cela ne peut s'obtenir qu'à l'aide 1° de l'écartement; 2° de la résection de la face latérale.

Écartement. Lorsqu'il peut assurer l'aisance des manœuvres opératoires sans trop fatiguer les dents écartées, il est préférable à tout autre moyen. Si les bords de la cavité sont friables, surplombent, font des angles rentrants accusés, on lui préférera la résection au moins pour les opérations préliminaires. Dans certains cas les deux moyens se combinent. Les dents jeunes supportent mieux l'écartement ; chez les vieillards, la résection à moins d'inconvénients.

On peut obtenir l'écartement instantané à l'aide d'un coin de bois rigoureusement enfoncé ou par un écarteur mécanique modèle de Perry, de Bogues, de Parr.

L'écartement non immédiat s'obtient à l'aide de ouate, de bois, de caoutchouc, de gutta-percha. Le bois glisse et se déplace souvent, en irritant la gencive ; de même le caoutchouc, qui donne lieu, dans certains cas, à une véritable périostite, surtout si l'on a ensuite à

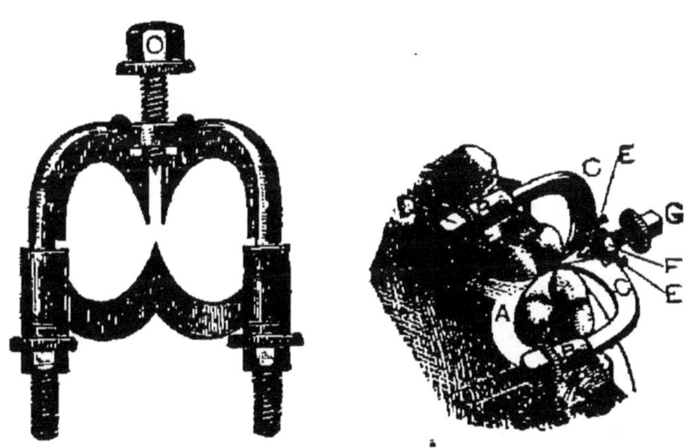

Fig. 54. — Écarteur de Parr.

fatiguer la dent, en foulant la matière obturatrice. La ouate roulée en corde et glissée serrée entre les dents à écarter assure tout l'écartement nécessaire en un ou deux jours sans les inconvénients ci-dessus. On donne à la cordelette une forme un peu conique, la partie la plus mince est d'abord introduite dans l'interstice, puis on tire de dedans en dehors et on coupe ce qui dépasse.

La laminaire peut aussi s'employer dans ce but.

Cette algue est vraiment précieuse pour obtenir l'écartement momentané. Elle a la propriété d'absorber l'humidité d'une manière étonnante ; en quelques heures elle augmente progressivement de volume, au bout de vingt-quatre heures le diamètre primitif est plus que doublé.

Sa supériorité sur le caoutchouc est dans sa dilatation lente et progressive, ce qui irrite moins les dents déplacées. Cette augmentation de volume se fait dans plusieurs sens et elle a pour conséquence accessoire de refouler légèrement la gencive sans trop la blesser, car, humide, la laminaire a une certaine mollesse qui lèse peu ou point les tissus touchés.

Elle peut aussi servir pour tenir la digue et maintenir l'écartement obtenu, afin d'achever l'obturation.

Pour s'en servir, il suffit de tailler dans la plante de petits coins qu'une lime façonne. Il est avantageux de faire préparer à l'avance les coins à l'atelier. Ils sont glissés entre les dents et laissés en place vingt-quatre heures au plus. Étant connue la puissance de la dilatation de la laminaire, il est contre-indiqué de se servir de coins trop gros.

Résection des bords fragiles. Si la résection de bords fragiles de parties surplombantes est indiquée, elle sera faite en premier lieu et l'écartement mécanique ne sera pratiqué que si la séparation est insuffisante.

Cette résection se fait pour les bords fragiles à l'aide des couteaux à émail.

Les modèles les plus nécessaires sont reproduits par la figure 55.

Les meules et disques de corindon sectionnent les portions plus résistantes, elles servent aussi à égaliser les bords. Ceux de corindon et caoutchouc sont les plus durables ; les disques de papier, les meules et disques de corindon et gomme-laque rendent des services, ces derniers sont plus cassants.

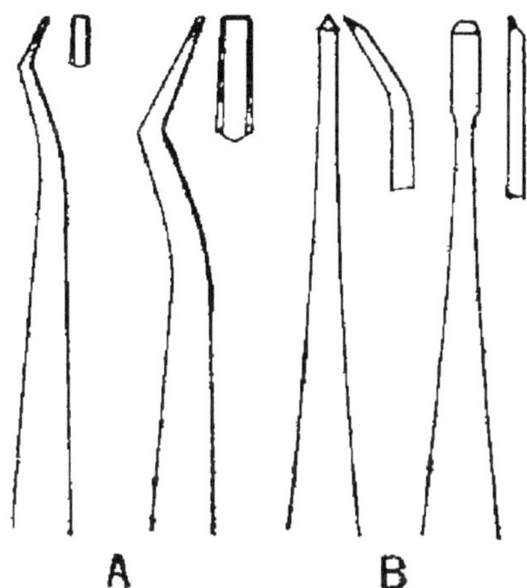

Fig. 55. — Couteaux à émail. A. Modèles de P. Brown. B. Modèles gouges de Jack.

Avec les couteaux à émail on sectionnera les bords les plus faibles, les plus déchiquetés, en gagnant progres-

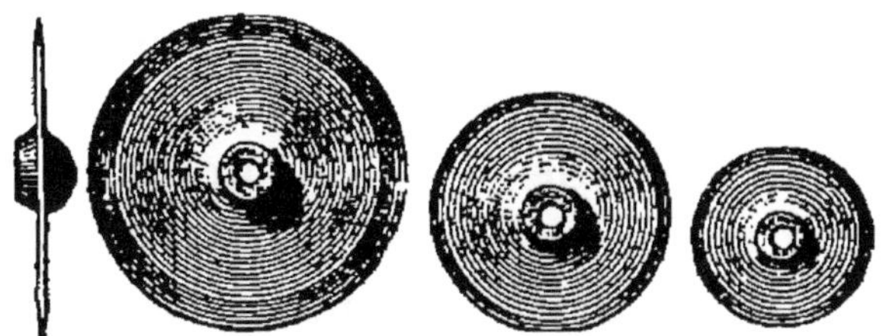

Fig. 56. — Formes et grandeurs des disques corindon-caoutchouc, corindon gomme-laque, etc.

sivement vers le centre, proportionnant l'effort à la solidité des parties qui doivent être conservées Il vaut mieux procéder par petits coups, l'index ou le médius de la main gauche soutiendra la dent à réséquer, afin d'éviter son ébranlement et même sa fatigue, ainsi que le glissement possible de l'instrument vers les parties voisines. Ces meules seront tenues d'une main ferme et toujours dans le même axe sous peine de briser la meule ou partie de la dent. Pour achever la préparation de la cavité, on se protégera contre l'humidité.

Valeur et conditions de la résection comme moyen thérapeutique dans les caries du premier degré. La résection, qui fut employée dès les débuts de l'art dentaire, a perdu, en quelque sorte, sa raison d'être devant les progrès de la dentisterie opératoire. Elle ne sera employée que dans quelques cas exceptionnels pour les motifs suivants :

Il est d'observation courante que les caries en apparence les plus superficielles ont des extensions inaperçues tout d'abord; or, comme pour être efficace, la résection doit supprimer tout le tissu altéré, elle aurait pour conséquence fréquente d'entamer la dent sur une notable partie de son épaisseur, sans que cette mutilation assure avec certitude l'arrêt difinitif de la carie.

L'obturation comparée à la résection a — même pour des caries superficielles — une supériorité évidente; elle exige un moins grand sacrifice de tissu sain; elle n'altère pas la forme de la dent; elle empêche, dans l'immense majorité des cas, toute récidive de la carie. La résection exige des soins minutieux et attentifs de la part du patient, sans quoi elle peut déterminer une carie beaucoup plus étendue que l'altération primitive; l'obturation ne demande aucun soin ultérieur.

La résection est plus douloureuse que la préparation d'une petite cavité; elle laisse après elle une hyperesthésie thermique que ne cause pas l'obturation ; enfin, si elle a pour avantage de favoriser la formation de dentine secondaire, celle-ci peut être obtenue par l'obturation au ciment.

Sur les dents de tissus compacts affectées de carie très superficielle, elle peut rendre des services quand elle siège sur des points où le lavage est facile, tels que la face labiale, et même les faces latérales lorsqu'il existe un espace intercalaire assez grand comme quand une dent manque.

Elle ne sera jamais pratiquée sur les sujets à dents molles, crayeuses, surtout chez les enfants et les adolescents, et sur les points où il y a risque de rétention des détritus alimentaires ; elle sera presque toujours préjudiciable sur les faces triturantes.

La résection se pratique à l'aide de disques et meules en corindon ; elle doit laisser après elle une surface plane ou presque plane ; tout le tissu altéré enlevé, on procèdera au polissage ; il sera minutieux. Il va de soi qu'il vaut mieux entamer la face linguale que la face labiale et les instruments seront dirigés en conséquence.

Le passage du cautère sur les parties réséquées sera avantageux ; il diminue l'hyperesthésie thermique et rend la dent moins susceptible de carie ultérieure.

On recommandera au patient de passer quotidiennement un ruban de linge ou de caoutchouc sur les faces réséquées et de surveiller attentivement toute recrudescence de la carie.

2° Exclusion de l'humidité. — Les pansements, la préparation des cavités, les obturations, même avec les substances de foulage et d'adhérence faciles, sont, de par l'exclusion absolue de l'humidité, exécutées dans de meilleures conditions de succès avec économie de temps.

La sécheresse peut être obtenue par différents procédés; la durée et l'importance de l'opération guideront dans le choix d'un de ceux que nous indiquons ci-dessous. Certains n'assurent que pour un court laps de temps la sécheresse, tels les linges, le coton, l'amadou, l'éponge, les papiers absorbants, l'air chaud. La digue l'assure d'une manière permanente. La pompe à salive peut aspirer d'assez grandes quantités d'eau, mais elle ne préserve pas complètement de l'humidité et n'empêche pas le suintement. (Voir *Installation du cabinet d'opérations* et fig. 13.)

Quantité d'eau absorbée par les principaux absorbants :

Coton (tissu),	1 gramme absorbe	2	centim. cubes d'eau
— (ouate)	—	3	—
Toile (tissu)	—	4	—
— (charpie	1 gramme absorbe	5	centim. cubes d'eau
Papier Joseph	—	4	—
— Fiber lint	—	5	—
— Japonais	—	5	—
Amadou	—	9	—
Éponge grossière	—	11	—
Éponge comprimée	—	19	—
Coton hydrophile	—	21	—
— à l'acide borique	—	23	—

Au point de vue pratique, on doit aussi tenir compte du volume ; il est plus facile de placer 3 grammes de papier *fiber lint*, qui est pressé, qu'un gramme d'ouate hydrophile, dont le volume est beaucoup plus considérable.

Quoi qu'il en soit, l'usage de la ouate ordinaire devrait être délaissé par les dentistes, la graisse qu'elle renferme empêchant l'absorption de l'eau.

Le coton à l'acide borique joint à une grande capacité d'absorption une action antiseptique.

Le coton en boulette porté par la brucelle, par une sonde, roulé en boudin, en mèche sur un instrument

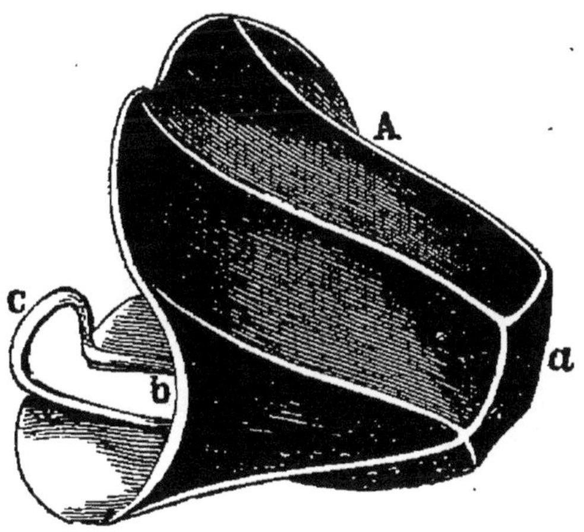

Fig. 57. — Spéculum buccal. Il est destiné à être garni d'un absorbant.

quelconque, et tous les absorbants peuvent servir à sécher une cavité, une région sur laquelle on n'a à faire qu'une exploration ou une opération de courte durée. Ils peuvent aussi former une digue temporaire contre l'humidité, en entourant la partie qu'on veut maintenir sèche. Pour la partie antérieure de la mâchoire supérieure, la petite serviette roulée en corde, contenant dans son épaisseur un absorbant, est souvent un moyen très efficace.

La compression de l'orifice du canal de Stenon est aussi, pour les opérations sur molaires supérieures, un excellent procédé de préservation de la salive.

Le spéculum buccal, un clamp (1) ordinaire, ceux du modèle Barbe, et surtout le clamp écarte-langue de Stokes, peuvent servir à maintenir les tampons absorbants.

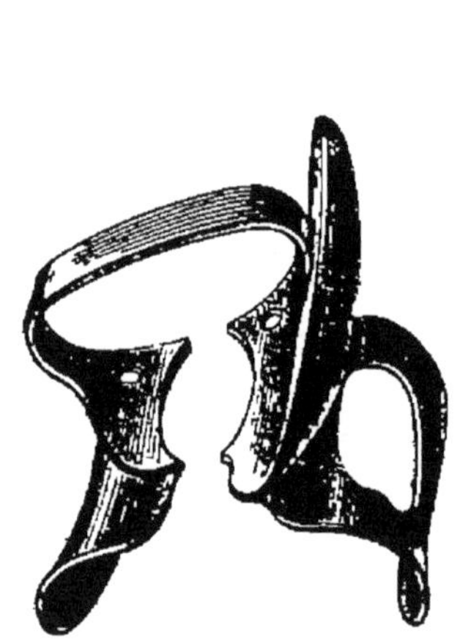

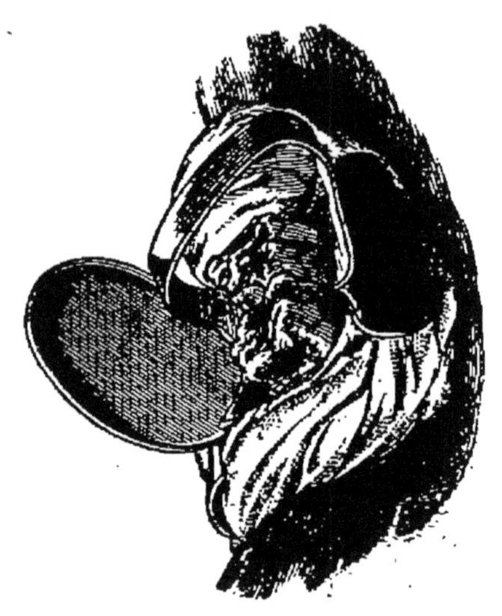

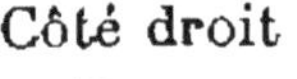

Côté droit Côté gauche

Fig. 58. — Clamp fixe-tampons de Stokes.

Des coins de bois, des petits tampons d'ouate glissés entre les dents, peuvent de même retarder l'invasion de la salive, du sang, dans le champ opératoire.

Le fer rouge est le meilleur hémostatique quand il y a suintement sanguinolent de la gencive.

(1) Nous nous servirons du mot technique *clamp* qui emprunté à l'anglais, a conquis droit de cité en notre langue professionnelle.

Mais le moyen le plus parfait pour obtenir l'exclusion absolue de l'humidité, et cela pendant la durée des plus longues opérations, est l'emploi de la digue en caoutchouc. On a exagéré les difficultés du placement de la digue ; une ou deux minutes suffisent le plus souvent, surtout pour les dents antérieures. Pour les molaires, cela est parfois assez difficile.

Les procédés indiqués ci-dessous faciliteront toujours la tâche.

La digue mince risque souvent de se déchirer, et nous lui préférons celle de force moyenne.

Les caoutchoucs se dessèchent à l'air, surtout dans les endroits chauds, c'est pourquoi les feuilles trop

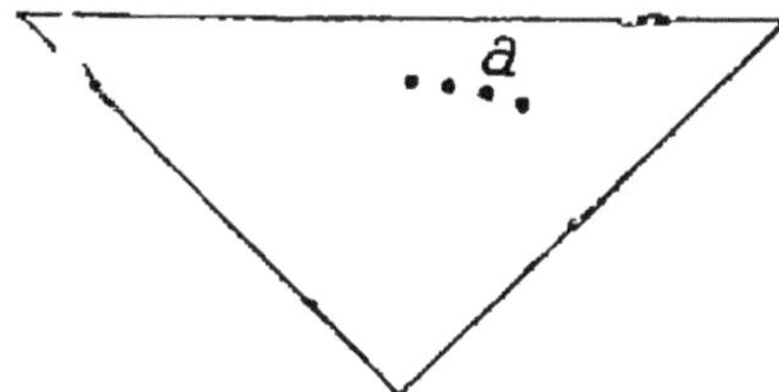

Fig. 59. — Morceau de digue coupé en triangle.

anciennes perdent de leur élasticité et se déchirent facilement.

Le caoutchouc de gomme pure est seul utilisable.

Pour les dents de la mâchoire inférieure, la digue doit être plus grande que pour opérer sur celles de la mâchoire supérieure. La meilleure dimension à lui donner est la forme rectangulaire, 25 de long sur 15 de large. Les perforations seront faites sur le petit côté sensiblement sur la même ligne, cela permettra de retrancher la partie ayant déjà servi et d'utiliser le caoutchouc, au fur et à mesure des besoins.

Pour les dents antérieures du haut, on peut se servir de très petits morceaux de digue. Dans ces cas, la forme triangulaire est peu embarrassante pour l'opéré et l'opérateur. On emploie aussi des morceaux de

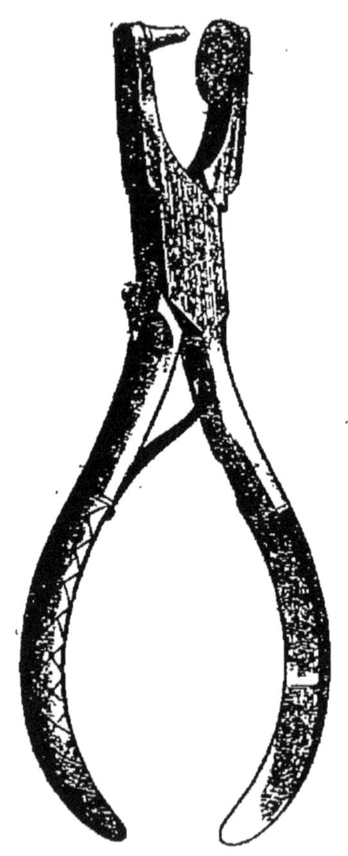

Fig. 60. — Pince perforatrice avec plaque permettant de faire des trous de quatre grandeurs (de Aïnsworth).

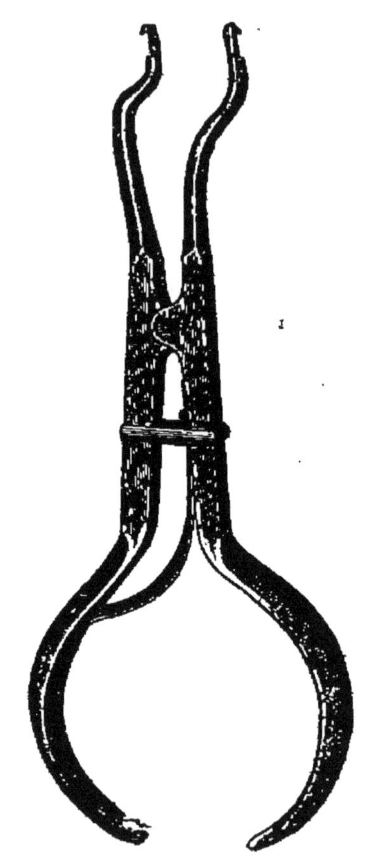

Fig. 61. — Pince porte-clamp de Stokes.

caoutchouc en forme d'entonnoir évasé, ils gênent moins la respiration du patient, ainsi que les manœuvres opératoires.

Quand il existe de la séparation entre les dents, on en tient compte en perçant les trous, laissant même un peu plus de largeur à la place de cette séparation, afin que la digue ne tire pas sur ces points.

Les perforations seront faites sur une ligne courbe rappelant celle de l'arcade dentaire. Elles se font à l'aide d'emporte-pièces différents.

Dents supérieures (côté droit).

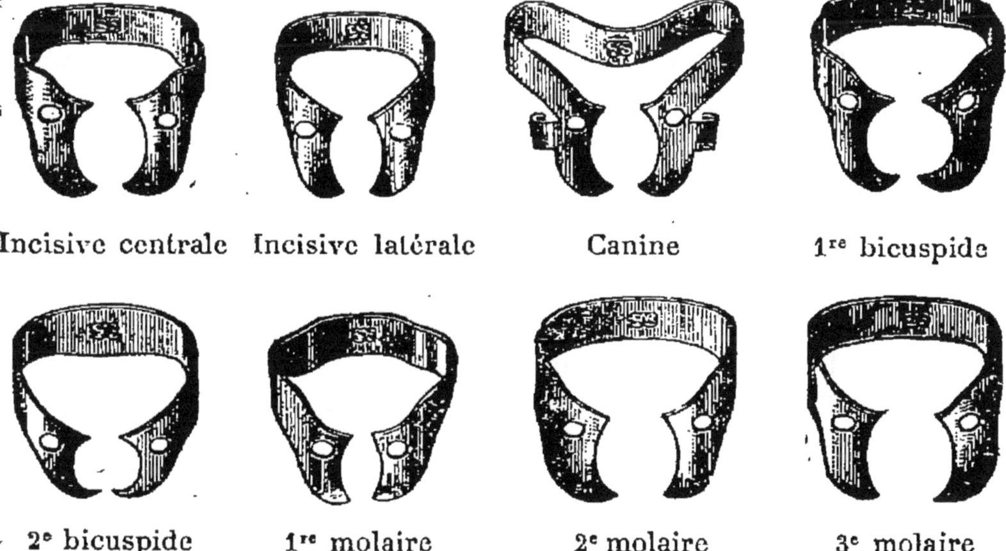

Fig. 62. — Série de clamps de Delos Palmers.

La perforation peut se faire aussi à l'aide d'un excavateur : le caoutchouc est très tendu sur le manche de l'outil, un instrument tranchant le touche sur un point, cela produit un trou régulier. L'enfonçage dans le caoutchouc tendu d'une pointe rougie à blanc amène le même résultat, ainsi qu'une entaille de ciseaux sur la feuille pliée en quatre. Dans les cas simples, on n'entoure que la dent ou les dents sur lesquelles on opère ; pour les caries interstitielles, il faut au moins prendre la dent proximale ; dans les cas difficiles, on prendra une dent de plus de chaque côté.

Il sera parfois difficile de fixer d'emblée le caoutchouc sur toutes les dents à entourer. Dans les cas difficiles, on s'assurera tout d'abord un point d'attache, en enserrant une première dent, fixant la digue par l'un des procédés ci-dessous, puis on attachera les autres successivement.

A la mâchoire supérieure la digue dépassant les lèvres sera repliée au-dessous des narines, ses extrémités attachées à des crampons reliés par un ruban passant derrière la tête.

La digue peut se fixer à l'aide du fil de soie cirée, ligaturé autour de chaque dent, de clamps, de coins de bois, de bandes de caoutchouc, d'épingles glissées dans les interstices, de fil non noué. La fixation la plus parfaite s'obtient à l'aide du fil, mais son placement est plus long et plus douloureux que par les autres moyens. Il sera délaissé pour les opérations courtes et simples : pansements, obturations avec les matières plastiques, petites aurifications bien accessibles.

Le fil doit être glissé entre les dents, refoulé jusqu'au-dessous de la saillie du collet, puis, maintenu à cette place, il est serré par un nœud double à la face labiale.

Le moyen le plus rapide de fixation de la digue est le placement d'un ou plusieurs clamps ; ils suffisent, dans la majorité des cas, à préserver de toute humidité le champ opératoire.

Les meilleures séries sont celles de Stokes, de Palmers, de Rogers.

La digue peut se placer avant le clamp, avec lui, ou après lui. Par les deux derniers procédés, la digue est placée plus facilement; par le premier on risque moins de la déchirer. Pour placer la digue après le clamp, les modèles Stokes sont les plus parfaits, leur

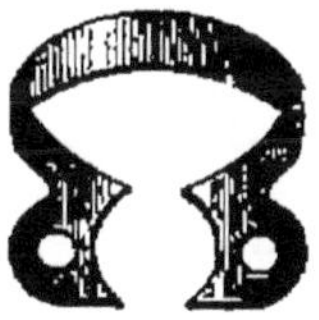

Fig. 63. — Clamp de Stokes.

faible développement n'exige qu'une tension modérée du caoutchouc. Pour placer clamp et digue simultanément, on fait glisser le caoutchouc sur la partie supérieure du clamp, la pince le place autour de la dent, puis un instrument fait glisser le caoutchouc au-dessous de la partie inférieure dans la bouche. Ces artifices sont souvent nécessaires pour faire tenir la digue sur les molaires qui, par leur forme et l'action des muscles voisins, rendraient ce temps de l'opération d'exécution difficile.

Un des désavantages de l'usage du clamp, est que, malgré la diversité de ses formes, il ne fixe parfois qu'imparfaitement la digue, par suite de son glissement sur la dent. Carmickael a essayé d'obvier à cette défectuosité en construisant des clamps à double branche, à quadruple crampon, l'adaptation est ainsi plus parfaite, quelle que soit la forme de la dent à

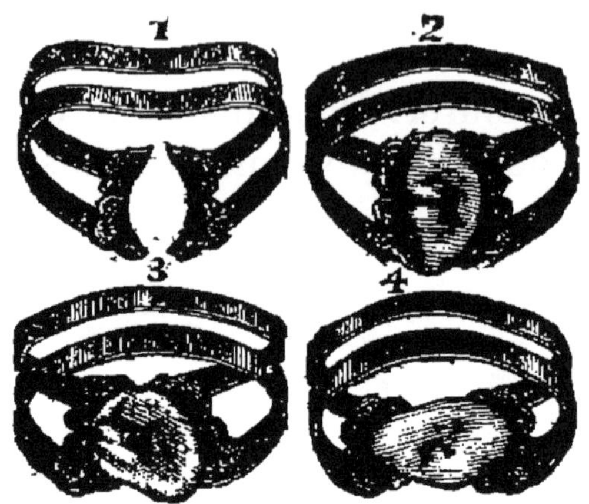

Fig. 64. — Clamps de Carmickael.

entourer. Stokes et Telschow ont construit des clamps d'action analogue.

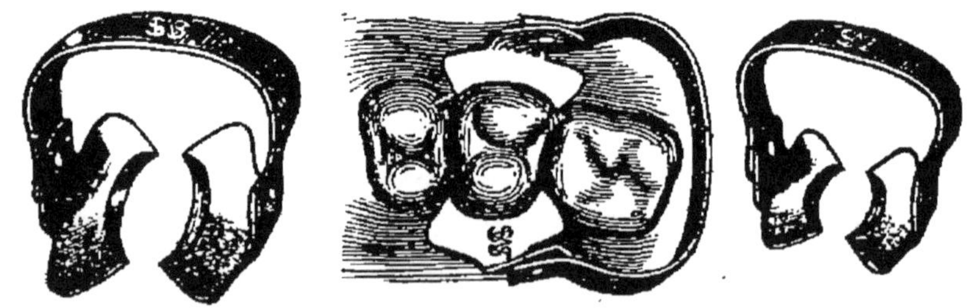

Fig. 65. — Clamps de Buchman pour molaire et bicuspide.

Le champ opératoire est parfois obstrué par la partie supérieure du clamp. Pour atténuer l'inconvénient, M. Buchman a construit des clamps à branche articulée pouvant s'abaisser en avant ou en arrière, quand cela est nécessaire.

Les caries du collet exigent plus que les autres l'exclusion absolue de l'humidité. Il est très difficile de l'obtenir, ainsi que de refouler la gencive pour accomplir la préparation de la cavité et insérer la matière obturatrice. Les clamps représentés par la figure 66 permettent d'atteindre ces résultats.

M. Herbst a fait connaître un ingénieux procédé pour fixer la digue. Des épingles coupées à une longueur de 12 à 15 millimètres sont glissées dans les interstices des

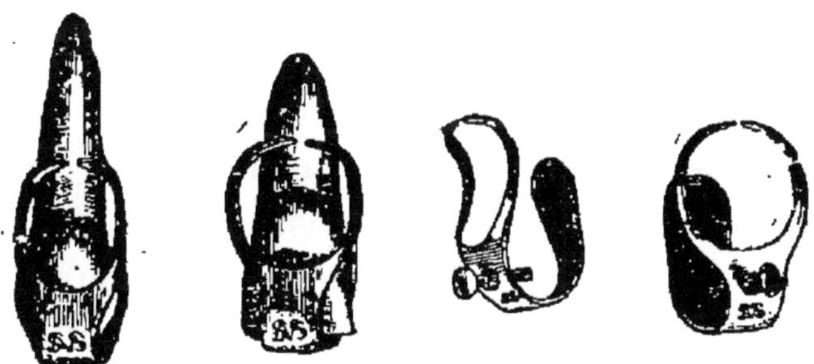

Fig. 66. — Clamps refoule-gencive de W. Evans, pour incisives et canines.

dents, la digue est passée par-dessus une pointe, puis, par-dessus les autres, les parties d'épingles dépassant les interstices maintiennent le caoutchouc en place. Les épingles peuvent s'employer concurremment avec les clamps. Un coin de bois, une bande de caoutchouc, le fil simple et non noué, suffisent le plus souvent à assurer au caoutchouc la fixité nécessaire. Si, pendant les manœuvres opératoires on perforait la digue, on pourrait toujours obturer le trou avec de la dissolution de gutta-percha.

A la mâchoire inférieure, les muscles, la commissure

labiale, tendent à relever le caoutchouc, à masquer le champ opératoire, des poids tendant la digue diminuent l'inconvénient.

Afin d'éviter le rapprochement des dents écartées on doit parfois glisser entre elles un coin de bois, une matrice, cela aide aussi à fixer la digue.

Nous avons déjà insisté sur la valeur de la sécheresse pour le traitement de la carie à ses différents degrés. Pour exécuter les obturations avec perforation elle est non moins nécessaire. Les moyens ci-dessus préservent de l'invasion de la salive, du suintement gingival, ils n'enlèvent pas les dernières traces d'humidité ; elles sont nuisibles à l'adhérence et à l'homogénéité de toutes les matières obturatrices.

En dehors des déshydratants, comme l'alcool, l'agent par excellence de dessiccation est l'air chaud projeté dans la cavité. Le moyen le plus simple pour l'obtenir est de chauffer la canule de la poire représentée par la figure 67 sur une lampe à alcool ou à gaz et de projeter l'air surchauffé sur les points voulus. Le premier contact est douloureux et il est bon de n'approcher que progressivement de la cavité.

On a imaginé des systèmes compliqués de poire se chauffant par la canule; ils n'augmentent guère les services de la poire ordinaire. Si l'on veut avoir de l'air chaud d'une manière constante, il est préférable d'utiliser l'électricité. Son emploi dans ce but est dû à M. Barbe, qui construisit la poire reproduite par la figure 68.

Plus récemment M. Telschow a repris l'idée de M. Barbe en empruntant quelques traits de l'injecteur de M. Brasseur, il est arrivé à faire une poire supérieure à celle de notre collègue.

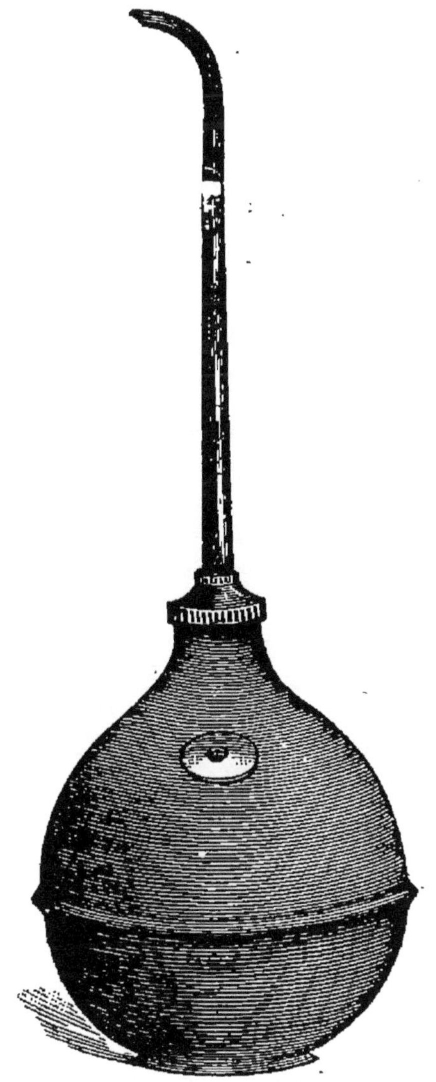

Fig. 67. — Poire pouvant servir à projeter de l'air chaud.

L'air comprimé pénètre plus profondément dans les anfractuosités, il dispense de la pression sur une poire, la projection d'air chaud devient plus exactement dirigée sans que cela exige la moindre coordination de

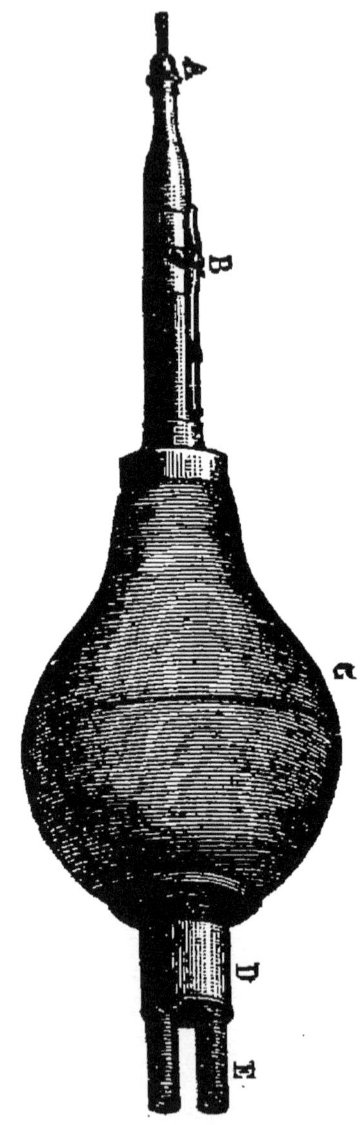

Fig. 68. — Poire de M. Barbe. — A. canule mobile pouvant être remplacée par une canule à angle droit ; B. cliquet ; C. poire contenant la soupape ; D. support en ivoire ; E. communication.

mouvements. Que l'air émane d'un récipient voisin ou d'une usine centrale, le résultat est le même, l'air comprimé vient se chauffer au contact du fil incandescent avant d'arriver à la cavité.

3° PRÉPARATION DÉFINITIVE DE LA CAVITÉ. — Sur les dents antérieures on respectera le plus possible la face labiale, on coupera de préférence à la partie linguale. Pour les prémolaires il est souvent avantageux de faire une séparation en V, surtout sur les sujets jeunes ayant des dents à texture molle, pour ces dents

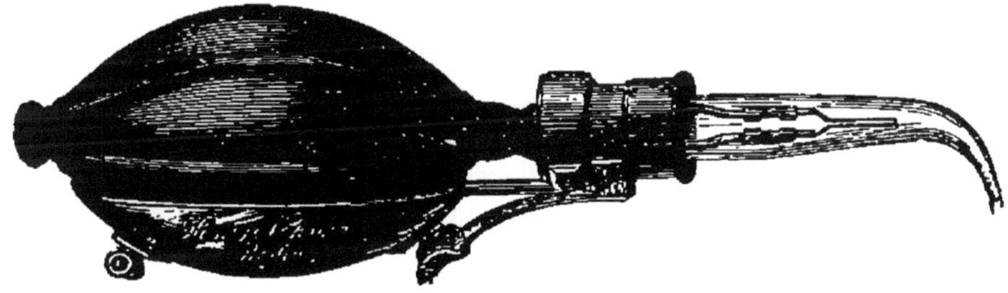

FIG. 69. — Poire à air chaud de M. Telschow. La communication électrique est à l'extérieur, le contact s'obtient avec la plus grande facilité ; la canule est en verre et cela permet de surveiller le degré d'incandescence des fils de platine.

on excisera minutieusement la pointe cervicale et les angles rentrants sous les tubercules; on assurera à la face triturante une solidité certaine. En maintenant un épaulement au collet, on évite le rapprochement des dents réséquées.

Les grosses molaires sont le plus souvent gâtées entre les sillons que forment les tubercules. Si la cavité est centrale et unique, on lui donnera une forme presque cylindrique et le fond sera un peu plus large que l'ouverture. Si la carie siège sur plusieurs points écartés, on traitera chacun des points cariés comme il vient d'être dit. Si les caries sont presque voisines, si des traînées noirâtres les séparent, on réunira en une seule cavité.

Quand la carie de la face triturante a des prolonge-

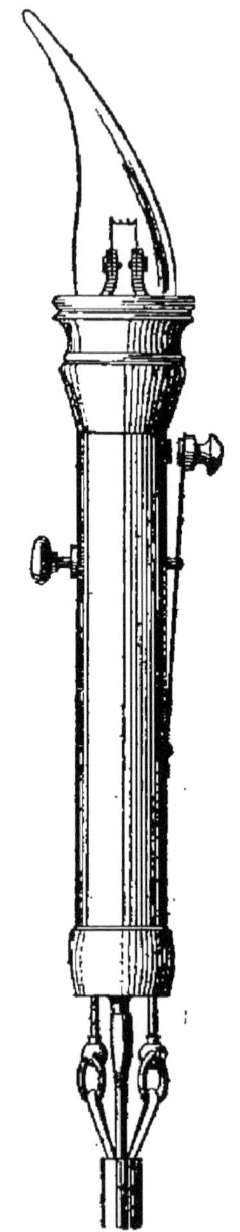

FIG. 70. — Thermo-injecteur électrique de M. Brasseur.

ments sur l'une des faces latérales, la réunion est toujours avantageuse.

Les caries interstitielles aux grosses molaires, principalement quand elles s'étendent vers le collet, exigent de larges ouvertures et il est parfois nécessaire pour les postérieures de couper une portion étendue de la couronne à l'aide de la meule pour pouvoir atteindre toutes les parties malades. Les caries du collet face labiale sont douloureuses à l'excision, mais il est généralement facile d'enlever l'ivoire altéré quand on a atténué la sensibilité.

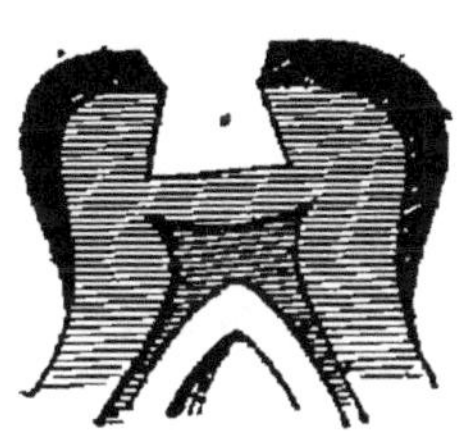

FIG. 71. — Cavité centrale préparée. On s'efforcera de se rapprocher de cette forme idéale.

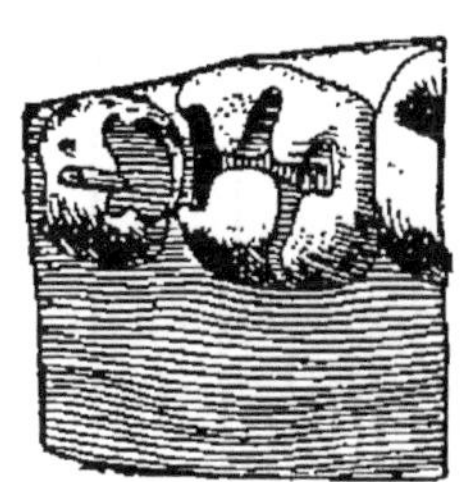

FIG. 72 — Préparation de cavités de face triturante avec extension latérale. Les centres de carie sont réunis.

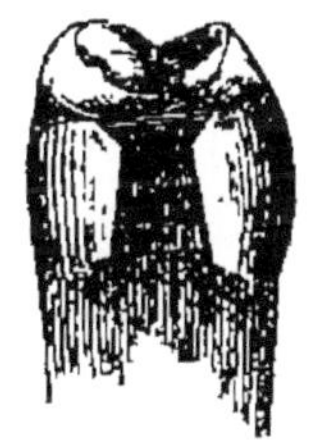

FIG. 73. — Cavité de biscupide préparée pour l'aurification.

On donnera toujours aux cavités des faces triturantes des bords solides que n'effriteront ni le foulage de la matière obturatrice, ni la mastication.

Les pointes de diamant, les disques de corindon, les fraises cylindriques sont employés pour donner de la régularité et de la solidité aux bords.

On préparera le fond de la cavité en enlevant toutes les parties altérées, en lui donnant une forme favorable au foulage et au maintien de la matière obturatrice.

Les parties les plus molles peuvent s'enlever avec les rugines, celles en forme de cuillère sont les mieux appropriées à cette partie de l'opération, par leur usage on risque moins de blesser la pulpe ; on ne raclera pas, on soulèvera les couches ramollies en agissant de dedans en dehors.

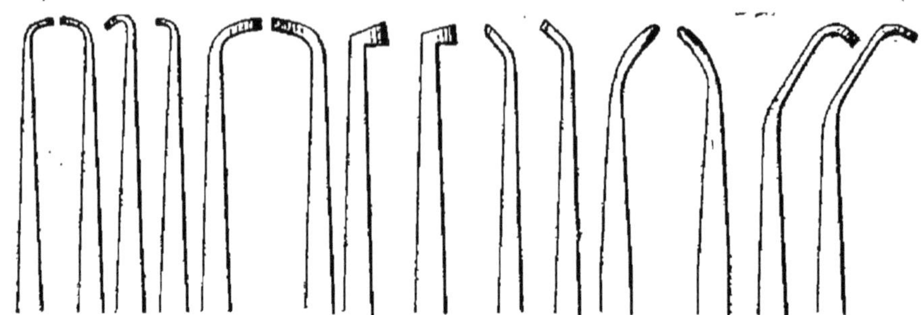

Fig. 74.— Série de 14 rugines parmi les plus nécessaires. Leurs parties coupantes sont à angle vif comme le ciseau.

L'eau tiède, des boulettes de coton, la projection d'air chaud débarrasseraient la cavité des débris de l'excision.

Les fraises, les forets montés sur le tour, les rugines,

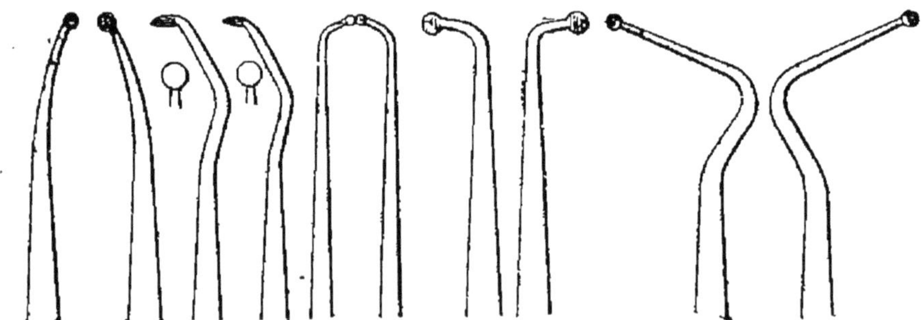

Fig. 75. — Série de 10 rugines en forme de cuillères, les dernières sont utilisables pour l'excavation des grandes cavités.

ou à défaut les fraises à main, termineront la préparation de la cavité. Avec les fraises rondes, ovales, à cône renversé, à roue, on ne risque pas d'aller au delà des points voulus comme avec celles en cône ou en olive.

Des quatre types ci-dessous on aura plusieurs grandeurs.

Les fraises à cône renversé sont les meilleurs outils

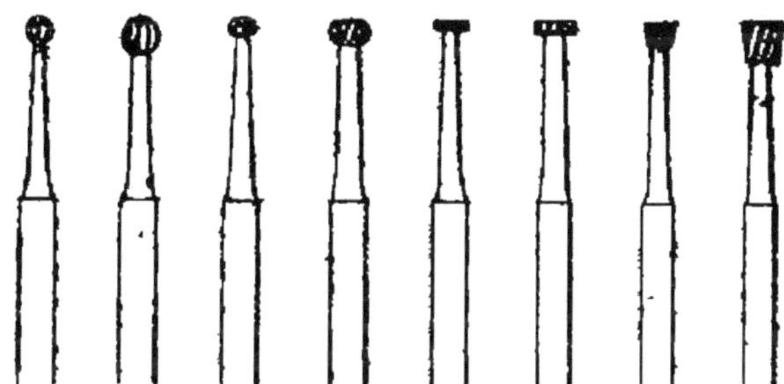

Fig. 76. — Type des quatre principales formes de fraises à main ou montées sur le tour : rondes, ovales, en roue, à cône renversé.

d'excision pour les caries des faces triturantes. Les forets servent surtout à faire des points de rétention, les plus utiles sont ceux en forme de lance.

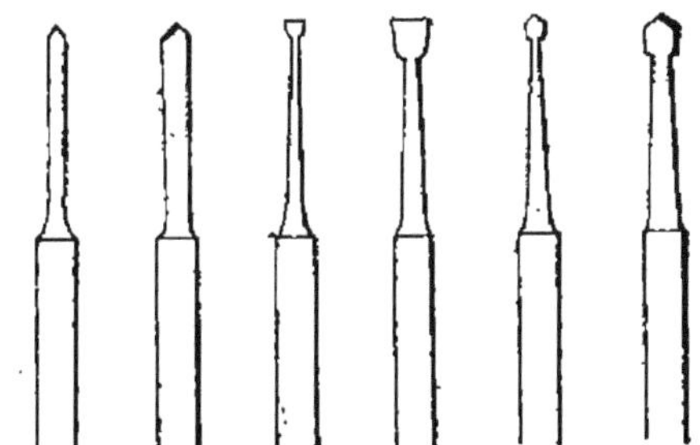

Fig. 77. — Formes types de forets.

Les rugines à différents angles (fig. 74-75) concourent avec les fraises à la préparation de la cavité, soit en enlevant l'ivoire altéré sur les points inaccessibles aux instruments montés sur le tour, soit en pratiquant une rainure destinée à maintenir la matière obturatrice.

Dans tous les cas, on évitera de faire des angles rentrants trop accusés, ainsi qu'un fond irrégulier.

Nous avons dit au Traitement que la pulpe ne peut subir le contact de l'ivoire ramolli, mais la dentine secondaire dure, quoique un peu décolorée, pourra être laissée en place sur ce point. Dans toutes les autres parties la dentine doit être absolument blanche.

La sensibilité à l'excision sera combattue par les moyens indiqués au Traitement.(Voir carie du 2e degré.) Il est bon de désinfecter la dentine pendant la préparation en badigeonnant la cavité à plusieurs reprises avec de l'alcool sublimé.

Il est quelques différences dans le mode de préparation selon la matière obturatrice à insérer. Nous donnerons les indications spéciales pour chacune d'elles.

Qu'on ne l'oublie pas, il vaut mieux faire tout d'abord les sacrifices nécessaires sur le tissu sain, plutôt que de risquer la recrudescence de la carie, ce qui se produirait sûrement, s'il y avait effritement des bords, insuffisance des moyens de rétention.

Emploi des matrices. Pour l'exécution des obturations sur les faces latérales, il est souvent avantageux de faire une paroi artificielle. Si on condense l'or en employant la méthode rotative, la matrice est un adjuvant nécessaire.

Les ciments, l'amalgame, l'or adhésif peuvent parfois être plus énergiquement foulés si on a sur une certaine partie de la hauteur une paroi artificielle La matrice empêche aussi que la matière obturatrice ne glisse au delà de la cavité, n'y forme une saillie devant être enlevée.

Elle est donc souvent une condition de parfaite exécution de l'obturation; en plus, elle économise le temps.

Différents genres de matrices. Les plus simples se

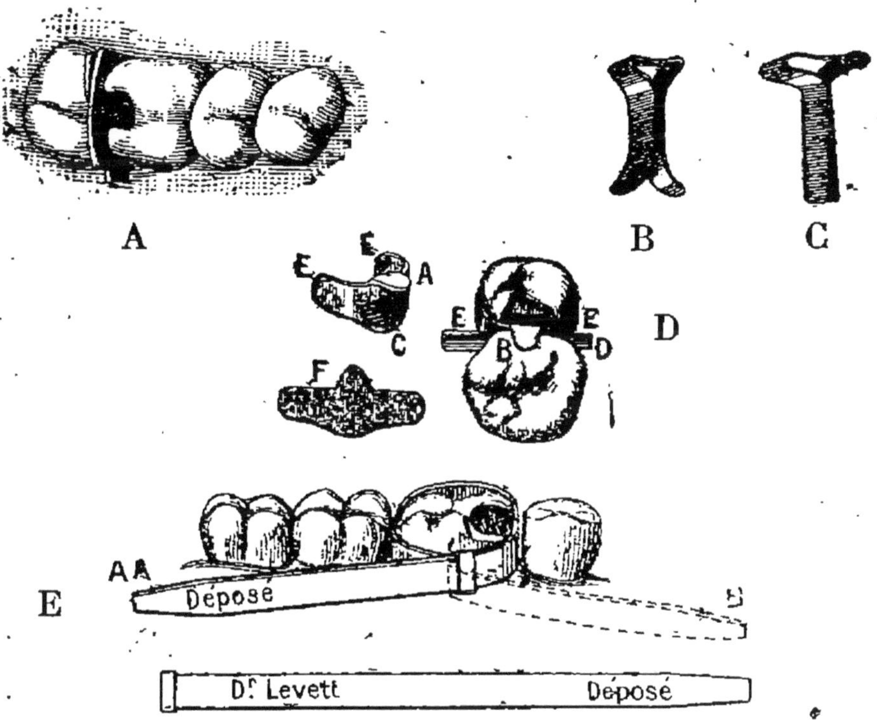

FIG. 78. — Différents genres de matrices.
A Matrice constituée par un morceau de ressort ou de lime à séparer.
B Matrice dite de Herbst ou de Miller ; la courbure terminale empêche de tirer de dedans en dehors, on ne peut la dégager de l'interstice qu'en tirant de haut en bas ; il en résulte parfois un dérangement de la masse obturatrice.
C Matrice droite, on peut la dégager en tirant de dedans en dehors et de haut en bas.
D Matrice de Woodvard, un petit épaulement fait tenir sur la dent adjacente et empêche de glisser sur la gencive en la blessant. *f* Métal avant d'être tourné. a et *b* Languette métallique devant être repliée. *c* Extrémités destinées à être recourbées et appliquées sur les faces non cariées de la dent. *d* Coin ou lamelle de bois fixant la matrice contre les bords de la cavité.
E Matrice Levett constituée par une bande métallique se fixant en repliant l'extrémité libre sur l'anneau dans lequel on l'a introduit à la manière d'une cravate.

font à l'aide d'un ressort de pendule de maillechort

mince, de morceaux de limes à séparer ; un coin de bois peut maintenir l'écartement de leurs branches, l'accolement à la cavité.

La matrice est un auxiliaire fréquemment utile, mais les quelques avantages qu'elle assure ne doivent pas être achetés au prix d'une grande complication. Aussi on donnera ses préférences aux formes simples se plaçant et s'enlevant aisément. Celles qui doivent leur moyen de fixation à des écrous ou des vis seront délaissées.

Les matrices de Jack ont une concavité qui facilite la manœuvre des instruments. Herbst conseille de souder instantanément à l'étain une petite lame de maillechort qu'on a au préalable ajustée autour de la dent.

Les matrices en bandes serrées par une vis « loop matrices » rendent également des services. Pour les aurifications faites par la méthode Herbst, les matrices sont fixées dans la gomme-laque ; nous en parlons en exposant cette méthode. La figure 78 montre les formes les plus simples ; le dentiste peut les préparer lui-même.

4° Obturation proprement dite. — Plusieurs matières sont employées pour cela : la gutta-percha, l'oxychlorure, l'oxyphosphate de zinc ; les amalgames, l'étain, le platine, l'or non adhésif, l'or adhésif. Des morceaux de dents minérales, de dents naturelles, des plaques de métal avec ou sans émail, peuvent servir à revêtir la surface extérieure des obturations. Des matières obturatrices différentes peuvent être employées dans la même dent.

Le choix sera guidé par l'étendue, la situation de la carie, la solidité des parois, la densité de la dentine. Les indications sont données pour chacune d'elles.

Gutta-percha.

Indications d'emploi. — C'est une excellente matière d'obturation pour les caries du collet, les dents aux parois très faibles, celles qu'on veut laisser en observations avant l'obturation définitive. Elle adhère assez intimement aux parois de la cavité et empêche très bien l'infiltration des liquides ; sur les points où elle ne subit pas de fatigue mécanique, elle peut durer plusieurs années. Sa grande qualité est dans son peu de conductibilité de la température et de l'électricité. C'est la substance dont s'accommodent le mieux les tissus de la dent. A son contact, l'hyperesthésie se calme, de la dentine secondaire se forme, son séjour rend toujours mieux supportable l'obturation définitive.

Préparation et chimie de la gutta-percha. Gomme résine extraite de l'isonandra percha. A l'état naturel, la meilleure est jaunâtre.

Les analyses diffèrent.

	Carbone	Hydrogène	Oxygène
Hoffmann...............	62,79	9,29	27,92
Miller..................	76,15	14,16	12,69

On lui attribue une densité de 0,975 et 0,980. En réalité, elle est plus lourde que l'eau, quand l'air a abandonné ses pores. Elle se blanchit dans ses dissolvants : benzine, sulfure de carbone, chloroforme.

La gutta-percha servant aux obturations n'est jamais pure, sa couleur, sa mollesse à la température buccale, sa rétraction, ses difficultés de manipulation s'y opposent. On lui incorpore des substances minérales l'oxyde de zinc, la silice, qui augmentent sa plasticité, sa ductilité, le degré de température nécessaire pour la ramollir et la colorer selon le besoin; l'addition d'un peu de caoutchouc augmente son insolubilité, lui fait gagner en résistance, mais la rend moins maniable, plus rétractile. La quantité d'oxyde de zinc ajoutée à la gutta-percha est assez élevée, elle varie de 4 à 7 parties pour 1 de gutta. Les bons effets thérapeutiques de cette matière obturatrice peuvent être attribués en partie à l'oxyde de zinc. Les gutta qui en sont très chargées collent bien moins aux instruments, mais elles se désagrègent plus rapidement. La pâte de Hill est un composé de gutta-percha et d'oxyde de zinc. Celle de Jacob, — qui est très durable, — de gutta-percha et de silice.

Les praticiens peuvent très bien préparer leur gutta eux-mêmes. On triture dans un mortier chauffé la gutta et l'oxyde de zinc dans les proportions ci-dessus; l'incorporation de la poudre blanchit suffisamment le composé.

Il est bon d'avoir plusieurs genres de gutta-percha.

Insertion de la gutta-percha. Elle se brûle à une température peu élevée, 120 à 130°; il est donc mauvais, si on veut lui assurer quelque durée, de la chauffer en la passant directement dans la flamme, on lui fait perdre ainsi ses qualités et on n'a plus qu'une pâte mal liée, que l'action de la salive et de l'attrition désagrège.

Elle ne doit jamais être portée au delà de 100 à 110°. Dans ce but, Flagg a construit un ingénieux appareil dont nous ne saurions trop recommander l'usage; la gutta se chauffe indirectement, l'ébullition de l'eau montre le degré maximum de température (Voir figure 8).

Chauffer la gutta sur une plaque de verre ou de porcelaine est un moyen moins parfait que le précédent ; il est pourtant préférable au chauffage direct dans la flamme.

Les fouloirs et spatules lisses sont les meilleurs instruments pour insérer et fouler la gutta-percha (fig. 79).

La cavité doit être séchée au préalable; une projection d'air chaud, un badigeonnage avec de la dissolution de gutta dans le chloroforme facilitent l'adhérence. Les instruments qui ont été trempés dans la glycérine ne collent pas, même après avoir été chauffés. On introduit la gutta par fragments, les foulant successivement, le premier morceau sert de point d'attache aux suivants. La cavité remplie, on enlève l'excédent, on assure l'articulation, on lisse avec des instruments chauffés ; les tremper dans la glycérine, dans l'huile pour donner le fini à l'obturation, est des plus utiles.

Les gutta avec addition de caoutchouc rendent de grands services pour les obturations sur les faces triturantes.

La gutta peut servir à fixer une capsule, un anneau métallique revêtant extérieurement la cavité. Elle peut être le véhicule de certains médicaments, iodoforme, bitume de Judée, naphtaline, nitrate d'argent, oxyde de cuivre. Pour faire des pansements réellement occlusifs et des obturations provisoires, elle est sans égale.

Ciments.

Indications.— Pour les dents aux parois très amincies, pour celles à texture molle, pour les caries du collet, principalement sur le côté labial des dents antérieures, pour la reconstitution d'une face de dent, les ciments forment une matière d'obturation supérieure. Ils peuvent encore servir pour sceller des fragments de dents minérales, ou de revêtements métalliques, pour donner de l'épaisseur à des parois qui, sans cela, ne supporteraient pas le foulage de l'or, pour protéger un coiffage et éviter le voisinage immédiat de la pulpe et d'une obturation métallique, pour obturer les canaux, pour sceller des pivots ou des tubes devant les recevoir ; ils sont encore employés pour fixer des couronnes, pour le scellage des tubes l'amalgame leur est supérieur. Ces avantages ont une contre-partie. L'acide phosphorique qu'ils contiennent n'est pas sans action nuisible sur la pulpe ; aussi, on ne les placera jamais dans le voisinage immédiat de la pulpe sans interposer entre l'ivoire et l'obturation un corps isolant, gutta-percha, papier d'amiante.

Cette action de l'acide phosphorique est au contraire avantageuse sur les caries éloignées de la pulpe, surtout sur les dents jeunes. Les caries étendues sur les sillons des faces triturantes chez les enfants et chez les adolescents, ne comportent pas d'emblée l'obturation métallique, la dentine n'étant pas assez résistante, tandis qu'elle se durcit au contact du ciment.

L'obturation définitive, quelques années après, se fait sur un ivoire ayant acquis des qualités nouvelles.

Composition des ciments. L'oxychlorure de zinc fut le premier ciment employé ; il est presque entièrement abandonné par suite de son action caustique, de sa solubilité. Il se compose pour le liquide, de chlorure de zinc dilué, 2 parties ; plus borax, 1 partie, pour la poudre oxyde de zinc, 3 parties, verre porphyrisé, 1 partie.

Les ciments employés actuellement sont presque tous à base d'acide phosphorique dilué pour le liquide, et de l'oxyde de zinc calciné et porphyrisé pour la poudre.

Voici deux formules :

1° Liquide.

Acide phosphorique glacial, eau quantité suffisante pour dissoudre, évaporer jusqu'à consistance de glycérine.

2° Poudre.

Oxyde de zinc	200
Silice poudre fine	8
Verre pulvérisé	5

Broyer sous l'eau, triturer complètement, sécher par évaporation, calciner rouge-blanc, réduire en poudre impalpable.

Niles indique d'autres modes de préparation et dit que les ciments à poudres foncées sont les moins solubles. Il en donne pour raison que les oxydes foncés sont ceux qui approchent le plus de l'état métallique, à la suite de la calcination. Voici le mode de préparation qu'il indique :

« Placer l'oxyde de zinc dans un creuset de Hesse en scellant son couvercle avec de l'argile réfractaire. On introduit dans un fourneau et on calcine à une haute température. L'oxygène ne peut se combiner avec l'oxyde; au contraire il se dégage en proportion de la chaleur donnée, cela dans l'ordre ci-dessous jusqu'à ce que l'état métallique soit atteint.

« 1 blanc, 2 jaune, 3 gris-jaune, 4 gris, 5 gris-brun, 6 brun, 7 bleu-brunâtre, 8 noir, 9 métal. »

Les liquides des ciments d'oxyphosphate sont actuellement fournis aux dentistes sous la forme sirupeuse ou sous la forme cristallisée. Cette dernière exige une liquéfaction par la chaleur; la manipulation et le foulage doivent en être très rapides sous peine de durcissement avant l'achèvement de l'opération. On fait avec eux des opérations incomparablement plus durables qu'avec les liquides constamment sirupeux.

Toutes les poudres de ciments perdent leurs qualités au bout de quelque temps par suite de leur tendance à l'hydratation. Elles doivent être conservées dans des flacons bien bouchés; on peut leur rendre leurs qualités en faisant chauffer de temps en temps le flacon qui les contient.

M. Andrieu mentionne d'autres ciments dentaires, l'oxychlorure de magnésie, il demande deux à trois jours pour durcir; l'oxynitrate et l'oxysulfate de zinc, le silicate double d'alumine et de chaux qui prend sous l'eau, même mieux qu'à l'air libre. Fletcher le dit

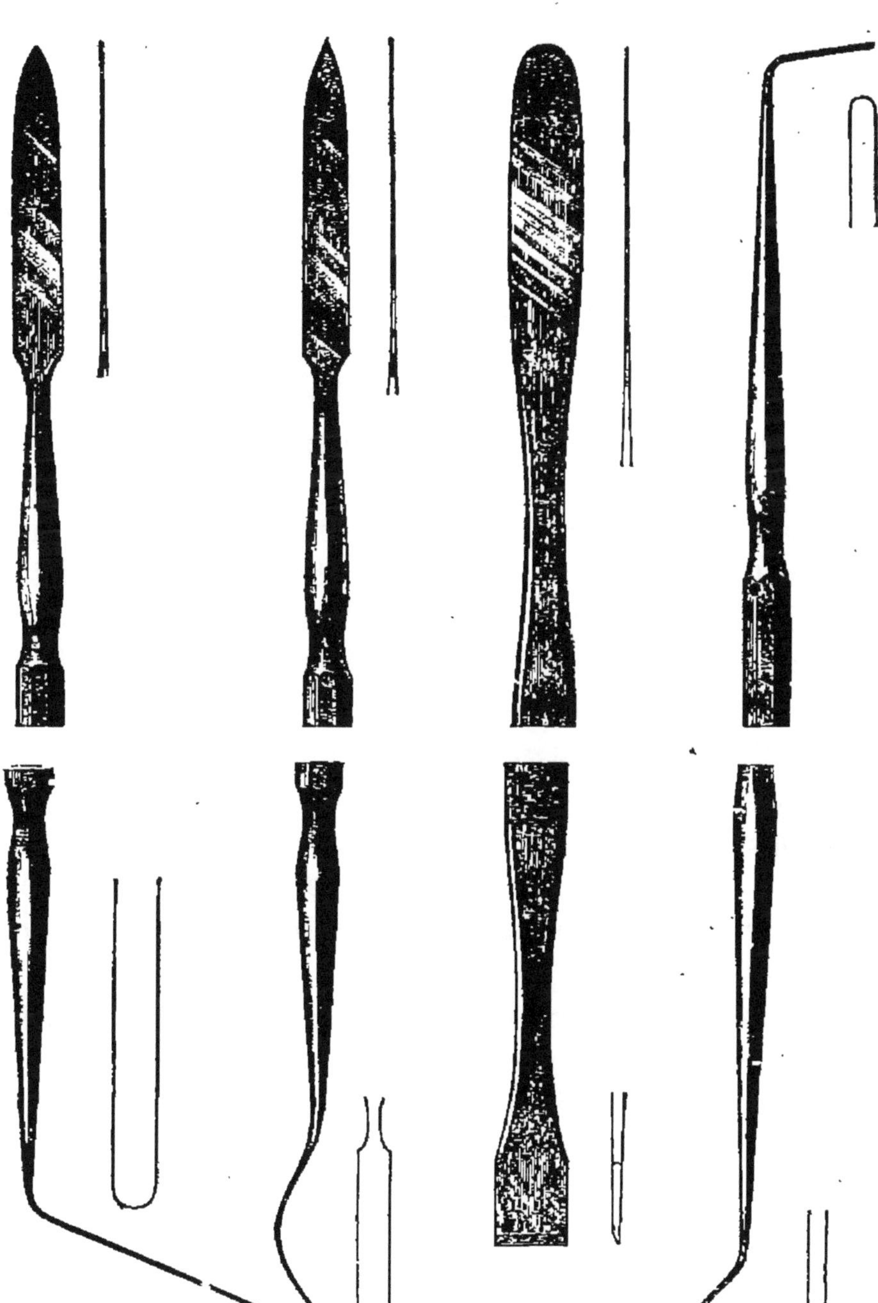

Fig. 79. — Différents modèles de spatules en acier servant à mélanger et à insérer les ciments.

résistant aux acides concentrés. (Andrieu, *Traité de dentisterie opératoire*, p. 232.)

Conditions d'emploi. — La prise rapide des ciments d'oxyphosphate exige que la cavité et le patient soient absolument prêts avant le mélange du liquide et de la poudre, sans quoi le durcissement se produirait avant l'achèvement de l'obturation. La digue mise, la cavité séchée, le patient ayant la tête appuyée et la bouche ouverte, on prendra une ou deux gouttes de liquide avec un fouloir d'agathe, ou une spatule de platine, ou le bouchon du flacon, on placera à côté une quantité suffisante de poudre pour faire une pâte à consistance de mastic. Si le liquide est en cristaux ou semi-cristallisé il ne devra pas être employé dans cet état et une chaleur n'allant pas jusqu'à l'ébullition le liquéfiera. Au lieu de chauffer la totalité du flacon, nous préférons ne chauffer que la quantité à employer. Pour cela, quelques cristaux seront placés sur une plaque mince de verre trempé, et la chaleur d'une lampe les amènera à l'état sirupeux. On laissera ensuite entièrement refroidir, puis la poudre sera ajoutée comme il est dit ci-dessus.

On ne doit pas mettre trop de poudre, afin d'éviter l'émiettement. Elle sera mise en une fois. Il vaut mieux recommencer la préparation que de l'introduire, le durcissement étant commencé. Le ciment, roulé entre les doigts en forme de cylindre et formant une pâte bien homogène, un premier morceau sera porté par une brucelle ou une spatule dans la cavité ; on en introduira rapidement ainsi jusqu'à remplissement.

Le ciment sera foulé d'abord à la partie cervicale,

puis dans les anfractuosités de la carie, un fouloir plat, la spatule, donneront de suite la forme désirée, en lissant du centre vers les bords On articulera immédiatement, en ne laissant pas mordre violemment tout d'abord. Avant d'enlever la digue, on recouvrira l'obturation d'un vernis de copal, ; d'une dissolution de gutta-percha : d'une gouttelette de cire qu'une spatule chaude étalera. La chaleur d'un fouloir rougi promené sur la surface de l'obturation produit une sorte de vitrification superficielle qui augmente la dureté et la résistance aux agents chimiques. Les brunissoirs agathe, à la main ou montés sur le tour, donnent de la densité et du poli aux ciments. Cela importe beaucoup pour leur durée.

La pointe cervicale demande la plus

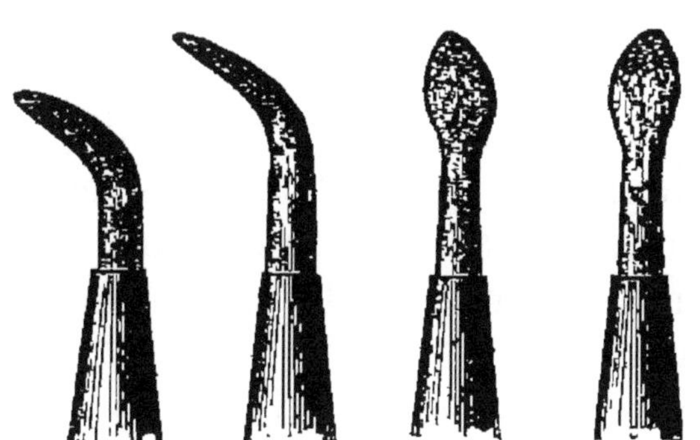

Fig. 80. — Différentes formes de spatules et brunissoirs en agathe pour polir les ciments.

grande attention. Dans le but de bien lisser, Flagg conseille d'employer pour finir un instrument légèrement huilé.

Une obturation au ciment durera plus de trois ans, si elle est bien faite.

Amalgames.

Indications.—L'amalgame est la matière obturatrice la plus dure, pour les molaires c'est un succédané de l'or. Il convient surtout aux dents d'adultes, à tissus denses. Son grand défaut est dans sa contractilité qui enlève aux parois leur soutien, et laisse une porte d'infiltration aux agents de désorganisation chimique, et, par suite, aux progrès ultérieurs de la carie. Pour les dents du devant sa décoloration est une contre-indication de plus, surtout pour les grandes cavités. Il sera délaissé pour les dents à dentine molle, que celle-ci provienne de la calcification incomplète, comme chez les enfants et les adolescents, ou de défectuosités congénitales ou acquises Pour le scellement des pivots et des tubes devant les recevoir, c'est le meilleur moyen de fixation. Il peut aussi rendre des services pour le scellement des couronnes métalliques, mais à un moindre degré que pour les usages précédents. Il peut se combiner avec l'or et le ciment; avec le premier, il est mis dans le fond de la cavité, avec les seconds, à la surface.

Composition des amalgames.— Le mercure et quelques métaux alliés les constituent. L'alliage est composé d'argent, d'étain, en fortes proportions, d'or, de cuivre, parfois de zinc et de platine, en petites quantités. L'argent est la base essentielle des amalgames, il entre dans la proportion de 40 à 60 0/0. Il donne aux amalgames de la dureté et une plus grande stabilité dans la forme, par suite de son action expansive, qui contrebalance les effets opposés de l'étain, mais il a le désavantage de favoriser la décoloration par formation de sulfate d'argent.

L'étain ne se décolore pas, rend l'amalgamation plus facile, mais il contribue pour la plus grande part à la rétractilité, il fait des obturations moins dures. Il entre pour une proportion variant de 35 à 60 0/0, selon les formules, dans la composition des alliages. Dans les plus récentes, il ne figure que pour 40 0/0 environ, l'or ne peut être mis qu'en assez faible proportion dans les alliages d'amalgame de 3 à 8 pour 0/0.

Le cuivre donne de grandes qualités de dureté et de stabilité aux amalgames ; comme l'argent, il favorise la décoloration par formation de sulfure. Il prend assez difficilement le mercure, mais une fois amalgamé, il active la combinaison, 5 pour 0/0 est le maximum de sa proportion.

Le platine a été mis en petites quantités dans les alliages, 0,85 à 2,33 pour 0/0, ses avantages sont fort contestés.

Le zinc empêcherait la décoloration. Flagg l'a fait entrer dans l'une de ses formules pour 3 0/0.

L'amalgame de cuivre, dit de Sullivan, donne de bons résultats, il exige une amalgamation préalable.

Tomes a recommandé un amalgame de palladium pur, qui a, dit-il, de bons effets pour la conservation de la dent. Son noircissement et aussi son prix élevé ont empêché la généralisation de son emploi. Il a une prise très rapide. Voici quelques formules d'alliages pour amalgames parmi les meilleurs, en tenant compte surtout de la permanence de la forme :

Flagg. (Submarine)		*Sholtsborg. (Guld amalgam)*	
Argent	50	Argent	55,02
Etain	43	Etain	40,58
Cuivre	7	Or	4,18

Flagg. (Contouring)		*Lawrence*	
Argent	57	Argent	47
Etain	38	Etain	47
Or	5	Cuivre	5
		Or	1

Nous y ajoutons la composition de deux amalgames à marque commerciale très répandue :

Arrington		*Townsend*	
Argent	41	Argent	43
Etain	59	Etain	57

On remarquera que, dans les formules recommandées, l'argent prédomine, que l'or n'y entre que pour de petites proportions, que le cuivre peut se substituer à l'or. Les formules commerciales données ensuite ont une plus forte proportion d'étain, elles font des amalgames plus maniables, plus blancs mais moins stables de forme.

Métallurgie et préparation des alliages pour amalgames. Le dentiste trouvera toujours avantage à préparer lui-même ses amalgames, il pourra ainsi faire des expériences et des observations sur des données précises. Les défectuosités des amalgames actuels ne disparaîtront que si le praticien sait ce qu'il emploie et s'il sait varier selon des indications rationnelles les composés actuellement en usage. La fonte des alliages pour amalgames exige certaines précautions, mais somme toute elle est facilement exécutable. Essig dit : « La difficulté gît dans l'oxydation de l'étain et dans la non homogénéité de la masse (quand elle est mal alliée) par suite de la densité différente des composants. Il est bon de faire fondre ensemble les métaux fusibles à haute température, platine, or, cuivre, argent avant de les faire fondre avec l'étain. Afin d'empêcher l'adhérence du lingot aux parois du récipient, pour faciliter la coulée et pour entraver l'oxydation, on placera et on fera fondre du borax dans le creuset avant de procéder à la fonte du lingot. Une couche de charbon concassé mise au-dessus du métal protège contre l'oxydation. Afin d'éviter la distribution irrégulière des métaux composants dans la masse du lingot, il est nécessaire d'obtenir une fusion complète et de couler quand la masse est encore à l'état fluide.

La poudre métallique s'oxyde avec le temps, il est donc bon de ne limer que de petites quantités à la fois. (Essig. *Dental Métallurgy.*, p. 58.)

On peut encore faire fondre l'argent tout d'abord, puis ajouter quand la fusion est obtenue le platine, l'or, le cuivre par petits fragments et enfin l'étain. Ce dernier procédé est moins parfait que le premier.

Préparation des amalgames cupriques. — L'amalgamation à froid du mercure et de la limaille de cuivre se fait difficilement ; après 24 heures, Morman divisait avec l'ongle une masse amalgamée. On ne pourrait employer cet amalgame pour l'obturation des dents. Pour l'usage de l'amalgame cuprique, il est nécessaire que l'amalgamation soit faite à l'avance.

L'amalgame cuprique se forme en mélangeant 20 à 30 parties de cuivre réduit par l'hydrogène (hydrure de cuivre) et 79 parties de mercure en présence de l'acide sulfurique, la masse solide ainsi obtenue, est lavée à l'eau bouillante, elle devient plastique à chaud.

Autre procédé. — On fait bouillir une solution concentrée de sulfate de cuivre avec du zinc distillé jusqu'à ce que la couleur bleue du sel disparaisse, puis le zinc est dissous. Le cuivre précipité, ainsi obtenu, est lavé avec de l'acide sulfurique dilué, puis dans l'eau chaude, il est ensuite séché. Cette poudre est humectée avec une solution de nitrate de mercure qui facilite l'amalgamation ; une fois celle-ci commencée, on ajoute du mercure en quantité double, cuivre 1, mercure 2, la pâte qui résulte du mélange est roulée entre les doigts en masses de différentes grandeurs. Les boulettes ainsi formées servent à préparer la matière obturatrice. La présence d'une minime quantité de zinc dans le composé est préjudiciable à la stabilité chimique de l'amalgame.

Le mercure du commerce est toujours chargé d'impuretés et son usage devrait être délaissé pour faire les obturations. Le mercure purifié par l'électricité est indispensable.

La quantité de mercure doit être assez grande pour faire une pâte bien homogène. C'est une erreur de croire que l'amalgame, fait très sec, soit moins rétractile. La quantité nécessaire varie selon les composants de l'alliage.

La balance de Fletcher a l'avantage de doser d'une façon moins irrégulière que le versement direct de la bouteille sur la poudre.

Manuel opératoire. — L'amalgame peut se faire, soit en délayant dans la main ou dans un petit mortier, ou en ajoutant énergiquement mercure et poudre dans un tube de verre dont le pouce ferme l'ouverture, l'amalgamation dans un petit mortier est préférable.

Le lavage de l'amalgame est préjudiciable, sauf pour celui de Sullivan.

Si le mercure a été mis en excès, il sera expulsé par une pression entre les doigts, entre les plis d'un linge tordu, ou entre les mors d'une pince. L'expression dans un linge ou un morceau de peau de chamois demande plus de temps. On laissera une quantité suffisante de mercure pour garder à la masse des qualités plastiques. Le moulage de l'amalgame dans un petit moule en bois, afin de lui donner la forme cylindrique, est souvent avantageux ; les fragments sont plus facilement portés dans la cavité.

L'amalgame de Sullivan a besoin d'être chauffé pour être plastique ; on le porte au-dessus de la flamme dans une cuillère de fer, et on l'y maintient jusqu'à ce qu'il sue du mercure, puis il est trituré rapidement dans un mortier, jusqu'à ce qu'il forme une pâte molle et lisse. L'excès du mercure est ensuite exprimé dans une peau de chamois. Cet amalgame se tasse sans pression. Il durcit la dentine avec laquelle il est en contact. Son inconvénient est dans sa décoloration. On peut le recouvrir le lendemain d'un autre amalgame.

Les amalgames cupriques qui avaient été abandonnés, ont reconquis ces dernières années la faveur professionnelle, leurs qualités d'adaptation aux parois de la cavité, leur action durcissante sur la dentine et aussi leur énergie antiseptique, en font une des meilleures matières obturatrices qu'on puisse employer, si on fait abstraction de la décoloration, comme pour l'obturation des dernières molaires. Nous indiquons plus haut le mode de préparation ; les meilleurs marques commerciales sont celles de Weagant, de Rogers.

L'amalgame qui a été mouillé peut, si on exprime l'eau qu'il contient, adhérer de nouveau ; mais cela lui a fait perdre quelques qualités, il est donc indispensable de faire l'obturation à sec. La pose de la digue est presque toujours profitable ; pour les cas simples, les tampons de linge, de papier absorbant suffisent.

La cavité doit avoir, surtout sur les faces triturantes, des bords solides, lisses, droits ou presque droits, sur les faces latérales le sacrifice de tissu sain peut être moins étendu que pour l'or mou ; on évitera pourtant de laisser des parties affaiblies, surplombantes, des bords déchiquetés. Pour les cavités proximales le nettoyage entre les obturations doit toujours être facile ; l'ouverture en V, des séparations franches seront pratiquées. Étant connu le retrait de l'amalgame on comprend qu'on ne doit laisser sur les bords que de l'ivoire absolument sain, principalement à la pointe cervicale, et sous les tubercules des prémolaires. Si pour la rétention de l'obturation il est nécessaire de pratiquer une rainure, elle sera faite avec une fraise ronde ou ovale, la fraise en roue ou à cône renversé laissant moins de solidité aux bords. L'emploi des fraises à forme ronde a, pour ce genre d'opération, entre autres avantages, de laisser à la cavité une forme se rapprochant de la sphère.

Pour les cavités interstitielles l'emploi des matrices est le plus souvent utile, car elles permettent une condensation plus parfaite, puisqu'elles assurent des parois sur des points où la cavité en était privée, empêchent aussi le glissement des matières obturatrices au delà de la pointe cervicale de la cavité, et économisent le temps en donnant de suite la forme voulue.

La cavité bien préparée, séchée, la matrice mise en place, l'amalgame est porté dans la cavité par petits fragments à l'aide d'une brucelle ou d'un fouloir *ad hoc*. Chaque fragment sera bien foulé avant d'en introduire un autre. Le premier servira à enduire en quelque sorte les parois de la cavité, le fouloir tourné entre les mains ou un brunissoir monté sur le tour rendront facile ce premier temps de l'opération ; de nouveaux morceaux seront ensuite ajoutés et foulés de même, jusqu'à édification complète de l'obturation.

On a conseillé l'usage du maillet automatique pour fouler l'amalgame ; avec très peu de mercure les particules ont peu de cohésion ; de là, nécessité d'un foulage énergique, le coup de maillet a alors quelque raison d'être ; avec l'amalgame plastique il est superflu. Même avec l'amalgame sec, le maillet ne donne pas une densité supérieure au foulage à la main s'il est fait soigneusement.

J'ai fait des expériences comparatives avec des cylindres d'amalgame dosés à l'aide de la balance Fletcher. Ils furent foulés les uns à la main, d'autres au maillet, d'autres avec le brunissoir monté sur le tour ; ramenés à un volume égal ils donnèrent une pesanteur spécifique semblable, ou avec peu de différence, celui qui avait été foulé par la rotation avait en moins 0 gr. 006 — pour un poids de 1 gr. 400, c'est-à-dire 1/233.

On peut donc dire que la percussion, la pression, la rotation, équivalent pour la condensation de l'amalgame, à condition que de petits morceaux soient successivement foulés. Il serait erroné de croire que l'amalgame est absolument plastique et qu'on peut le mettre en masse et se contenter d'une pression à la surface, l'on aurait ainsi une obturation peu dense pénétrant mal dans les anfractuosités de la cavité ; vers les bords, cela aurait des conséquences fâcheuses. L'amalgame a du retrait quand il est bien fait, également condensé ; que doit-ce être lorsque l'homogénéité de la masse, le moulage de la cavité ne sont pas absolus ?

Certains opérateurs expriment l'excès de mercure en foulant sur l'obturation terminée avec du papier absorbant, un morceau de caoutchouc monté sur un manche de bois, de l'étain, de l'or en feuilles ; l'étain est préjudiciable, l'or ne doit pas avoir grande efficacité, il prend du mercure à l'obturation, il n'y ajoute qu'une quantité infinitésimale d'or, il agit donc comme les moyens mécaniques. Étant reconnu qu'on doit laisser à l'amalgame une certaine quantité de mercure, cette pratique semble irrationnelle.

La cavité remplie, on lui donnera le contour voulu

en accordant la plus grande attention aux bords, surtout à la région cervicale; l'excédent enlevé, l'articulation largement assurée, on procédera au polissage immédiatement si l'on a employé un amalgame prenant vite; dans le cas contraire, il sera différé.

On enlève l'excédent et on polit à l'aide de limes à séparer, de rifloirs à obturation, de meules, de disques en papier, en feutre, en caoutchouc, chargés d'abord de poudre à grains assez gros, pour terminer avec les poudres fines, magnésie, blanc d'Espagne, rouge d'Angleterre. La décoloration, la désagrégation de la dentine en contact avec l'amalgame sont toujours atténués par le polissage.

On sera très minutieux pour les cavités interstitielles; l'obturation doit s'unir à la dent sans différence de niveau; on s'en assurera avec un instrument. Les dépressions ou saillies favoriseraient la rétention des détritus buccaux; cela est particulièrement préjudiciable dans le voisinage du collet; une inflammation de la muqueuse, du périoste, avec ou sans fongosités de périostites rebelles, des épulis ont souvent cette origine.

Pour le scellement des tubes on préférera les amalgames renfermant du cuivre.

Étain.

Indications. — Pour les dents imparfaitement calcifiées, l'étain est une excellente matière d'obturation, il est même, dans certains cas, supérieur à l'or car il forme dans la bouche des combinaisons chimiques favorables à la texture des dents.

Les restrictions à son emploi proviennent de ce qu'il demande au moins autant d'habileté, de soins, que l'or et qu'il n'offre peut-être pas une résistance suffisante sur les faces triturantes. Combiné avec l'or il a des défenseurs émérites. Nous parlons plus loin de cette combinaison.

Manuel opératoire. L'étain en feuilles doit être absolument pur, il s'emploie plus épais que l'or, se roule comme lui en cylindres. (V. Aurification à l'or non adhésif.) Comme il se déchire sous le choc du fouloir à stries dentelées, il ne doit être mailleté que pour finir et seulement avec des fouloirs lisses.

« Une forme d'étain appelée Robinson Métal est pré-
« parée à l'état fibreux; on dit qu'il contient un peu de
« platine. Ce platine donne au mélange une plus grande
« dureté que celle de l'étain pur. Son état spongieux le
« rend plus maniable, en lui donnant quelques qualités
« de cohésion... Il n'en demande pas moins l'exclusion
« absolue de l'humidité. Il peut servir avec avantage
« pour terminer les obturations à l'étain. » (L. Jack.).

L'emploi du brunissoir monté sur le tour est toujours profitable pour terminer les obturations à l'étain. L'usure de l'excédent et le poli se font de la même manière que pour les autres substances obturatrices métalliques.

Aurification.

Indications. — L'or est la matière d'obturation la plus permanente quant à la forme et à la résistance aux agents de désorganisation rencontrés dans la bouche.

Il peut et doit être employé dans la grande majorité des cas. L'aurification bien faite empêche presque toujours les progrès ultérieurs de la carie, assure la conservation indéfinie de la dent. Il peut se combiner avec d'autres matières obturatrices.

Contre-indications. — La très grande faiblesse des parois, la mollesse excessive de la dentine, l'inaccessibilité de la cavité (faces postérieures des dernières molaires par exemple), les caries du collet étendues sur la face labiale, sont des contre-indications de son emploi.

Composition. — L'or à aurifier doit être absolument pur, il s'emploie sous plusieurs formes pouvant se ramener à deux: 1° *Or mou ou non adhésif* ne se soudant pas à lui-même; il est rendu ainsi par dépôt de vapeurs ammoniacales; 2° *Or adhésif*, c'est-à-dire se soudant à lui-même. Celui-ci s'obtient en feuilles, en blocs et cylindres préparés à l'avance et en cristaux.

Or mou ou non adhésif.

L'or de la plupart des marques perd cette qualité quand il est chauffé.

Préparation des cavités. — L'or mou exige des bords épais, solides, réguliers, par conséquent de plus grands sacrifices de tissu que l'or adhésif. La forme la plus parfaite est, pour cette manière obturatrice, le cône tronqué à faible inclinaison, se rapprochant de la forme cylindrique. Pour les cavités simples des faces triturantes, il sera facile de l'établir ainsi, si elles embrassent plusieurs sillons, on donnera à l'ouverture une figure ovalaire. Quand plusieurs points de la face triturante sont atteints et que le tissu les séparant est peu épais, il vaut mieux l'exciser pour les réunir et ne faire qu'une cavité. Dans les caries interstitielles, la forme du cône et du cylindre réguliers s'obtiendra plus difficilement sauf pour les cavités du collet et du centre. Quand la carie des faces latérales et triturantes se rejoint, la forme pyramidale s'impose, la base à la pointe cervicale, le sommet à la face triturante.

Pour donner de la solidité aux bords et permettre l'introduction des cylindres, l'ouverture en V sera fréquemment nécessaire. Si pour les petites cavités des faces triturantes, la rétention est assurée par la forme pyramidale ou en cône tronqué et la rainure superflue, il n'en est pas de même pour toutes les autres cavités où elle est une condition essentielle de la préparation. Elle ne pourra toujours se faire avec les instruments montés sur le tour; alors on la pratiquera avec un excavateur bien coupant. Cette rainure sera un peu plus accusée dans le sens du placement des cylindres, c'est-à-dire le grand axe de la cavité.

L'aurification à l'or non adhésif ne demande pas l'exclusion absolue de l'humidité, pourtant la pose de la digue la facilitera et la rendra plus parfaite.

Préparation de l'or. — Les numéros 4, 5 et 6 sont les seuls recommandables. Les préparations en boulettes, en corde, doivent être délaissées, le cylindre et le ruban seront seuls employés.

La feuille entière ou coupée en deux, trois, quatre morceaux, — selon l'étendue de la cavité et la force à donner aux cylindres — est repliée sur elle-même à l'aide d'un couteau de bois, d'ivoire, d'acier, de manière à former des rubans plats, bien réguliers, plus

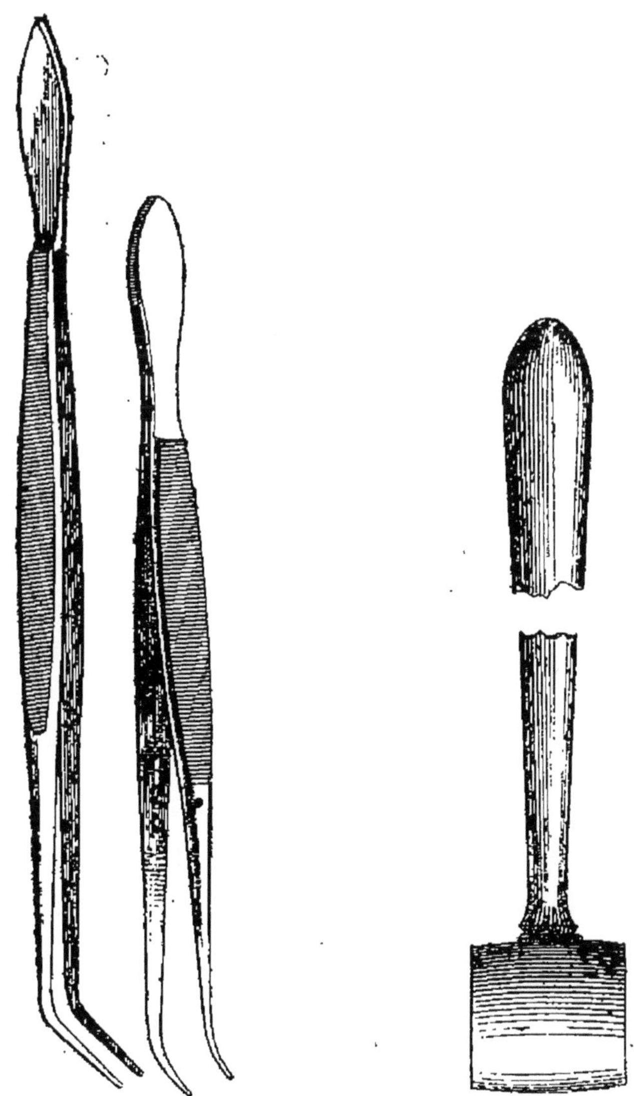

Fig. 81. — Brucelles servant à porter les morceaux d'or dans les cavités.

Fig. 82. — Maillet à main pour aurifications. La partie percutante est en plomb avec entourage de bois ou de corne.

haut de $0^m,001$ à $0^m,0015$ que la cavité elle-même.

Il faut que les cavités soient bien grandes pour que des cylindres contenant une feuille soient nécessaires. Si l'on emploie dans la même cavité cylindres et ruban, le ruban devra être assez épais pour empêcher sa rupture facile. Le ruban destiné à faire des cylindres sera roulé sur un mandrin. On fera ainsi des cylindres parfaits en évitant d'enrouler en spirale ; les extrémités

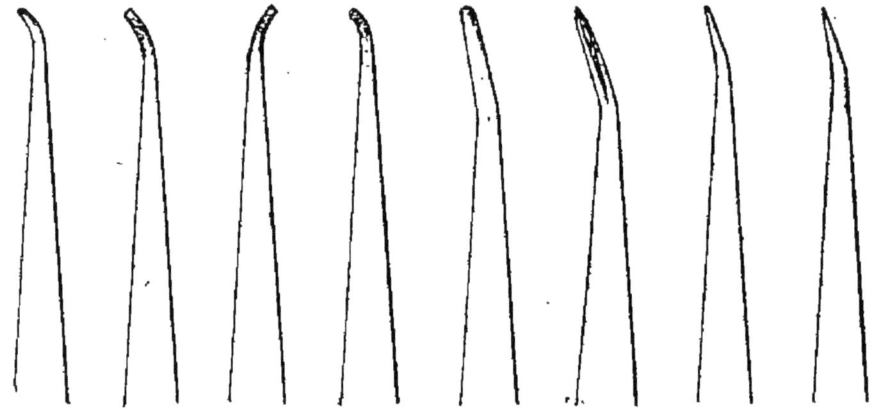

Fig. 83. — Fouloirs à or mou. Série de Bing.

seront bien planes, il est bon, dans ce but, de serrer légèrement les extrémités du grand axe, une fois le ruban enroulé entre les mors de la brucelle.

On peut aussi utiliser les cylindres préparés par les fabricants, de préférence les *compacts cylinders.*

Les cylindres seront tous à la même hauteur, mais d'épaisseur différente, les plus gros seront placés les premiers.

Placement et condensation de l'or. — Emploi exclusif des cylindres. Un premier cylindre sera placé contre la paroi la plus solide, celle contre laquelle s'exercera la poussée. La pression sera latérale jusqu'au placement de tous les cylindres. L'important consiste à bien faire descendre les cylindres, à faire qu'ils n'obstruent pas l'entrée de la cavité. A ce premier cylindre, il en est ajouté d'autres jusqu'à ce qu'on ait atteint le bord opposé. Il est aussi pratique de placer au début, pour les faces triturantes, un cylindre à chacune des parois opposées pour remplir ensuite en progressant vers le centre. Quand la cavité sera remplie on pratiquera avec un fouloir plat, en coin, ou avec un davier à condenser l'or (fig. 86), une perforation centrale permettant de placer un ou de nouveaux cylindres. A ce point seulement on condensera la masse en foulant sur l'extrémité libre des cylindres, avec un fouloir à main sur lequel on frap-

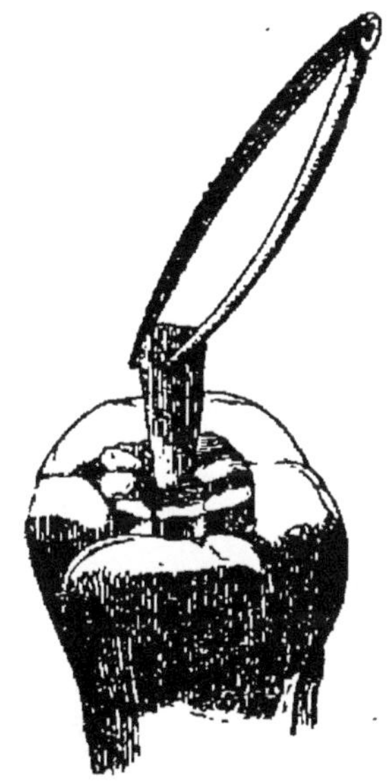

Fig. 84. — Placement des cylindres dans une cavité de face triturante.

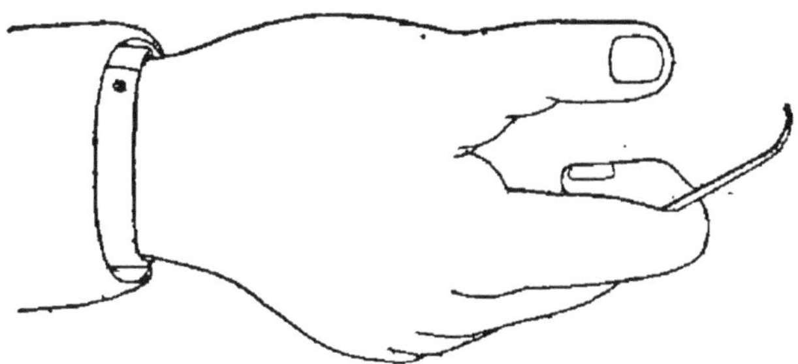

Fig. 85. — Position de la main pour le foulage des obturations à l'or mou.

pera à l'aide du maillet à main (fig. 82). Les coups seront plus forts que pour la condensation de l'or adhésif.

« L'emploi du maillet automatique est absolument « contre-indiqué, le coup donné est trop superficiel « pour de fortes masses et sous son action l'or se désa-

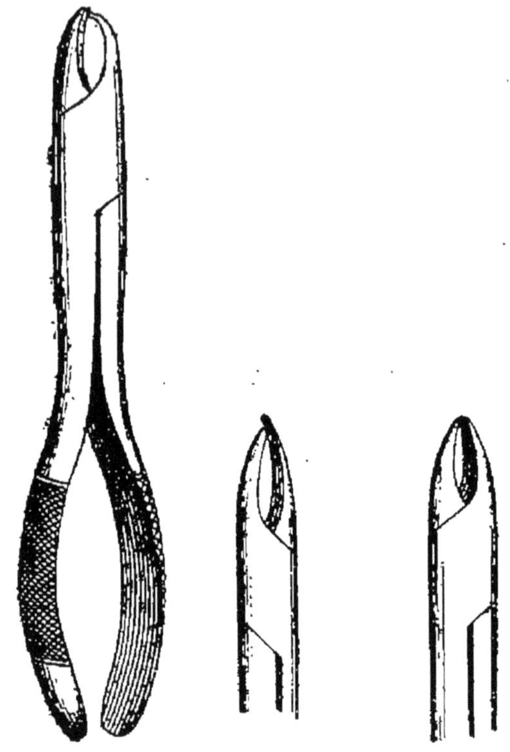

Fig. 86. — Daviers à condenser l'aurification à l'or non adhésif.

« grège, se déchire et se durcit à la surface sans se « tasser ni latéralement, ni en profondeur. » (Chauvin.)

Le brunissoir monté sur le tour, et celui à main termineront la condensation. Les fouloirs servant pour l'or mou ne doivent pas avoir de quadrillages à arêtes vives ; la série Bing est la mieux adaptée à ce genre de travail. On évitera de mâchurer, de fatiguer son or.

L'obturation sera terminée, articulée, polie comme l'or adhésif.

Emploi des cylindres et du ruban. La cavité ayant ses parois garnies de cylindres, on place dans la perforation centrale du ruban qu'on replie sur lui-même (*en accordéon*). On doit avoir soin de bien faire descendre le ruban au fond de la cavité, de bien condenser chaque pli avant d'en faire un autre, de ne pas le couper, — on enlèverait ainsi toute solidité aux derniers morceaux — puis on condense au bord libre, comme il a été dit, en ramenant autant que possible les extrémités terminales des cylindres sur le ruban.

L'or mou peut se combiner dans la même cavité avec l'or adhésif.

Or mou et or adhésif combinés. En employant des cylindres de hauteur un peu moindre que celle de la cavité, en les condensant fortement à la main et, si possible, à la pince, au maillet, on peut, en pratiquant avec le trocart des perforations divergentes dans leur épaisseur, faire en quelque sorte des points de rétention qui serviront à attacher de nouveaux morceaux d'or placés et foulés comme si la base avait été faite avec l'or adhésif. Il faut éviter, dans cette association, de ne placer l'or adhésif qu'à la fin et sans points d'attache suffisants. Une perforation pyramidale avec la base en dehors pourrait donner à l'opérateur l'illusion d'une obturation solide, mais la différence de condensation amènerait à la longue du tassement et une désagrégation de la masse centrale. On doit donc s'être ménagé dans l'or mou des éléments de rétention analogues à ceux qu'on aurait pratiqués dans la carie même. Ainsi faite, la combinaison donnera les meilleurs résultats. L'or en feuilles lui adhère parfaitement.

Or adhésif.

L'or pur se soude à lui-même ; lorsqu'il est de préparation ancienne, les impuretés de l'atmosphère lui enlèvent cette qualité mais le recuit la lui rend. Les fabricants fabriquent de l'or plus ou moins adhésif; sauf pour la surface on délaissera l'emploi de l'or extra-adhésif.

Dans l'or mou, les particules ne se soudent pas, mais l'écrasement, la condensation à distance sont possibles, de là une adaptation plus constante aux parois et une plus grande densité.

Avec l'or adhésif, les morceaux se soudent, mais ils ont l'inconvénient de ne se durcir qu'à la surface, de ne pouvoir se fouler, s'étaler dans d'autres directions que leurs points d'attache ; de là la nécessité de très petits morceaux, de leur condensation complète avant l'introduction du suivant. Si l'opération n'a pas été conduite avec toute la rigueur d'exécution nécessaire, pour la plus petite lacune, pour une partie d'or insuffisamment foulée, pour un morceau d'or ne collant pas par suite d'humidité, de contact avec un corps gras ou de toute autre cause, pour une fissure, pour les bords peu nets, l'aurification à l'or adhésif fera une obturation mauvaise ou médiocre.

On a reproché aussi à l'or adhésif, et non sans raison, la longueur de temps qu'il exige.

Si cet inconvénient n'est pas sans valeur pour le praticien, il en a une plus grande pour le patient qui, dans nombre de cas, se prête mal à la fatigue d'opérations durant une ou plusieurs heures.

Pour atténuer cet inconvénient on combine actuellement l'or mou, en cylindres, foulé à la main, au maillet, au brunissoir rotatif avec l'or adhésif. Fait avec soin, le résultat de cette association est parfait.

Puisque l'or adhésif est suffisamment maintenu par l'ivoire, on comprend qu'on puisse encore plus aisé-

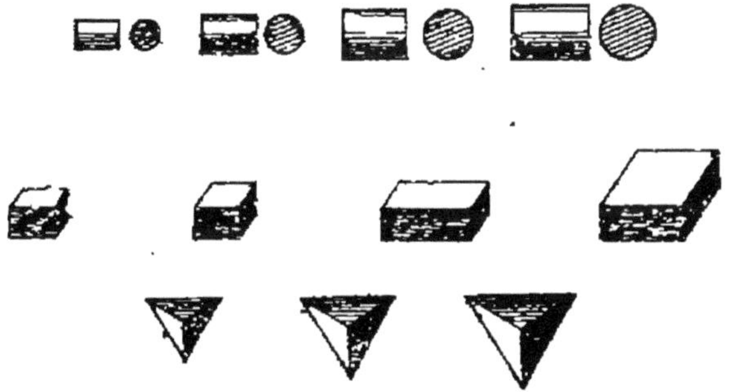

Fig. 87. — Différentes formes d'or adhésif en cylindres, en blocs, en pyramides pour l'aurification.

ment le maintenir en pratiquant des perforations en coin dans une masse d'or mou.

L'or adhésif peut être foulé sur des dents à parois plus fragiles que celles devant être aurifiées à l'or mou. Pour les dents antérieures, il a donc souvent une supériorité sur l'or mou. Il demande des sacrifices de tissus sains moins étendus.

Préparation de l'or. — Il s'emploie à des épaisseurs variées, n°s 3, 4, 5, 6 pour le fond, 10, 20, 30 pour la surface. Certains opérateurs ont conseillé pour finir, d'user de l'or n°s 60, 80, 120, mais cela n'est guère applicable. Les fabricants font de l'or adhésif en cylindres, en rubans, en blocs de grosseurs différentes pouvant être mis tels que dans la cavité. L'or en feuilles minces 3, 4, 5, 6, se roule ; les feuilles épaisses 10, 20, 30 s'appliquent sans préparation, elles sont coupées en petits morceaux de la grandeur approximative de la cavité, placées et foulées à plat.

L'or mince se roule en cordelettes ou se plie en rubans plats. Selon l'importance de la cavité, et aussi la facilité de son accès, la feuille est coupée en 2, 3, 4 bandes ; ces bandes sont repliées sur elles-mêmes en rubans assez larges, lâches, non aplatis, puis placés dans un linge de toile fine ; un mouvement de va et vient les roule en cordelettes peu serrées; tenues ensuite à l'une des extrémités par une brucelle, on les coupe en morceaux de longueurs différentes.

Pour la préparation en rubans, on opère de même, si ce n'est qu'on aplatit un peu plus l'or et qu'on les fait moins larges. On a ainsi des rubans plats analogues à ceux qu'on fait pour l'aurification à l'or mou. Ils doivent être pourtant moins épais que pour celui-ci.

Préparation de la cavité. — Les bords ne doivent pas être friables, nous avons déjà dit qu'ils pouvaient pourtant être d'une moindre épaisseur que pour l'or mou. En préparant la cavité on se souviendra que l'or adhésif n'est pas plastique et qu'il ne se foule que dans la direction et sur les points touchés par le fouloir ; on évitera donc les angles rentrants trop accusés, surtout sous les faces triturantes, particulièrement aux prémolaires. Il est toujours avantageux d'avoir des cavités à formes régulières ; le cône, la pyramide tronquée sont les formes idéales. Une rainure courra en arrière des bords de l'aurification, mais le support principal de ce genre d'obturations est dans les points de rétention qui sont pour ainsi dire des puits de fondation. Ces points de rétention seront placés : 1° à la partie cervicale de la cavité, au nombre de deux, au plus, ils seront peu divergents et à quelque distance du bord dans les caries proximales, — afin d'éviter les éclats ou les fentes que

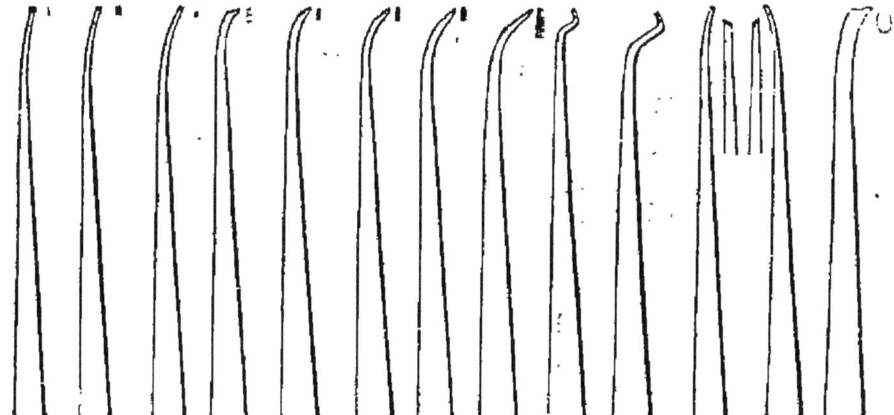

Fig. 88. — Série de fouloirs de Varney, convenant pour la condensation de l'or adhésif.

la condensation provoquerait ; 2° il en sera fait un autre dans la direction du bord libre de la couronne.

Pour les cavités simples des faces triturantes des grosses molaires, quand on fait le fond en or mou, ou par le procédé de Herbst, ou avec de l'or cristallisé, les points de rétention sont superflus, la rainure suffit.

L'exclusion absolue de l'humidité est une nécessité de succès. Il est donc préférable de se protéger par la digue. Pourtant, pour les petites aurifications sur les faces triturantes, surtout pour les dents de la mâchoire supérieure, les tampons de papier buvard, la petite servietteroulée etmaintenue àl'aidedesdoigtsoudu clamp suffira à maintenir le champ opératoire à l'abri de l'humidité. Si malgré ces précautions, la salive arrivait jusqu'à l'or, on sécherait avec un absorbant, puis à l'air chaud à plusieurs reprises, un petit trocart ferait au besoin quelques points de rétention dans l'aurification commencée. L'or, sous ses différentes formes, sera

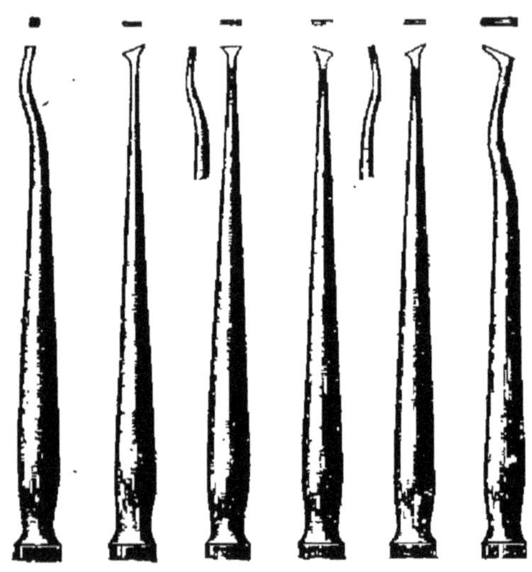

Fig. 89. — Série de fouloirs de F. Thompson. Elle complète celle de Varney.

bien à portée de l'opérateur dans une boîte ayant, à l'intérieur, une peau de chamois.

Placement et condensation de l'or. — Le morceau d'or peut être pris avec la brucelle ou avec le fouloir, il est passé ensuite vivement dans la flamme d'une lampe à alcool rectifié ou d'une petite lampe à gaz brûlant bleu ; la flamme de l'alcool risque moins de salir l'or. En faisant chauffer l'or sur un plateau on ne peut pas graduer le recuit, certaines parties deviendraient trop dures. Les premiers fragments seront peu chauffés, l'or épais employé pour finir, devra au contraire devenir franchement rouge.

Les premiers morceaux seront moins foulés que les suivants. Si l'on a fait des points de rétention, ils seront comblés les premiers.

Le morceau d'or porté par la brucelle ou le fouloir sera d'abord attaché sur un point, puis par une série de coups progressivement excentriques, il sera fixé et

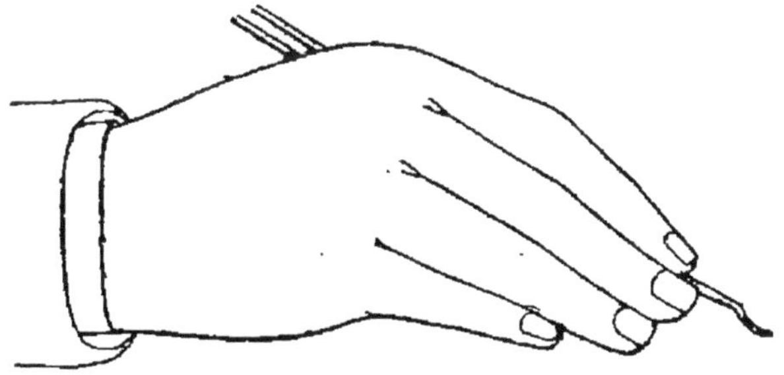

Fig. 90. — Position du fouloir pour la condensation de l'or adhésif.

condensé dans toutes ses parties, la première pression du fouloir doit être faite d'une main ferme, afin d'obtenir un point d'attache solide, sans cela les pressions successives pourraient amener le ballottement et le détachement; on évitera donc de condenser tout d'abord des parties éloignées. Si un morceau d'or ballotte, il vaut mieux l'enlever et le remplacer que d'aurifier dessus. Tout morceau tombé dans la bouche ayant touché autre chose que les instruments à aurifier doit être mis aux déchets.

Le morceau d'or bien fixé par le fouloir à main, sera condensé ensuite plus énergiquement à l'aide d'un maillet. La série de fouloirs à main Varney est celle qui convient le mieux à ce genre de travail. Le maillet

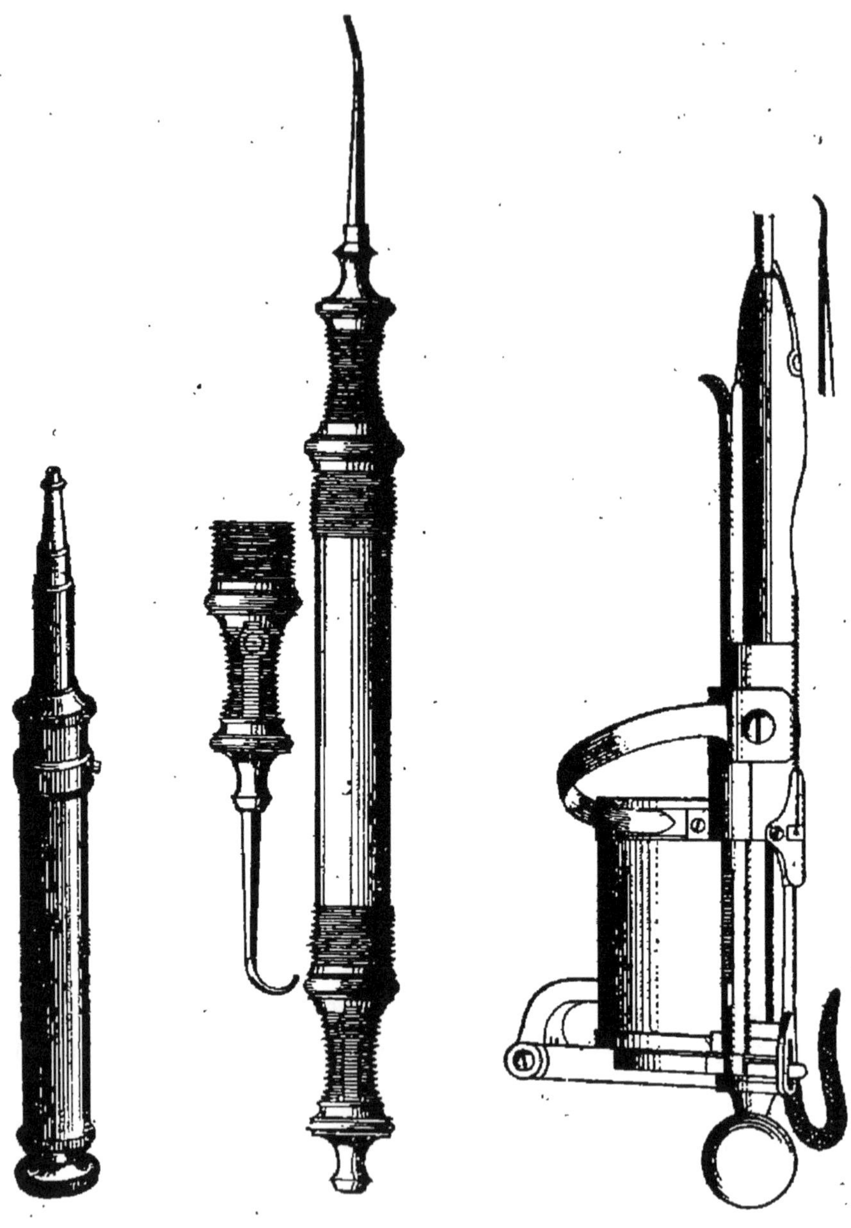

Fig. 91. — Maillet de Snow et Lewis.

Fig. 92. — Maillet d'Abbott avec coup en arrière et coup en avant

Fig. 93. — Maillet électrique de Bonwill.

électrique est le meilleur des maillets pour l'or adhésif.

Les maillets automatiques d'Abott, de Snow et Lewis peuvent aussi rendre des services, mais la lenteur de leurs coups, leurs vibrations, doivent leur faire préférer le maillet électrique ou même le maillet à main manié par un aide, qui écrasent mieux l'or et sont moins douloureux, tout en assurant une condensation plus rapide. L'or placé dans les points de rétention ou dans la rainure placée à la base, l'aurification sera élevée par couches parallèles assises d'aplomb. Dans les caries proximales on aura une attention particulière pour les bords et pour les parties postérieures, surtout à la pointe cervicale. L'obturation s'élèvera par plans successifs vers le sommet, le point de rétention près le bord libre sera fait avant que l'or ne l'obstrue. Les parties les moins accessibles doivent toujours être faites avant les autres.

L'or sera également et complètement tassé dans toutes ses parties avant d'admettre un nouveau morceau. L'air chaud projeté de temps en temps dissipera les vapeurs humides condensées à la surface et augmentera l'adhésivité.

Le foulage qui, dans la plus grande partie de l'opération, aura été fait sur les points de rétention, devra s'exercer à plat, c'est-à-dire latéralement, les cavités interstitielles presque remplies. Les derniers morceaux pourront être des rubans plats, ou même de la feuille d'or épaisse 10, 20, 30, non repliée. Pour finir, le procédé Shumway, indiqué plus loin, sera d'un grand secours, il assurera des bords nets, une surface lisse et sans la moindre fissure.

L'aurification sera sérieusement essayée avec la rugine à plusieurs reprises, pendant l'opération et avant de la polir. Il va de soi que, si une partie s'ébranlait, elle devrait être entièrement détachée, sans quoi l'aurification n'aurait aucune durée.

Les brunissoirs à main et ceux montés sur le tour achèveront la condensation à la surface.

L'excédent d'or sera enlevé avec les rifloirs, les limes à séparer, les fraises spéciales, les meules et disques de corindon et d'arkansas. L'articulation sera obtenue avec les mêmes instruments : elle devra toujours être aisée avant de quitter le fauteuil.

Aux points de contact avec la surface de la dent, l'or doit être bien placé et s'unir sans saillie, ni dépression.

Procédé Shumway. — L'or mince se soude très facilement à lui-même, même sur des surfaces lisses et sans martelage ni pression énergique. M. Shumway a utilisé cette propriété de l'or pour l'aurification. De la feuille d'or mince n° 3 ou 4, est placée, non repliée, sur un coussin devant l'opérateur. Avec un instrument composé d'un fouloir à pointe d'or d'un côté, un brunissoir à forme de spatule mince de l'autre, on déchire, avec la pointe d'or une petite partie de la feuille, on la passe dans la flamme et l'attache par quelques petites pressions sur l'or déjà placé, puis le brunissoir l'étale sur toute l'étendue de l'aurification, l'adhérence est parfaite et ce procédé ne nécessite aucun usage de maillet ni de fouloirs ; d'autres morceaux sont ensuite portés sur ceux déjà placés, ils collent parfaitement les uns sur les autres. On pourrait bâtir une aurification en entier par ce procédé, mais cela demanderait une longueur considérable de temps, la quantité d'or placée en une fois étant minime; mais pour finir les aurifications et principalement sur les faces latérales il est le meilleur, l'or s'étale sur toute la surface de l'aurification en une masse homogène, l'union aux bords de la cavité se fait sans solution de continuité, sans effritements des parties à unir et quelle que soit leur faiblesse. On corrige ainsi certaines défectuosités de l'or adhésif foulé au maillet et on a une obturation glacée, irréprochable. L'aurification se termine comme à l'ordinaire. Il va de soi que l'exclusion de l'humidité est une condition de succès.

Procédé Herbst. — Les inconvénients du maillet suggérèrent à M. Herbst de condenser l'or à l'aide du brunissoir rotatif. Quelques instruments spéciaux sont indispensables pour ce genre de travail.

1° *Instruments à main.*

N° 1. — L'explorateur est un instrument droit, pointu, servant à sonder l'or, à découvrir les parties insuffisamment condensées, ce que décèle son enfoncement dans les couches déjà placées.

N° 2. — Un fouloir cylindrique droit, peu épais, sans hachures ou rayures, si ce n'est très faibles — celles que fait le papier d'émeri, — il sert à condenser l'or dans les petites cavités, dans les dépressions que l'explorateur a fait connaître.

N° 3. — Fouloir un peu plus gros de même forme que le précédent; il sert à tasser les larges superficies avant l'emploi des instruments montés sur le tour.

N° 4. — Fouloir à angle obtus, permettant d'atteindre les parties peu accessibles aux fouloirs droits, telles que celles sous les faces triturantes. Ces instruments peuvent être faits aisément avec des outils hors d'usage.

2° *Instruments montés sur le tour.*

Les instruments montés sur le tour sont cylindriques ou avec un léger renflement en forme de poire.

Les matrices sont d'un usage fréquent pour l'aurification par la méthode de Herbst, on les fixe à l'aide de la gomme-laque. Nous décrivons leur emploi en parlant de l'aurification des cavités latérales.

L'or adhésif en cylindres peu condensés est le mieux adapté pour ce genre d'aurifications.

Préparation des cavités. — Les points de rétention n'ont aucune raison d'être pour l'aurification par ce procédé; la rainure, l'évasement vers le fond suffisent à retenir l'obturation, ils ne seront que peu accusés. Pour les cavités latérales des dents antérieures, on doit agrandir assez franchement l'ouverture labiale de la cavité.

Placement et condensation de l'or. — Pour les cavités centrales on place à la base de l'aurification un ou deux gros cylindres légèrement chauffés; ces cylindres doivent être couchés à plat, selon leur grand axe, ce qui est l'opposé de ce qui se fait pour l'or mou. On les condense dans tous les sens avec un fouloir à main, en évitant de les faire ballotter, puis le brunissoir rotatif complète la condensation (le n° 5 est généralement le mieux approprié). Le brunissoir doit courir sur toute la surface de la couche sans se concentrer sur un point unique, ce qui perforerait l'or. Cette première couche placée, on cherche à l'aide de l'explorateur les points imparfaitement condensés, ceux où il s'enfonce. Ces défectuosités sont comblées avec de petits cylindres qu'on condense de la même manière que les gros à la main, puis au brunissoir rotatif. Chaque couche doit être dure et égale, bien tassée contre le fond et les parois de la cavité. La seconde couche et celles qui suivent sont placées et condensées comme il vient d'être dit. Près des bords, on doit sonder minutieusement; s'il y a des défectuosités, on ajoute de petits morceaux passés à la flamme.

Dans les grandes cavités, M. Herbst condense les premiers cylindres à l'aide d'une boulette de coton mise dans la cavité sur les cylindres légèrement foulés à la main, puis le brunissoir rotatif agissant sur le coton et non sur l'or achève la condensation. Par ce moyen, l'or se moule avec une grande souplesse aux parois, mais il ne peut être employé qu'au commencement de l'aurification, le coton enlève à l'or ses qualités adhésives.

Pour les cavités latérales on procède de même. Il serait dans nombre de cas difficile d'atteindre toutes les parties de la cavité avec les brunissoirs en les introduisant par l'espace existant vers le bord libre; aussi M. Herbst conseille-t-il dans ces cas d'ouvrir un peu largement sur la face labiale en respectant les parties solides de la face linguale qui serviront de base à l'aurification. Pour cette méthode, on tend à se rapprocher des conditions des cavités centrales de la face triturante. Dans ce but, on fait des parois artificielles à l'aide des matrices. Celles-ci peuvent être celles servant aux autres obturations, ou faites, selon les cas, à l'aide de petits morceaux de ressorts de pendules, de fragments de limes à séparer, glissées à chaud entre les interstices et fixées dans un boudin de gomme-laque que l'on a au préalable placé derrière les dents. Pour cet usage, la gomme-laque noire est la meilleure. Légèrement chauffée, elle se moule aisément derrière les dents.

Si la dent à aurifier n'a que sa face latérale entamée, une petite lame métallique la reconstitue sur une partie de sa hauteur, un tiers, deux cinquièmes au plus. Si plusieurs faces manquent, latérale, linguale, triturante, on reconstitue ces faces comme nous venons de le dire, ne laissant ouverte que celle où les instruments doivent passer, de préférence la face labiale.

Pour la reconstitution des incisives et des canines, les premiers cylindres sont appuyés à la région cervicale et à la face linguale, puis les subséquents, en gagnant vers l'avant jusqu'au remplissage de la cavité. Pour les prémolaires, l'ouverture se fait à la face triturante, la région cervicale est d'abord aurifiée, on bâtit son aurification d'une manière analogue à celle que demande l'or adhésif foulé au maillet à l'aurification des cavités simples, des faces triturantes (méthode Herbst), et la matrice fait l'office de paroi latérale.

On termine et on polit comme à l'ordinaire. Il est parfois fort difficile de faire coller par ce procédé les derniers morceaux d'or, aussi ne l'emploie-t-on guère du commencement à la fin et, la cavité remplie aux deux tiers ou même un peu plus, on termine avec l'or adhésif.

Pour commencer l'aurification des grandes cavités, la rotation rend de grands services ; par ce moyen, l'or se moule mieux aux parois que l'or en feuilles, foulé au maillet, et si la méthode rotative ne peut prétendre à être un substituant de tous les autres genres d'aurification, elle n'en est pas moins un adjuvant fort utile, épargnant le temps de l'opérateur, fatiguant moins le patient, elle peut être souvent employée avec avantages. On se souviendra qu'après tout, l'or dont on se sert est de l'or adhésif, il s'en déduit que les morceaux ne doivent pas être trop gros, sous peine d'avoir des parties poreuses au centre.

Or cristallisé (ou en éponge). — L'or cristallisé fut la première forme de l'or adhésif, il se soude aisément, mais il s'écrase encore moins que l'or en feuilles, une fois la condensation superficielle commencée. Fait avec soin, il peut servir à établir une base d'aurification, mais pour être véritablement solide, il a besoin d'un revêtement d'or adhésif. Il peut donc servir au même titre que la méthode de Herbst et que la combinaison d'or mou et d'or adhésif.

Mode d'emploi. — On déchire de la masse, à l'aide de la brucelle ou du fouloir, de petites portions, elles sont portées successivement dans la flamme, placées et condensées comme l'or adhésif par couches superposées. Les morceaux peuvent être foulés primitivement par des fouloirs à plus large surface que ceux servant pour l'or adhésif en feuilles, le risque de ballottage est moindre. Il est pourtant indiqué de sonder ensuite la surface avec des fouloirs plus fins, on peut ainsi se rendre compte des parties poreuses inégalement condensées. L'or adhésif en feuilles se colle parfaitement sur l'or cristallisé et on peut, en combinant les deux formes d'or, obtenir une aurification parfaite en diminuant notablement le temps de l'opération.

Depuis quelques années, on emploie une variété d'or spongieux connu sous le nom *d'or Solila*, du Dr de Trey. Cet or peut garnir les parois des cavités dentaires, sans points de rétention. On doit, avant de l'employer, le *recuire* sur une lame de mica.

On commence par placer dans la cavité une assez grosse masse d'or qu'on foule énergiquement en faisant exécuter au fouloir un mouvement de rotation. Les morceaux qu'on emploie ensuite sont de moindre volume.

Le Dr de Trey a fait construire pour la condensation de son or une série de fouloirs d'un type spécial.

On parle depuis peu de temps d'une autre variété d'or spongieux, dite or de Genève, qui se travaille comme l'or Solila, mais avec des fouloirs à manche plus gros.

Cet or est d'un grain très fin, se condense facilement et a une très grande adhésivité.

MATIÈRES OBTURATRICES DIFFÉRENTES COMBINÉES DANS LA MÊME CAVITÉ

Il n'y a pas d'incompatibilité entre les différentes matières obturatrices ; le ciment et l'or, l'amalgame et l'or, l'or et l'étain, l'or et le platine, sont les seules substances qui peuvent le mieux s'associer dans une même cavité. La gutta-percha peut, à l'épaisseur d'une pellicule, isoler la dentine ou un coiffage, mais elle ne peut offrir une base assez solide à une autre matière obturatrice. Il n'en est pas de même du ciment et de l'amalgame. Le premier peut servir de support à une paroi très amincie qui, seule, ne pourrait résister au foulage de l'or; dans ce cas, il devra n'être placé qu'assez loin des bords, l'or le recouvrant parfaitement, sans quoi on risquerait une désagrégation du tout. Le ciment d'oxyphosphate peut être inséré dans la même séance que l'or, au besoin on activerait son durcissement par une projection d'air chaud, on prendra garde, en plaçant les premiers morceaux d'or, de déplacer la masse du ciment.

La combinaison d'or et de ciment n'est défendable que pour les dents antérieures; pour les postérieures, il est judicieux de préférer l'association or-amalgame. L'amalgame peut, plus que le ciment, aller jusqu'aux bords de la cavité, toutefois on tiendra compte de sa contractilité et il est préférable de lui constituer, sur toute son étendue, un revêtement d'or.

Il est très facile de faire une obturation ayant une base d'amalgame, un couronnement en or; si on l'exécute en deux séances, alors il suffit de se ménager une rainure près des bords ou de pratiquer dans l'épaisseur de l'amalgame quelques points de rétention.

M. Dwight Clapp, qui s'est fait le défenseur de l'obturation amalgame-or en une séance, procède ainsi:

Si la cavité est latérale, la pose d'une matrice est la première condition de succès. Cette matrice doit être fixée très solidement afin d'empêcher le déplacement de la masse d'amalgame. La matrice peut être calée par un coin de bois, ou bien encore ou peut lui donner la fixité voulue en la perçant de trous dans lesquels passent des fils de soie cirée, ligaturés autour de la dent. L'amalgame est fait aussi sec que possible, tout en restant en masse cohésive. Si le foulage amène du mercure à la surface, il est absorbé par du coton. L'obturation ainsi faite jusqu'à une partie de la hauteur, on place dessus des fragments d'or cristallisé, les premiers morceaux d'or se saturent de mercure, mais ensuite la combinaison ne s'opère plus et l'or garde son apparence et ses qualités. Pour finir, on peut terminer avec l'or adhésif. On pourrait même, dit l'auteur, polir, séance tenante. Ce genre d'obturations demande quelques précautions pendant les premières heures suivant son achèvement.

Or et étain. — Cette combinaison, qui donne les meilleurs résultats, n'avait pas pris jusqu'à ces dernières années l'extension qu'elle mérite. Les expériences de Miller ont démontré qu'elle pouvait figurer au premier rang parmi les matières obturatrices.

L'étain pur pourrait servir de base à une aurification à l'or adhésif comme l'or mou ; quoiqu'on puisse ainsi parfaire une excellente opération, on préférera la méthode suivante :

On place une feuille d'or n° 4 sur une feuille d'étain de même numéro, les deux feuilles superposées sont coupées en deux ou quatre parties, selon l'étendue de l'obturation, les 1/4 ou 1/2 feuilles ainsi obtenus sont roulés en cordelettes ou bien servent à faire des cylindres comme ceux d'or mou ; on peut indifféremment mettre l'or ou l'étain par-dessus ; toutefois, comme l'étain est moins susceptible de déchirement, il est préférable qu'il constitue la couche externe.

La cavité est préparée comme pour l'or non adhésif. les cordelettes ou les cylindres étain-or se placent et se refoulent comme celui-ci, c'est-à-dire par pression latérale contre les parois de la cavité jusqu'à son remplissement complet (Voir Or mou), par pression verticale sur les parties émergeant des bords quand toute la matière obturatrice a été insérée.

Les fouloirs de la série Bing peuvent servir pour ce genre d'obturations, les fouloirs à section carrée conviennent mieux que les ronds. On s'assurera, avant d'aplatir les extrémités terminales des cordelettes ou des cylindres, que la cavité est bien remplie ; si une perforation pouvait être pratiquée dans la masse, cela nécessiterait l'insertion d'un fragment faisant coin avant de comprimer la surface. L'obturation se finit et se polit comme à l'ordinaire.

L'exclusion absolue de l'humidité n'est pas obligatoire.

En dehors de ses grandes facilités d'insertion, de sa parfaite adaptation aux parois, la grande valeur de l'obturation or-étain réside dans les modifications physico-chimiques que le temps lui imprime; au jour de l'obturation la masse est assez molle pour être rayée aisément par un excavateur, au bout de quelques semaines, il n'en est plus ainsi, et la surface acquiert une dureté que n'entame point l'attrition masticatoire ; les phénomènes chimiques qu'elle détermine sur la dentine sont aussi profitables à la texture de celle-ci. Quoique l'obturation étain-or ait une couleur grise, que rarement elle tourne au foncé ou au noir, elle ne peut être employée pour des cavités siégeant sur des points très visibles.

L'obturation or-étain recouverte d'or pur n'est pas

susceptible de décoloration; aussi, pour les cavités des dents antérieures, ce revêtement est à conseiller ; quoique l'or en feuille puisse en entier constituer cette dernière couche, l'adhésion sera plus facilement obtenue en plaçant tout d'abord quelques fragments d'or cristallisé.

Or et platine. — En superposant deux feuilles, l'une d'or, l'autre de platine et en les découpant comme nous venons de l'indiquer pour la combinaison or-étain, mais en plaçant le platine par-dessus, on obtient des cylindres de couleur grisâtre qui contrastent moins que l'or pur avec le tissu de la dent.

Williams fabrique un or platiné pour obturations où l'union des deux feuilles est plus parfaite que celle que le dentiste pourrait obtenir.

RESTAURATION PARTIELLE DES COURONNES A L'AIDE DE FRAGMENTS DE DENTS

La combinaison dans la même cavité de matière obturatrice et de fragments de dents naturelles, ou de morceaux de porcelaine, ou de métal émaillé, est la solution la plus parfaite du problème de l'obturation, notamment quand la cavité est très visible, quand elle est étendue.

Ce système mixte est appelé à recevoir de nombreuses applications, sa technique n'est pas plus compliquée que celle de l'obturation simple, les résultats sont supérieurs, pour l'esthétique de la face, pour la durée de l'obturation.

Le procédé le plus élégant de restauration est celui

qui se pratique à l'aide de morceaux d'émail découpés sur les dents naturelles. Pour cela, on découpe, sur des dents sèches ou non, des morceaux de couronnes, de préférence sur les points où l'émail est épais, — tels que le voisinage du bord libre, — ces morceaux sont façonnés selon la forme de la cavité, il est bon que celle-ci ait été préparée avec des contours réguliers, ronds, ovales ou ovoïdes. Le morceau de dent sera ajusté très exactement à la périphérie en ménageant à l'intérieur de la cavité un espace assez large pour admettre une masse suffisante de matière obturatrice afin d'assurer une fixation solide.

Une fois le morceau ajusté et préparé pour le scellement, on fera en arrière de la face externe une rainure dans l'épaisseur du fragment, de manière à avoir une sorte de bouton comme deux des morceaux de porcelaine représentés plus loin (fig. 94). La fixation se fera à l'aide du ciment délayé assez clair, on s'assurera, immédiatement avant le durcissement, que l'adaptation et l'ajustement sont exacts. S'il y avait une très légère saillie du fragment, elle pourrait être meulée ultérieurement.

Pour les caries du collet des incisives et des canines, pour les restaurations étendues sur les mêmes dents, ce travail est de beaucoup plus artistique que l'aurification.

L'obturation à l'aide de morceaux de dents minérales préparées par le dentiste ou par les fabricants de dents, obéit aux mêmes exigences opératoires, il est nécessaire que la cavité soit rendue régulière. Les morceaux d'émail de dents naturelles conviennent surtout aux cavités latérales et à celles sur la face labiale, les morceaux de porcelaine aux faces triturantes des bicus-

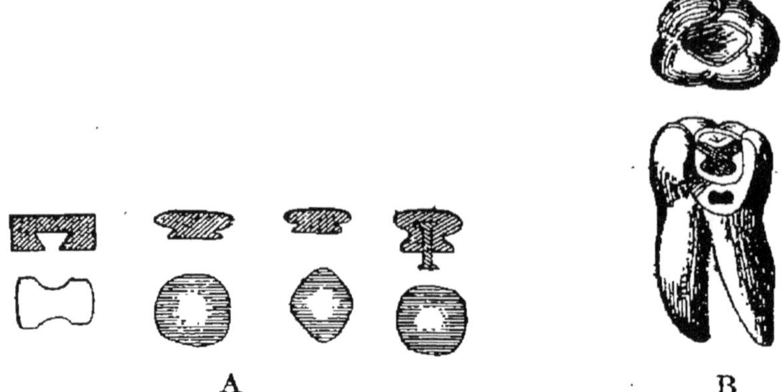

Fig. 94. — A Morceaux de porcelaine préparés pour l'obturation des grandes cavités. B Molaire montrant une obturation remplie à sa partie supérieure par un morceau de porcelaine.

pides et des molaires. Le ciment ou l'amalgame peuvent indifféremment servir à la fixation, l'un dissimule mieux la ligne d'union, l'autre est plus solide, particulière-

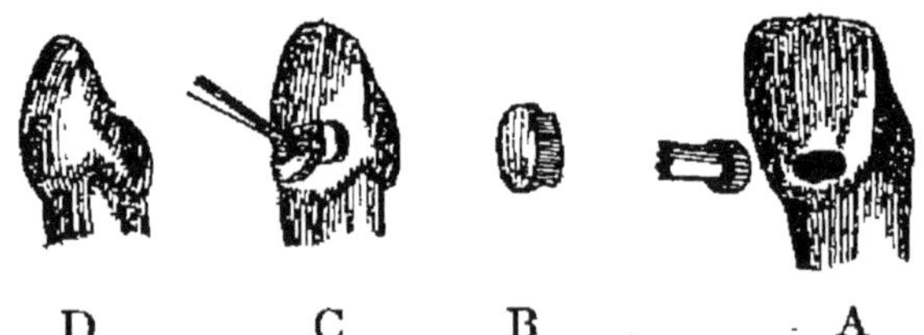

Fig. 95.— Préparation et ajustement des cylindres de St-How sur la face labiale d'incisive ou de canine. A Carie non préparée. B Cylindre de porcelaine prêt à être inséré. C Cylindre inséré faisant saillie, un disque le met à niveau. D Dent avec incrustation achevée.

ment quand l'obturation a des extensions latérales non recouvertes par le fragment de porcelaine.

Encore plus que pour l'obturation simple, l'articulation doit être aisée, avant l'achèvement de l'opération ; il est même indiqué, dans certains cas, d'arrondir les bicuspides de la dent antagoniste, plutôt que d'excaver le morceau de porcelaine.

Afin d'obtenir un ajustement aussi parfait que possible du fragment incrusté, M. Saint-How a fait faire des petits cylindres de porcelaine de différentes nuances, correspondant à des fraises de diamètre égal. Si la cavité est ovalaire, on la rend parfaitement circulaire par l'action de la fraise correspondante, tournant toujours dans le même axe. Des perforations d'essai dans un morceau de bois, d'ivoire ou de caoutchouc durci, permettront de se rendre compte auparavant de l'adaptation du cylindre et de la fraise.

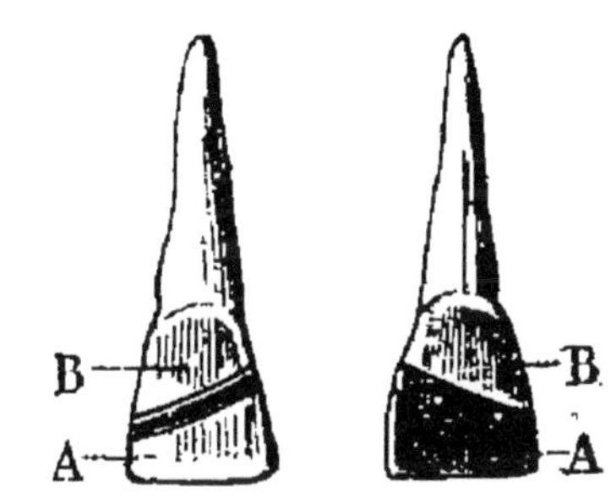

Fig. 96. — Reconstitution d'une dent fracturée et mortifiée à la suite d'une chute sur une patiente de 13 ans. La reconstitution se fit en même temps que la réimplantation (par MM. Levett et Barrié).

Aux morceaux préparés à l'avance, on peut en substituer d'autres préparés extemporanément, le difficile est de les faire bien cylindriques ; en fixant le morceau de dent, — déjà dégrossi, — avec de la gomme-laque, sur une tige de bois portée sur un mandrin à polir, on obtient, par la rotation sur une pierre d'émeri, la forme désirable. Une légère rainure assure la rétention.

Le cylindre doit s'ajuster serré dans l'excavation circulaire préparée pour le recevoir, il se fixe avec du ciment ou de la gutta-percha, comme nous l'avons dit précédemment. Une meule de corindon enlèvera l'excédent, une en arkansas donnera le poli que ce genre d'incrustation réclame.

En coulant une gouttelette de cire sur la surface externe des blocs et fragments de dents minérales, on peut aisément les porter pour les présenter devant la cavité en les touchant avec l'extrémité d'un fouloir; cela est beaucoup plus commode qu'en se servant des brucelles.

Lorsque la pulpe a été détruite et que la perte de substance est très grande, la combinaison de morceaux

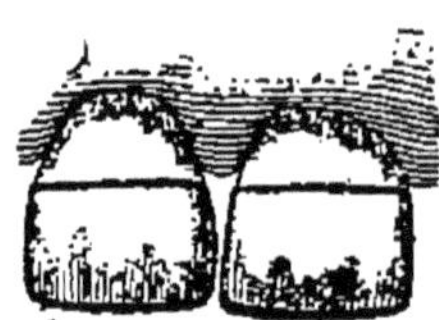

Fig. 97. — Reconstitution d'incisives fracturées sur une patiente de 11 ans (par M. Prével).

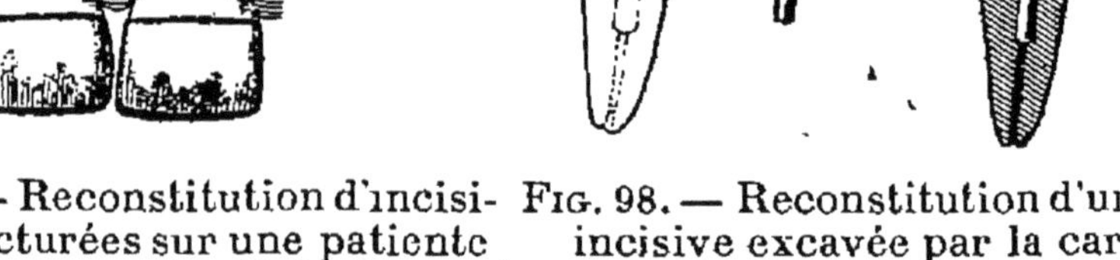

Fig. 98. — Reconstitution d'une incisive excavée par la carie (par M. Prével).

de porcelaine et de matière obturatrice est une ressource précieuse; dans quelques cas, ce genre de travail participe autant de la confection d'une couronne que de l'obturation proprement dite et la tige entrant dans le canal dentaire est un vrai pivot. Nous avons plusieurs fois reconstitué la façade détruite d'une prémolaire, en respectant la façade linguale de la dent. Une incisive écornée ou fracturée par le milieu peut être reconstituée comme le montrent les figures 96, 97 et 98.

Achèvement des obturations. — Les lignes d'union des parties restantes de la dent et de la masse obturatrice doivent être sans la plus petite solution de continuité, sans saillies ni dépressions. Si l'on dépasse les bords, particulièrement à la portion cervicale, on irrite mécaniquement la gencive et cela peut produire une périostite, des fongosités et même des néoplasmes; comme sous les bords déchiquetés d'une obturation, le nettoyage est difficile, comme les détritus alimentaires et les sécrétions s'y accumulent et s'y corrompent, la récidive avec extension de la carie est fatale. La dépression n'est préjudiciable qu'à la dent elle-même, mais elle n'en est pas moins à éviter; elle laisse subsister des conditions analogues à celles qui ont donné naissance à la carie; si elle siège à la phériphérie, elle entraînera une nouvelle extension du mal, un dessertissage de la masse obturatrice.

Il s'en déduit que la durée et la valeur thérapeutique de l'obturation sont subordonnées à cette condition essentielle : l'union parfaite des bords.

Une faible convexité au centre a, pour les ciments, quelque raison d'être, lorsqu'il existe une séparation entre la dent obturée et sa voisine; mais, en règle générale, la surface plane est celle qui convient le mieux pour la conservation de la dent, la concavité ne se justifie que quand l'articulation y oblige; elle sera toujours en pente douce; lorsque la dent antagoniste a des tubercules très aigus, il vaut mieux les émousser que d'avoir à pratiquer une dépression accusée dans l'obturation.

L'articulation libre, aisée, même pour les mouvements irréguliers, importe au premier chef pour la solidité de l'obturation, et nombre d'échecs sont dus à des négligences sur ce point. L'articulation doit toujours être obtenue avant la sortie du fauteuil. On ne laissera pas le patient mordre de suite violemment,

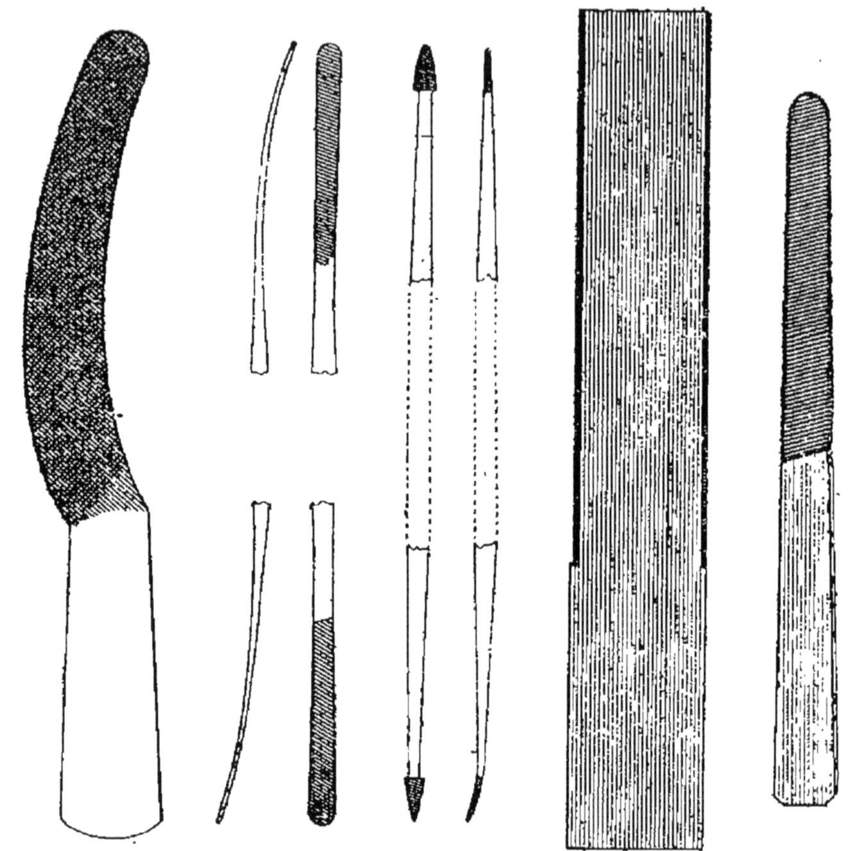

Fig. 99 – Limes à séparer servant également à limer l'excédent de matière obturatrice. Rifloirs à aurification. Scie de Bodecker.

l'ébranlement d'une aurification étendue, l'éclatement d'une masse de ciment, d'amalgame, pourraient en résulter. Afin d'éviter cet accident, le praticien dirigera lui-même les premiers contacts de la dent antagoniste sur l'obturation ; l'excédent sera enlevé par portions

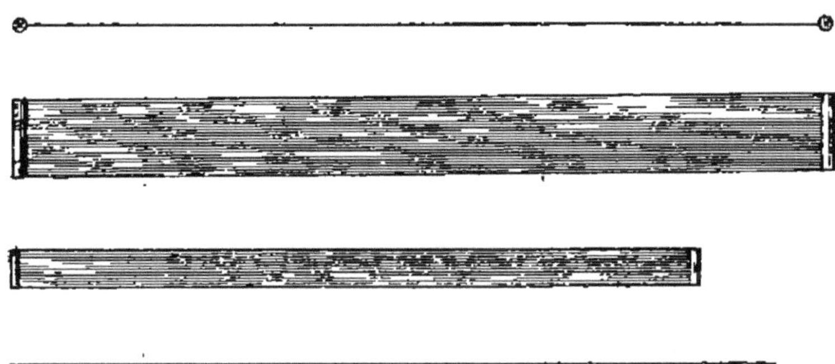

Fig. 100. — Lames métalliques de P. Brown pour polir les obturations interstitielles.

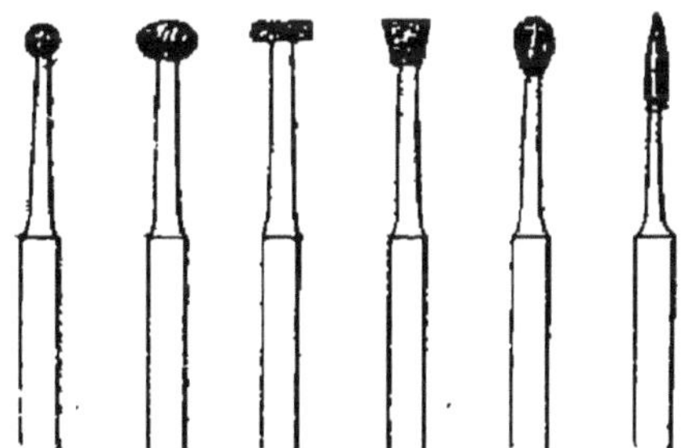

Fig. 101. — Fraises à entailles fines pour enlever l'excédent des aurifications.

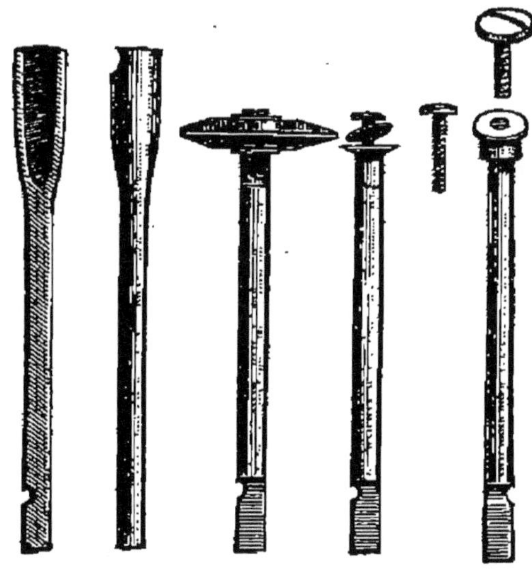

Fig. 102. — Mandrins porte-disques et bois à polir.

successives à l'aide des fraises à aurification, des dis-

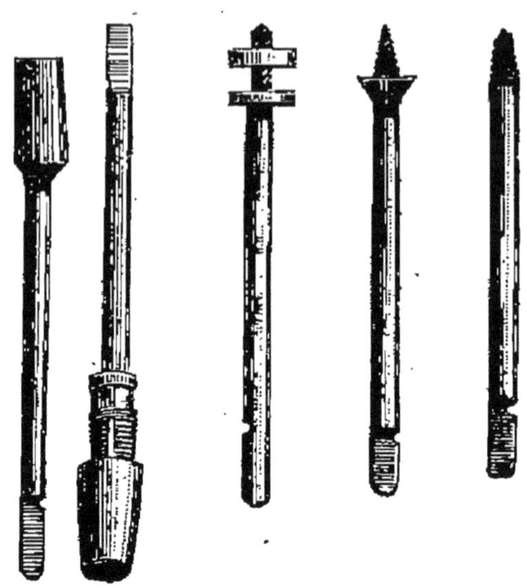

Fig. 103. — Mandrins porte-disques et bois à polir.

ques et meules, l'emploi du papier à articuler indique avec précision les points à exciser.

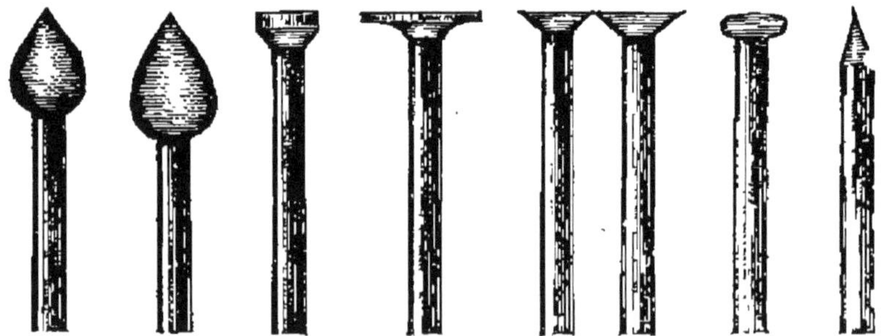

Fig. 104. — Différentes formes de disques en corindon et gomme-laque, corindon et caoutchouc, bois, etc.

Non seulement l'obturation doit s'unir parfaitement avec la dent, avoir une surface plane, mais encore elle doit être lisse et polie ; l'action chimique a ainsi moins d'activité. La désagrégation et la décoloration sont, dans nombre de cas, accélérées par des négligences. A cet égard, il est indispensable d'avoir, notamment sur les faces latérales, une surface sans traces de rugosités

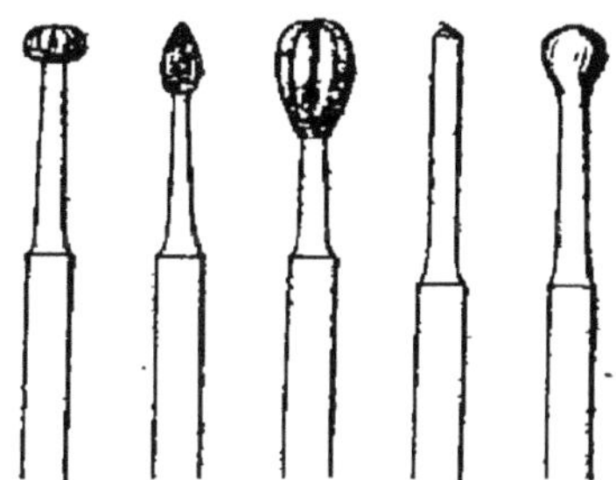

Fig. 105. — Brunissoirs rotatifs destinés à être montés sur le tour.

ni même de rayures. La résection de l'excédent et le polissage s'obtiennent au moyen de quelques instruments employés pour la résection de la carie, disques et meule en corindon et caoutchouc, en papier avec

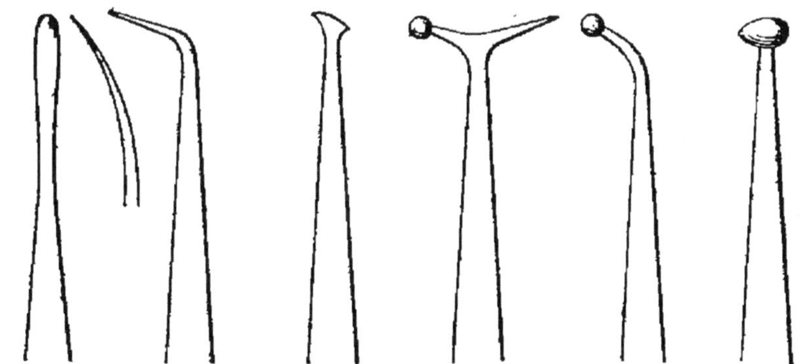

Fig. 106. — Brunissoirs à main, formes les plus nécessaires.

les limes, rifloirs et scies représentés figures 99 à 104.

Avec des fraises et forets et des débris de meule hors d'usage, il est aisé de se faire des disques en gomme-laque et corindon ; on peut également en faire avec du caoutchouc dans lequel on incorpore de la poudre d'émeri avant de le vulcaniser.

Le polissage s'opère en prenant des poudres de plus

RÉSUMÉ DE LA VALEUR COMPARATIVE DES DIFFÉRENTES MATIÈRES D'OBTURATION

SUBSTANCE OBTURATRICE	ADHÉRENCE AUX PAROIS	STABILITÉ CHIMIQUE	RÉSISTANCE MÉCANIQUE	COLORATION	DURÉE MOYENNE
Gutta-Percha.	Parfaite.	Médiocre surtout sur les points où l'attrition s'exerce.	Mauvaise.	Bonne.	De 6 mois à 4 ans.
Ciment d'oxy-phosphate de zinc.	Parfaite.	Assez bonne.	Bonne.	Bonne.	De 3 à 6 ans.
Amalgame argent étain-or.	Mauvaise sauf dans les petites cavités et sur les tissus durs.	Parfaite	Parfaite.	Médiocre acceptable pour les molaires et prémolaires.	Très variable de 3 à 15, 20 ans.
Amalgame cuivre.	Bonne.	Bonne sauf à la superficie.	Parfaite.	Mauvaise.	Indéfinie 10, 15, 20 ans.
Or mou.	Bonne.	Parfaite.	Bonne.	Médiocre.	Indéfinie 10, 15, 20 ans.
Or adhésif.	Faible.	Parfaite.	Parfaite.	Médiocre.	Très variable de 4 à 15, 20 ans.
Etain.	Bonne.	Parfaite sauf à la superficie.	Bonne.	Médiocre.	De 4 à 10 ans.
Émail Porcelaine et matière obturatrice.	Parfaite.	Parfaite.	Parfaite.	Parfaite.	Indéfinie.

en plus fines : émeri, ponce, magnésie, blanc d'Espagne ou rouge anglais ; en humectant les poudres de glycérine, on risque moins d'éclabousser les vêtements qu'avec l'eau ; la dilution dans la salive est également retardée.

Les brunissoirs à main et montés sur le tour achèvent l'obturation (fig. 105 et 106).

VALEUR COMPARATIVE DES DIFFÉRENTES MATIÈRES D'OBTURATION

L'obturation, pour être parfaite, doit satisfaire à deux conditions principales :

1° Atteindre son but thérapeutique en empêchant toute récidive de la carie sur les points traités ;

2° Restituer à la dent ses apparences naturelles et ses fonctions physiologiques.

La première est la plus importante. Pour être remplie, il faut : que l'obturation s'adapte parfaitement aux parois de la cavité en rendant impossible l'infiltration périphérique, soit d'une stabilité chimique à l'épreuve des agents de désorganisation passant ou séjournant dans la cavité buccale, enfin qu'elle ait une résistance mécanique suffisante aux efforts masticatoires.

La seconde, quoique d'importance moindre, doit dans certains cas, pour les cavités très visibles, notamment pour les patientes, être l'objet des plus grands efforts.

Ce chapitre a déjà mentionné les qualités et les défauts

particuliers de chaque matière obturatrice, néanmoins nous les résumons dans le tableau ci-dessus.

Le choix d'une matière obturatrice ne peut se décider qu'en tenant compte de plusieurs éléments d'appréciation: la texture de la dent, l'étendue et le siège de la cavité.

La texture de la dent est très variable selon les races, selon les individus et même selon les différents âges: de la valeur du support dépend, en grande partie, la valeur de l'obturation et cela doit être considéré en premier lieu. Sur les dents molles, crayeuses, les métaux manquent de stabilité; aussi, on leur préférera les ciments et même la gutta-percha; au contact d'une obturation bien faite, la dentine acquiert toujours de la densité et l'obturation métallique devient souvent possible par la suite. Ces obturations d'attente sont parfaitement profitables aux adolescents, aux femmes enceintes, à celles qui nourrissent.

L'étendue de la cavité demande une appréciation judicieuse en tenant compte de la solidité des parois, des moyens de rétention qu'aura la masse obturatrice, des facilités de nettoyage, des extensions latérales dans le voisinage de la gencive. On comprend qu'une très grande cavité à parois très amincies ne pourrait recevoir de l'or seul, c'est dans ces cas que l'obturation mixte rend les plus grands services, et les associations or-étain, or-amalgame, or-ciment, ciment et fragment d'émail deviennent les meilleurs agents de reconstitution de la dent dévastée.

Le siège de la cavité influera aussi sur le choix. Pour les incisives et les canines entamées sur la face labiale, la solution élégante est dans la combinaison émail et ciment; lorsque la cavité est peu ou point visible, l'or devient la meilleure matière obturatrice ; étant connu la nécessité de résection assez étendue qu'exige l'or mou, l'or adhésif est souvent à préférer. Les prémolaires affectées de caries proximales sont des dents où l'obturation est particulièrement difficile, si pour les petites cavités l'or convient à merveille, il est souvent avantageux de combiner l'or et l'étain, l'or et l'amalgame au moins à la région cervicale.

Les molaires cariées sur la face triturante admettent toutes les matières obturatrices, mais les caries proximales siégeant entre la deuxième et la troisième molaire ne comportent généralement que l'amalgame, dans ces cas les amalgames de cuivre sont véritablement précieux.

Il n'y a donc pas de matière obturatrice d'emploi général, aucune n'est constamment supérieure à ses rivales, leur valeur dépend de leur application judicieuse ainsi que du talent opératoire de celui qui les insère.

GREFFE DENTAIRE

Définition. — « Opération qui consiste à faire « revivre une dent qui a été complètement isolée de « sa place normale. » (David).

Quoiqu'elle fût pratiquée par Ambroise Paré, ses successeurs et par les dentistes du XVIIIe siècle, quoique la résection du sommet même fût appliquée la première fois par Delabarre, Magitot fut le premier qui employa systématiquement la greffe pour une catégorie d'affections déterminées.

Classification. — Voici celle de Magitot :

Greffe Dentaire

Transplantation ou greffe par restitution..........	immédiate.......	sans perte de substance.
		avec perte de substance.
	tardive....	sans perte de substance.
		avec perte de substance.
Par transplantation..	d'un individu à lui même	Dents semblables.....
	d'un individu à un autre de même espèce....	
	d'un individu à un autre d'espèce différente..	Dents dissemblables.
Hetérotopique		Greffe de follicule.
		Greffe de dents adultes.

A ces différents genres de greffe, il faut ajouter

actuellement l'implantation, qui consiste en une transplantation dans un alvéole artificiel. Nous parlerons des différents genres de greffe sous trois dénominations :

1° *Réimplantation ;*
2° *Transplantation ;*
3° *Implantation.*

CONDITIONS, PHÉNOMÈNES ET PRONOSTIC DE LA GREFFE DENTAIRE

On a beaucoup discuté la nature des phénomènes vitaux qui rendaient possible la reprise de la greffe dentaire. Ils sont assez obscurs : pourtant, puisque des travaux récents ont jeté un peu de lumière sur la question, nous ferons connaître les faits primordiaux qui s'en dégagent. La valeur thérapeutique de la greffe est en grande partie subordonnée à la connaissance des causes et conditions de la dent greffée.

A cet égard tous les genres de greffe ne sont pas comparables. L'implantation par exemple, doit avoir des moyens d'union tout différents de la réimplantation ou de la transplantation d'une dent saine ; celle-ci est aussi distincte de la réimplantation d'une dent affectée de périostite chronique et ayant provoqué une ostéite sur certains points de l'alvéole.

Trois théories sont en présence : 1° la réunion mécanique, elle est à peine défendable : 2° la réunion cicatricielle avec circulation incomplète ; 3° la restitution *ab integra*. Cette question ne pouvait être éclaircie que par des expériences sur les animaux. Mitscherlich fut le premier qui les tenta :

Chez un chien âgé d'un an j'arrachai la deuxième molaire inférieure gauche et je la réimplantai. Je tuai l'animal au bout de six semaines, je coupai la tête et j'injectai les deux carotides. La dent réimplantée ne différait de la dent correspondante de l'autre côté que par une légère mobilité.

Elle avait conservé sa couleur et son éclat naturels et était parfaitement emboîtée de tous côtés par la gencive. Après l'avoir sciée, je constatai que la pulpe n'était nullement altérée, elle remplissait exactement la cavité de la dent et contenait les éléments normaux. L'injection n'avait rempli les vaisseaux qu'incomplètement. Le périoste adhérait partout exactement tant à la racine qu'à l'alvéole, et nulle part on ne voyait la moindre trace de suppuration.

(*Mitsch. sur la transplantation et la réimplantation des dents. Archives générales de médecine.* Paris, T. 1, p. 332.)

Fredel renouvela dix-neuf fois l'expérience de Mitscherlich. Les difficultés d'extraction, de maintien de la dent réimplantée et d'examen autopsique de l'animal sont très grandes et cette série d'expériences fait honneur à celui qui les a entreprises ; expérimentalement c'est ce qu'il y a de plus important sur la matière. Voici les principales conclusions de son travail :

3° L'intégrité absolue des parties dentaires, particulièrement du périoste, est une des conditions indispensables pour arriver à une consolidation définitive.

4° Lorsque cette intégrité n'est pas absolue, on peut obtenir des résultats temporaires qui peuvent rendre de bons services dans la pratique courante.

8° L'extraction dentaire, contrairement a ce qui a été

soutenu quelquefois, semble toujours être accompagnée d'une division du périoste alvéolo-dentaire en deux portions : l'une restant dans l'alvéole dentaire, l'autre accompagnant les racines.

10° Dans nos expériences, la pulpe dentaire s'est constamment mortifiée ; elle a été ensuite partiellement remplacée par un tissu nouveau, accompagné de vaisseaux sanguins et ayant pénétré dans la cavité pulpaire sous forme d'un bourgeon charnu.

12° Lorsque le périoste dentaire est enlevé partiellement, les parties correspondantes de la racine (cément, dentine) deviennent le siège d'une résorption d'étendue variable causée par le travail des cellules ostéoclastes.

14° La consolidation du périoste s'opère beaucoup plus rapidement vers le collet dentaire que vers la racine.

15° La consolidation peut paraître extérieurement parfaite quoique une grande partie de la racine ait disparu.

19° Dans les cas de résection partielle de la racine, suivie de réimplantation, le vide qui en résulte dans l'alvéole est comblé d'abord par du tissu embryonnaire, puis remplacé plus tard par du tissu osseux.

Les observations relativement nombreuses de M. Rollin (1) confirment les conclusions expérimentales de M. Fredel. Les figures suivantes reproduisent les pièces les plus typiques de la collection de M. Rollin (fig. 107).

La figure C montre la résorption sur une dent réimplantée huit mois avant.

La figure B montre une dent extraite de nouveau cinq ans et onze jours après sa réimplantation ; la

(1) Dental and Oral Science Magazine August 1878, et American System of Dentistry. Vol. II, p. 380.

pulpe avait été extraite et les canaux obturés. Il n'est pas donné des renseignements sur la dent représentée figure A.

Ces figures montrent que la racine de nombre de dents greffées se résorbe comme celle des dents de lait.

Il ne faudrait pas inférer de ces exemples que la greffe par restitution fût une mauvaise opération et qu'elle ne dût jamais être tentée.

Dans quelques cas elle a rendu de longs services.

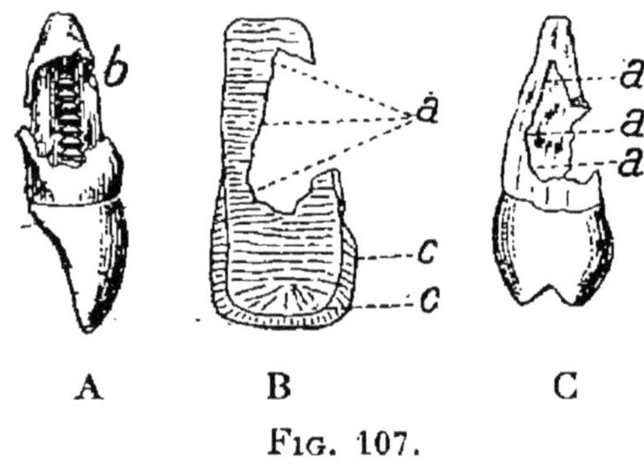

Fig. 107.

M. Bugnot a recueilli un fait de réimplantation exécutée sur M. le Dr Leudet père, qui avait duré vingt ans, quoique la pulpe n'eût pas été enlevée. M. Ronnet nous a fait connaître une observation où la rétention de la greffe avait duré vingt-sept ans. Ces deux cas étaient des réimplantations immédiates sans extraction de la pulpe, sans résection radiculaire. On voit qu'en résumé la réimplantation (surtout immédiate et sans résection radiculaire) et la transplantation pratiquées sur un bon terrain peuvent donner des résultats qui sont encourageants. En est-il de même pour un autre genre de greffe, l'implantation ?

L'implantation fut pratiquée pour la première fois en juin 1885 par Younger, dentiste de San-Francisco.

L'inventeur de l'implantation prétend qu'à certains égards, les conditions sont meilleures par suite de l'état non pathologique de la dent implantée et que cette opération est comparable aux transplantations de dents saines.

Tout d'abord Younger maintint la vitalité des dents destinées à être implantées en les greffant dans une crête de coq pour les en extraire le jour décidé pour la greffe humaine; depuis, il a jugé cette précaution inutile et il greffe les dents sèches. Sa première tentative de ce genre fut faite sur une femme de dentiste. L'observation est trop typique pour que nous ne reproduisions pas ses traits essentiels. Nous l'empruntons à une excellente monographie sur l'implantation, due à M. Cunningham, qui s'est fait le vulgarisateur en Angleterre de l'opération de Younger. (G. Cunningham. *Implantation of teeth. Journ. of Brit. Dent. Assoc. 1888*, p. 759, 811.)

En mars 1886, Mme B... m'apporta une bicuspide qu'on avait extraite sur sa demande, le 31 janvier 1885, dans la pensée qu'elle était le siège d'une douleur névralgique. Dans l'intervalle Mme B .. avait conservé cette dent dans son porte-monnaie, dans son coffret à bijoux et dans un tiroir de bureau. Elle exprima le désir de voir réimplanter cette dent. Mon premier mouvement fut un éclat de rire, car il me semblait impossible qu'une pareille opération pût réussir... Malgré tout, les réflexions d'Hunter me revenaient à l'esprit. Il avait dit: « Comment la vitalité peut-elle exister indépendamment de la « circulation? » On ne manque pourtant pas d'exemples d'un degré de vie faible et latent existant dans l'œuf de l'animal ou dans le germe pendant un certain temps sans circulation; et s'il existe pendant un certain temps, pourquoi n'existerait-il pas pendant une portion de la vie ? »

Quoique ce passage ne se rapportât pas directement à l'espèce, il m'amena à conclure qu'il pouvait y avoir dans cet organe desséché une vie endormie qui pourrait se ranimer dans certaines conditions.

J'avais observé que la membrane péridentaire possède une ténacité de vie étonnante au moins dans deux cas où, après avoir été séparée de tout organisme vivant pendant 52 heures, elle était aussi vivace pour s'attacher que si elle avait été réimplantée après son extraction.

Dès lors, pourquoi ne conserverait-elle pas, me demandai-je, cette vitalité pendant des semaines et des mois ? Je résolus donc de tenter l'opération à titre d'expérience. Le 11 mars, en présence et avec l'assistance du Dr Warner, qui connaissait bien les détails du cas, j'excavai l'alvéole entre la première bicuspide supérieure gauche et la première molaire, et après avoir laissé la dent dans l'eau à 120° Farenheit, pendant 25 minutes, pour amollir la membrane, je la réimplantai dans la mâchoire qui en était privée depuis 13 mois et 11 jours.

La face distale de la dent étant parfaite et la face proximale ne l'étant point, je tournai la dent. L'opération finie, la dent était si ferme dans son alvéole que je n'appliquai point de ligatures de rétention, et l'union prit place avec la même rapidité que pour une dent fraîche.

La dent conservait si bien sa fermeté que Mme B... s'en servit sans observer aucune précaution au bout de 12 jours et mangea même une croûte de pain dur. La dent éprouva un choc qui la fit branler et fit saigner abondamment la gencive.

La rétention de la dent était-elle due simplement à la parfaite adaptation des parois de l'alvéole à la racine, pure opération mécanique, ou bien à la vitalité de la membrane péridentaire et à la connexion vitale résultant de l'entourage de la gencive vivante et de la substance alvéolaire ?

Si la rétention mécanique, l'irritation produite autour devait provoquer l'expulsion de la dent : si elle était vitale, celle-ci devait rester et s'affermir. Je me bornai donc à badigeonner la gencive de teinture d'iode et à interdire la mastication de ce côté. En une semaine, les traces de l'accident ont disparu, la dent est devenue ferme et elle est actuellement très solide. J'ai essayé, depuis lors, de passer un instrument délicat entre la gencive et la dent, mais cela a causé autant de douleur et l'instrument a rencontré autant de résistance que dans les tissus environnant des dents qui n'ont jamais été dérangées, ce qui prouve clairement que le cément de cette dent, sec et ratatiné comme il l'était, avait conservé, pendant ce long espace de temps où il avait été loin de toute substance pouvant entretenir sa vie, une vitalité aussi vive et aussi fraîche que si on venait de l'enlever du point où il se développait.

J'ai depuis essayé avec un égal succès d'implanter des dents extraites des semaines et des mois auparavant.

La question à résoudre maintenant est celle-ci : Quand le cément meurt-il ?

Younger aurait été jusqu'à faire cinq réimplantations dans la même bouche dont, d'après les souvenirs incertains de Cunningham, quatre contiguës. Sur deux cents implantations il a eu connaissance de vingt insuccès.

Un certain nombre d'implantations ont été faites sur

des dentistes. Au Congrès de Washington, Younger réimplanta en notre présence deux incisives latérales à M. Gartrell, dentiste anglais, les dents tombèrent huit jours après. Mais, de l'aveu du patient, les déplacements, le manque de soins résultant du voyage y furent pour beaucoup.

Le 15 août 1886, E. Younger implanta une incisive centrale inférieure à notre confrère Andrews. Cette opération fut faite dans une séance clinique de la Société Dentaire du premier district de New-York. M. Rhein, dans un rapport à la « Société dentaire de New-York » en parle ainsi (1) :

Cette dent a été surveillée constamment depuis par le président de votre comité. Elle devint très ferme aussitôt après l'insertion et changea de couleur pour être semblable aux autres, comme elles font toutes. C'était un cas particulier de succès et nous avons vu maints experts déçus en arrachant des dents implantées. M. Andrews était fier du résultat et tout indiquait un long service à attendre de ce nouveau membre de sa mâchoire inférieure. Mais, en septembre 1887, il s'aperçut que la dent perdait de sa fermeté ; il attribua cela à ce qu'il avait mangé du maïs ; il la ligatura et y fit attention. Mais la situation s'aggrava et, le 21 février, votre président enleva la dent et la plaça immédiatement dans une faible solution d'acide chromique. Elle fut aussitôt emportée au laboratoire du professeur Heilzmann et y fut laissée pour être soumise à un examen micros-

(1) Rapport of the Comittee on Dental Practice. Read before the Dental Society of the State of New-York at its twentieth annual meeting, held in the city of Albany, on Wednesday, May 6 th 1888. (The Dental Review.)

copique. Le résultat est consigné dans le rapport suivant :

« New-York, 8 avril 1888.

La racine de la dent implantée semblait à l'œil nu réduite au tiers de sa grandeur originelle, réduction due à des érosions profondes et à des cavités irrégulières qu'ont remplacées les tissus primitifs de la dent : le cément et la dentine.

La dent une fois amollie dans une solution d'acide chromique, la racine fut coupée en tranches minces, présentant au microscope l'aspect suivant : dentine corrodée presque sur toute la périphérie de la racine. On ne peut voir qu'à un endroit une trace de cément. Le bord de la dentine, vers les excavations, est cannelé et formé de lignes en croissants, correspondant à des excavations semblables à des baies qui se suivent en grand nombre avec des dimensions différentes. Les canalicules dentinaux, dans lesquels les fibres dentinaires sont encore reconnaissables, se terminent brusquement le long des bords concaves des baies. Çà et là des espaces fermés de grandeurs différentes aux bords endommagés de la dentine. Les grandes et petites baies ainsi que les espaces sont remplis d'un tissu granuleux myxomateux traversé par de nombreux vaisseaux capillaires, sanguins pour la plupart, remplis de corpuscules de sang.

Aux endroits où les baies sont peu profondes, une faible couche de tissu fibreux conjonctif est adhérente à la dentine. Le tissu myxomateux contient dans beaucoup d'endroits des masses globulaires de dépôts calcaires, et, à d'autres, des débris de tissus dentinaux à contours irréguliers, contenant encore des canalicules dentinaux et ayant échappé à la dissolution. Sur une surface les baies semblaient remplies de sérum de sang coagulé, dans lequel étaient suspendus des corpuscules de sang et des corpuscules médullaires isolés; une hémorragie avait certainement eu lieu là immédiatement avant l'enlèvement de la dent, laquelle amena la destruction du tissu granuleux. La chambre pulpaire est limitée dans la plus grande partie par de la dentine primaire : une petite portion cependant, montre la formation de dentine secondaire de la variété ordinaire avec des canalicules étroits et irréguliers. Les dentines primaire et secondaire bordent la chambre pulpaire avec des masses globulaires, traversées par des canalicules dentinaux, mais ne montrant nulle part d'excavations comme celles de la périphérie de la racine. Vers l'apex de la racine, où la corrosion de la dentine est le plus visible, la chambre pulpaire a disparu et la dentine est rongée à une telle étendue qu'il n'en reste que de minces filets. La cause qui a provoqué une destruction si avancée de la racine est la même que celle qui cause l'absorption et la destruction de la racine des dents temporaires avant la chute. »

Le président de l'Association des Dentistes américains a sollicité de tous ceux qui ont fait des implantations la communication de leurs observations, principalement en ce qui concerne le résultat. (*Smith Dental. Implantation Cosmos*, 1888, p. 803). Les observations totalisées donnent une moyenne de 85 pour 100 de succès. Comme la plupart étaient relativement récentes, on ne peut accepter le chiffre de 15 pour 100 d'insuccès que comme un minimum. La plupart des expérimentateurs pensent que les dents fraîches conviennent mieux pour l'implantation que les dents sèches. Tous ont remarqué que celles-ci prenaient rapidement la coloration des dents voisines.

On doit aussi noter que les corps inorganiques peuvent très bien s'implanter au milieu des tissus, y vivre parfois fort longtemps sans que des troubles appréciables en résultent, ainsi les drains d'ivoire. Milner a inséré dans l'abdomen de lapins des morceaux de dentine sèche stérilisés et il a observé qu'ils s'étaient enkystés dans le tissu connectif. On ne put pas les en extraire sans provoquer des déchirements. Des fragments semblables, mais avec une couche de cément vivant, durèrent plus de trois mois sans donner lieu à aucune résorption.

Comment s'étonner que la dent implantée puisse se greffer de même.

L'hypothèse généralement acceptée est que la reprise se fait par union osseuse entre le cément et l'alvéole, comme cela se produit sur les surfaces ankylosées ; cela est confirmé par les remarques suivantes: la dent donne un son clair à la percussion, différent de celui observé avec les dents saines, elle n'a pas la mobilité relative de ces dernières.

D'après les patients, qui parfois ont été des dentistes, ainsi qu'on l'a vu, l'implantation ne serait pas excessivement douloureuse. Un avocat, patient de Cunningham, nota ainsi ses impressions :

« 1° Excision de la gencive et détachement du « périoste de l'os : Douleur sans grande intensité.

« 2° Excavation de l'alvéole: très peu de douleur « au début, elle augmenta progressivement jusqu'à « l'achèvement de l'opération.

« 3° L'implantation ne fut nullement douloureuse. « En somme, j'ai moins souffert que je ne le craignais, « et la souffrance, quoique quelquefois vive, n'a jamais

« été réellement aiguë. Cela n'est pas comparable à « la douleur atroce qui résulte de la perforation d'une « dent (*Cunningham, loc. cit.*). »

Un dentiste, M. Herring, parle ainsi de l'implantation. M. Kirk lui avait implanté une incisive latérale supérieure. « Il y a une très faible douleur pendant « l'opération.... Après on éprouve de la sensibilité, « mais ce n'est en rien comparable à la périostite, mais « plutôt à une piqûre d'insecte.... Je préférerais subir « cette opération tous les six mois, à l'obligation de « porter une plaque. » (*Kirk. Implantation of Human teeth Dental Cosmos* 1888, p. 674.)

Il découle des éléments d'information rassemblés dans ce chapitre que l'opération de Younger n'est pas aussi téméraire qu'elle le semble.

Ainsi :

1° La greffe par restitution d'une dent saine assure une réunion parfaite du périoste. Il n'en est pas de même pour la pulpe qui dans les expériences s'est constamment mortifiée ;

2° La transplantation est dans des conditions analogues, quand même l'ajustement des parois alvéolaires sur la dent ne serait pas tout d'abord parfait ;

3° La greffe par restitution d'une dent pathologique même après résection du sommet entraîne habituellement la résorption de la racine ;

4° La réimplantation détermine une ostéite et une union osseuse comme dans l'ankylose. La résorption radiculaire est assez fréquente.

1° Réimplantation. — La réimplantation peut être immédiate ou tardive, avec ou sans perte de substance.

La réimplantation est absolument indiquée à la suite d'un traumatisme accidentel ayant projeté hors de la bouche une ou plusieurs dents, surtout si les dents ne sont pas voisines et surtout si le bord alvéolaire n'est pas fracturé sur une grande étendue. Une fracture esquilleuse, ou portant sur le corps de l'os, serait une contre-indication.

A la suite d'accident opératoire (Voir Accidents résultant de l'extraction) la réimplantation est également indiquée.

Dans ces deux cas, il y a avantage à la faire aussitôt que possible après l'accident. Malgré cela, il est des exemples de réimplantation tardive ayant eu de bons résultats.

Celui qui a été présenté à la Société Odontologique de la Grande-Bretagne (Séance du 6 mai 1887) par M. Ch. Tomes, entre autres :

Un enfant s'étant cogné à l'école eut l'incisive latérale et la canine supérieures arrachées de leurs alvéoles. On ne fit tout d'abord aucun essai de réimplantation ; mais l'enfant ayant écrit ce qui lui était arrivé à sa mère, celle-ci lui commanda de venir à Londres et le conduisit chez M. Tomes, cinq jours après l'accident.

La mère demanda que les dents fussent réimplantées. Quoique doutant du succès, après un aussi long intervalle, M. Tomes tenta l'expérience. Il enleva la pulpe, obtura les canaux avec la gutta-percha et essaya de replacer les dents dans leurs alvéoles. La rétraction cicatricielle empêcha la remise des dents à leur ancienne place. Toutefois, la petite incisive se logeait dans l'alvéole de la canine ; comme les dents étaient très serrées les unes contre les autres, l'absence d'une dent n'avait que de légers inconvénients. En conséquence, on fixa l'incisive latérale dans l'alvéole de la canine à l'aide d'un bandage de gutta-percha. Six semaines après l'éloignement du bandage, on remarqua une faible rétraction de la gencive à son bord libre, mais sans signe d'inflammation, la dent était ferme quoique l'enfant ne la ménageât pas.

Les succès obtenus par l'implantation feraient croire que la dent garde très longtemps la possibilité de reprendre ses connexions vitales. Nous mentionnons pour mémoire la possibilité de garder indéfiniment la vitalité de la dent en la greffant tout d'abord dans une crête de coq pour l'en séparer au moment voulu afin de la transplanter.

La réimplantation est aussi la dernière ressource de la chirurgie conservatrice quand le traitement par le canal dentaire a échoué. Cette opération, relativement grave et douloureuse, ne sera jamais faite d'emblée, le traitement, tel qu'il a été indiqué dans les chapitres précédents, pouvant triompher des affections en apparence les plus rebelles. Pourtant, certaines périostites chroniques, avec ou sans fistule gingivale ou cutanée, avec tumeurs du périoste, nécrose régressive de l'extrémité de la racine, sont guéries par la réimplantation faite après résection de l'extrémité radiculaire nécrosée.

S'il y a résorption alvéolaire avancée, si la plus grande partie du périoste est altérée, hypertrophiée, décollée, les désordres de voisinage considérables et menaçant la santé générale du malade, si l'articulation est foncièrement défectueuse sur ce point, si le sujet est âgé ou diathésique, la réimplantation ne sera pas tentée.

Des accidents graves (nécrose du maxillaire) ont résulté de réimplantations faites sur un mauvais terrain.

De même, quand l'extraction a donné lieu à une meurtrissure profonde, quand la racine se montre altérée sur une grande étendue, il vaut mieux ne pas persister à opérer la restitution de l'organe, autrement on courrait à un échec.

Manuel opératoire. — Quand la réimplantation est décidée, on extrait la dent avec de grandes précautions, évitant de briser, de léser les bords alvéolaires, de blesser le périoste ; les daviers sont les seuls instruments d'extraction à employer pour ces cas. L'injection de cocaïne compromettrait ou tout au moins retarderait la reprise de la dent greffée.

La dent est lavée, débarrassée du sang, des souillures, puis elle est placée immédiatement dans un récipient contenant de l'eau entre 35 à 40°. Il est bon de rendre cette eau légèrement antiseptique par une addition, — acide borique à saturation, acide phénique (1 pour 100), bichlorure hydrargyrique (1 pour 1000).

Puis on déterge l'alvéole avec le même liquide.

M. Bugnot (1) a fait observer, avec raison, que lors-

(1) Bugnot. *Contribution à l'étude de la greffe dentaire.* Rouen 1886.

que la réimplantation était tentée pour remédier à une périostite chronique grave, lorsque l'altération n'était pas limitée à la racine seule et lorsque l'alvéole était frappé d'ostéite partielle dans la partie qui répond au « sommet radiculaire », la conséquence pratique était l'excision du fond de l'alvéole. Younger a également remarqué que les greffes étaient plus heureuses quand on avait avivé le fond de l'alvéole par quelques rotations de la fraise.

Il est donc indiqué, quand l'altération radiculaire est ancienne, le désordre étendu, d'exciser légèrement le fond de l'alvéole avec une fraise ronde appropriée. Des irrigations abondantes répétées chasseront les fragments d'os et la poussière d'os produite par la rotation de la fraise.

Une boulette imbibée de solution de cocaïne à 10° rendra l'opération moins douloureuse.

On laissera ensuite un tampon de ouate imbibé de liquide antiseptique pour préparer la dent à être remise en place.

Préparation de la dent. — Tout d'abord, la portion malade de la racine sera réséquée à l'aide d'une scie ou d'une pince coupante; en se servant de celle-ci, on évitera de faire des éclats ayant des prolongements à distance. Puis on adoucira à la lime les bords de la section; la lime agira de dehors en dedans, afin de ne pas décoller le périoste et de loger entre la membrane et la dent de la poussière produite par la lime.

La résection portera sur la partie nécrosée, celle qui donne attache à la tumeur, qui est le siège de l'hyperplasie, mais on ne fera que le strict nécessaire. M. Fredel (1) a montré que les points privés de périoste devenaient des centres de résorption de la racine.

Puis la cavité sera méticuleusement nettoyée en ne laissant que de l'ivoire bien net. Si la dent a été déplacée à la suite d'un traumatisme, on trépanera la couronne pour enlever la pulpe. Il résulte des expériences de Fredel sur des chiens que la mortification de la pulpe est constante après la greffe. On a espéré la reprise chez les sujets jeunes, mais on n'a pas, jusqu'ici, d'observation bien décisive montrant la reprise des connexions pulpaires.

Il est donc bon d'enlever tout le tissu pulpaire sain ou décomposé et de nettoyer le canal parfaitement ; ce n'est que quand les mèches de coton reviendront absolument nettes qu'on pratiquera l'obturation du canal.

On a également discuté s'il était préférable ou non d'obturer immédiatement le canal ou de différer cette obturation. Le canal et la carie non obturés, on pensait avoir ainsi une porte d'échappement des gaz et liquides pouvant se collecter dans l'alvéole après l'opération. Si la sortie des exsudats inflammatoires est ainsi favorisée, on peut craindre aussi l'entrée des produits infectieux venant du dehors. Lorsque la greffe a été exécutée dans de bonnes conditions, les exsudats se résorbent et la non fermeture de la carie a beaucoup plus d'inconvénients ; elle pourrait entraîner des désordres analogues à ceux qui ont nécessité la première opération. L'obturation du canal se fera plus parfaitement,

(1) Fredel. *De la greffe dentaire au point de vue historique et expérimental.* (Heinrich. — Vienne.)

la dent extraite ; pour ces raisons, il est donc indiqué d'obturer immédiatement le canal. Cela est de règle constante à l'École Dentaire de Paris. Cette obturation sera faite à l'aide d'une tige d'or d'aluminium, enduite ou non de ciment, de gutta-percha ordinaire ou à l'oxyde noir de cuivre. (Voir Obturation des canaux.)

Le coton sera délaissé pour cet usage.

Puis la cavité elle-même sera obturée comme à l'ordinaire. L'aurification exigerait une manipulation trop longue, et il vaut mieux lui préférer une obturation faite avec les substances plastiques.

Pendant ces opérations, la dent est maintenue dans un linge imbibé du liquide antiseptique tenu par la main gauche. On évitera de fatiguer, de heurter le périoste pendant les manœuvres d'obturation du canal et de la cavité.

Si on se propose de réséquer la couronne et de placer sur la racine à réimplanter une dent artificielle, elle sera préparée auparavant.

Mise en place de la dent. — L'alvéole ne saignant plus, on l'essuie une dernière fois et la dent est remise en place. On fait aussitôt fermer la mâchoire afin de s'assurer si l'articulation est normale, puis on prépare, si on ne l'a fait à l'avance, les moyens de soutien et d'immobilisation de la dent réimplantée.

Plusieurs genres d'appareils ont été conseillés pour fixer temporairement les dents réimplantées. Le plus simple est la ligature en 8, en prenant son point d'appui sur les dents voisines. La ligature maintient mal la dent en place, surtout dans sa hauteur ; les efforts masticatoires, la forme conique de la dent tendent à faire glisser les fils, à irriter la gencive et même le périoste, tout en n'exerçant pas cette pression de bas en haut qui serait nécessaire.

On a conseillé aussi l'emploi d'une coiffe en gutta-percha, mais elle n'assure pas l'ajustement et empêche l'irrigation. On préférera donc la fixation à l'aide de la digue ou la construction d'un appareil.

Le procédé suivant, dû à M. Herbst, nous a été communiqué par M. Heidé. Du caoutchouc à digue est percé de façon à laisser passer les dents latérales et à coiffer la dent réimplantée avec le caoutchouc tendu comme dans la figure 108. La digue est placée de la manière suivante : on fait passer une des dents voisines dans la perforation, où on la fixe premièrement sur ce point par une ligature, ou par-dessus la dent réimplantée en tirant assez fortement le caoutchouc, puis on enclave l'autre dent latérale comme on avait fait pour la première ; on coupe l'excédent de caoutchouc et on consolide le tout en fixant deux dents de plus.

Au bout de quelques jours, la dent est généralement assez solide pour qu'on puisse enlever le caoutchouc.

Quand la dent réimplantée n'a pas de voisine immédiate, le procédé de la digue n'est pas applicable, et l'appareil s'impose. Pour l'exécuter, on prendra un modèle avant le jour de l'extraction, de manière à ce qu'il soit prêt pour l'opération.

Cet appareil doit être très léger, peu encombrant et avoir une fixité suffisante pour empêcher tout déplacement de la dent. En 1882, nous avions construit un appareil semblable à celui qui est reproduit ci-dessous pour une réimplantation faite par M. Levett. Depuis, ce système a été souvent appliqué à l'École Dentaire de Paris.

Celui que nous reproduisons figure 109 fut construit

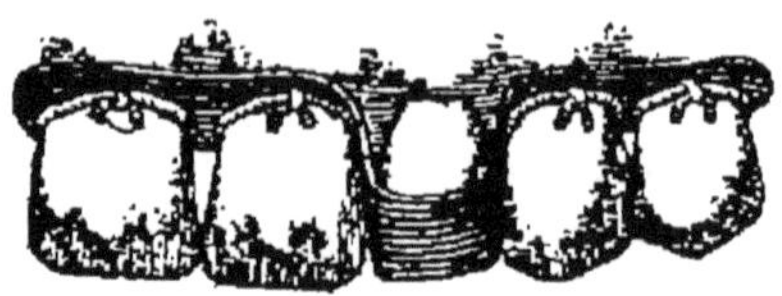

FIG. 108. — Maintien d'une dent réimplantée à l'aide de la digue en caoutchouc.

par M. Francis Jean, pour la réimplantation d'une deuxième bicuspide supérieure.

Il peut être en métal ou en caoutchouc. Le grand avantage de ce système est que, à partir du deuxième ou du troisième jour, on peut enlever l'appareil pour pratiquer des irrigations détersives, ce qui

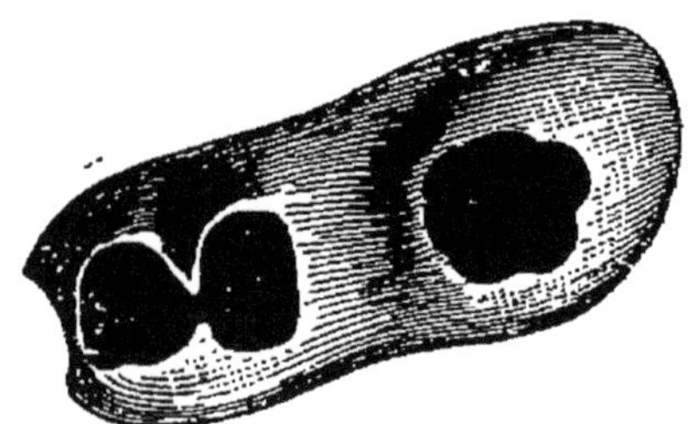

FIG. 109. — Maintien d'une dent réimplantée à l'aide d'un appareil en caoutchouc.

accélère la reprise des tissus après cinq ou six jours; la présence constante n'est pas obligatoire.

Soins post-opératoires. — La réimplantation a toujours pour suite une inflammation plus ou moins intense. Pour la combattre, on fera des applications révulsives avec de la teinture d'iode napelline une fois toutes les deux heures; le premier jour, Magitot conseille des cataplasmes intra-buccaux avec une solution de chlorate de potasse.

Une potion contenant deux grammes d'antipyrine prise en deux fois, comme nous l'avons indiqué (Voir Carie du quatrième degré) aurait aussi des effets favorables, sur la douleur consécutive.

La fistule gingivale est plutôt une condition favorable elle se ferme spontanément la reprise effectuée.

Magitot recommande d'en créer une artificielle en trépanant la paroi externe. Cela n'est pas nécessaire. La consolidation se fait en huit ou dix jours dans les réimplantations heureuses. M. Fredel dit « après sept « jours, les parties sont tellement bien réunies, la cir- « culation est si bien rétablie, que si l'on n'avait pas eu « recours au vermillon, s'il ne restait pas quelque « trace de l'hémorragie, il serait presque impossible « d'indiquer l'endroit exact où la soudure s'est opérée. » (*Loc. cit.* p. 59.)

Dans certains cas, elle ne s'est produite qu'après plusieurs semaines. On recommandera donc au malade d'user de quelques précautions pendant quelque temps.

Si malgré toutes les précautions prises, la dent s'est quelque peu déplacée ou allongée, et si l'articulation n'est plus normale, on pourrait la rétablir en meulant la dent antagoniste.

2° TRANSPLANTATION *ou greffe d'emprunt.* — C'est la même opération que la réimplantation, elle obéit aux mêmes indications et demande à peu près le même manuel opératoire. L'origine de la dent diffère. La dent transplantée peut être tirée du sujet lui-même : Alors elle est dite autoplastique; mais, le plus souvent, elle est fournie par une autre : elle est dite hétéroplastique. Cette condition nécessite une enquête minutieuse sur les antécédents pathologiques du sujet; les découvertes faites sur le rôle des micro-organismes et des virus comme causes de maladies, doivent rendre très circonspect avant d'essayer une transplantation de sujet à sujet, car la syphilis, la tuberculose, etc., pourraient être inoculées par cette voie.

Il va de soi qu'on n'est autorisé à arracher une dent saine à un individu pour la transplanter sur un autre que si cette dent est nuisible au premier, comme certaines dents surnuméraires, ou comme ces dents que les moyens orthopédiques ne ramèneraient pas à leur rang.

On se rendra compte, avant l'opération, de l'analogie de forme de l'organe à transplanter. S'il y a quelque différence et si la racine est légèrement plus forte que la racine de la dent extraite, il est préférable d'exciser l'alvéole, quand la dent à réimplanter est saine, plutôt que de couper la racine.

La trépanation de la couronne, l'extirpation de la pulpe et l'obturation du canal s'imposent comme pour la réimplantation.

Avant la mise en place de la dent, on s'occupera de l'articulation, de manière à meuler la couronne de la dent de remplacement hors de la bouche si cela est nécessaire.

3° Implantation.— Dans les autres genres de greffe, l'alvéole existe; dans l'implantation on la crée.

Younger employa tout d'abord les dents récemment extraites, puis, plus tard, des dents sèches. Une dent un peu plus large que l'espace existant entre les dents voisines étant choisie, on la prépare comme pour la réimplantation, en trépanant sa couronne, en assainissant le canal et en l'obturant comme il a été dit. Younger bouche l'extrémité du canal avec un petit fil d'or et remplit le reste avec de la gutta-percha.

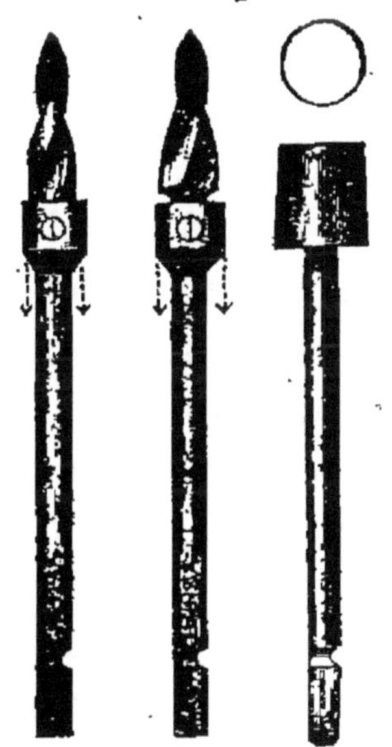

Fig. 110. — Fraises et trépans de Ottofy pour préparer l'alvéole à l'implantation.

On prépare un récipient contenant de l'eau rendue antiseptique par une addition d'acide borique (quatre pour cent) ou de sublimé (deux pour mille). Le liquide contenu dans le récipient doit être placé dans un bain-marie et maintenu à une température constante de 55 à 60° centigrades. Il est destiné à recevoir la dent pendant les manœuvres opératoires en dehors des présentations pour se rendre compte de l'ajustement dans la bouche.

Puis on commence la perforation de la gencive et du maxillaire avec des fraises coniques. Les fraises ordinaires s'encrassant vite, M. Ottofy a fait construire des fraises spéciales évidées à l'intérieur. On fait une incision en croix sur la gencive, puis on trépane la maxillaire avec les trépans ou des fraises, comme celles d'Ottolengui. Comme le bord alvéolaire externe est généralement plus résorbé que l'interne, on fera la perforation un peu en dedans afin de se ménager une épaisseur suffisante du côté labial.

On essaye la dent à plusieurs reprises, en évitant de toucher avec les doigts la partie radiculaire, puis on la replace dans le bain antiseptique. Elle doit être ajustée. *serrée* dans l'alvéole et entre les dents latérales. Celles-ci sont pour la dent un soutien provisoire. L'articulation doit être essayée et assurée de même avant la fixation,

L'ajustement doit être obtenu aux dépens de l'alvéole et non de la racine dont l'intégrité sera respectée.

La cavité alvéolaire une fois essuyée, débarrassée du sang et de la poussière d'os, la dent est mise en place; elle doit être forcée un peu, maintenue, et soignée ensuite comme pour les autres genres de greffe.

L'implantation n'est applicable que pour les dents antérieures, elle n'est pas à tenter pour les molaires, surtout à la mâchoire supérieure.

La résorption de l'alvéole a aminci l'os, on est donc obligé de faire la perforation beaucoup plus profonde que l'alvéole primitif, aussi la perforation du sinus maxillaire peut en résulter. Cela s'est produit dans un cas de Cunningham.

M. le D[r] Amœdo (1) préconise un procédé d'implantation qui favorise la consolidation des dents greffées par la décalcification d'une couche de cément de 3/10 de millimètre d'épaisseur.

On fait bouillir les dents dans l'eau phéniquée à 2/100 et on les place dans une solution d'acide chlorhydrique à 1/10. Elles doivent y rester environ quatre heures, à l'aide d'un instrument, on essaie la décalcification, et, quand l'instrument pénètre suffisamment,

(1) *Contribution à l'étude de l'implantation des dents*. Paris 1896

l'action de l'acide chlorhydrique ayant obtenu son effet, on neutralise par un alcali (ammoniaque), les racines qu'on a, au préalable, lavées.

Les avantages de la décalcification sont les suivants: les racines se travaillent plus facilement et la stérilisation est plus facile à obtenir.

Quand on veut se servir des dents ainsi préparées, on élargit le canal par l'apex et on le remplit de gutta-percha iodoformée.

COURONNES ARTIFICIELLES

TRAVAIL A PONT

Historique.

L'idée de soutenir une ou plusieurs dents artificielles sur les racines restantes est presque aussi ancienne que l'art dentaire lui-même.

La ligature et l'anneau métallique précédèrent pourtant le système à pivot qui ne vint que plus tard.

Dès le commencement du XVIIIe siècle, Fauchard plaçait des dents à pivot, ou à tenon selon l'expression d'alors.

Bourdet en 1757 se servait de la vis comme moyen de fixation.

Maggiolo en 1807 combinait le tube avec le pivot.

A partir de 1820, la prothèse s'engagea dans une autre voie. L'empreinte (1810) avait rendu possible l'ajustement hors de la bouche. L'invention du porte-empreinte (1825) permit de faire des appareils à plaques ou à bandeau s'ajustant exactement et le pivot fut délaissé.

L'art dentaire contemporain reprit ce système de nos devanciers mais avec des moyens d'exécution tout nouveaux. Les progrès de la thérapeutique, de l'outillage, furent mis à contribution par les inventeurs avec une ingéniosité qui émerveille et dont l'exposé suivant donnera une idée.

Pour combiner et confectionner les couronnes artificielles, le talent opératoire proprement dit doit s'associer à l'habileté mécanique, et nous ne saurions trop recommander en ces matières la minutie pour toutes les opérations.

Indications

Les obturations simples ou combinées avec des fragments d'émail doivent être préférées aux couronnes artificielles, quand il reste un fragment de couronne naturelle encore solide, ou qu'on peut rendre tel, — surtout quand ce fragment est labial. — Quand le fragment n'a plus, ou ne peut recouvrer une solidité suffisante pour obtenir des effets heureux et durables, en le soutenant d'une obturation, quand il n'a plus assez d'importance, il est bon de le réséquer pour monter sur la racine une couronne artificielle, dent à pivot ou coiffe métallique. Ces dernières ne sont utilisables que pour les molaires et, dans certains cas, pour les bicuspides.

Il va de soi que ces tentatives sont subordonnées à la santé actuelle de la racine qui servira de support à la couronne artificielle, ou à l'espérance sérieuse que cette santé peut être rétablie par les moyens indiqués dans les chapitres précédents.

Une racine ayant donné lieu à des désordres invétérés,

graves, étendus, portant sur des parties voisines ou éloignées, ne doit pas être conservée même ouverte; à plus forte raison elle ne pourrait supporter le traumatisme opératoire et résister au supplément de fatigue que la confection et la présence d'une couronne entraîneraient. De même, quand la résorption alvéolaire est prononcée, quand le décollement du périoste existe sur une grande partie de la racine, quand celle-ci, par suite de la désagrégation chimique, est notablement diminuée de hauteur, le placement d'une couronne ne peut donner que des résultats sans durée, sans bénéfice pour le patient, sans honneur pour le praticien.

Une poussée aiguë, même assez intense, lorsqu'elle n'est pas consécutive à des lésions anatomiques essentielles, n'est pas une contre-indication absolue. On peut aussi tenter le placement d'une couronne quand l'excavation de la racine autour du canal est assez grande, tout en laissant une épaisseur latérale suffisante, et quand cette défectuosité se compense par des attaches alvéolaires encore robustes.

Pour les dents fracturées à la suite de traumatismes accidentels, pour celles où la carie a détruit rapidement la couronne sans entamer sérieusement la racine, les couronnes artificielles sont le meilleur moyen de respecter l'esthétique de la face, de conserver les fonctions physiologiques, de prolonger la survie de l'organe altéré en retardant la résorption alvéolaire ainsi que la déviation des dents voisines et l'allongement des dents antagonistes, conséquences ultimes de l'extraction.

Divisions.

Nous décrirons les différents systèmes de couronnes artificielles dans l'ordre suivant :

1° *Dents à pivot* simple.
— avec tiges ou vis fixées tout d'abord dans la racine.
— avec bague.
— avec tube.
2° *Coiffes métalliques.*
3° *Travail à pont* simple.
— combiné.

Dents à pivot.

Préparation de la racine. — Pour toutes les opérations décrites dans ce chapitre nous supposerons la dent guérie. Nos indications se limitent donc à la dentisterie opératoire exclusivement.

S'il reste des fragments déchiquetés de la couronne ils seront d'abord réséqués à l'aide de la pince coupante, de la meule, des disques ou de la lime.

Pour les dents à pivot simple sans bague, on peut meuler la racine au niveau de la gencive en déprimant un peu le centre, ou encore laisser un épaulement en arrière quand l'état de la racine et l'articulation le permettent.

Les petits fragments peuvent être sectionnés par un coup sec et sans mouvement de luxation de la pince coupante. Si le fragment est trop épais, il est bon de tracer assez profondément la ligne d'excision sur les différentes faces, au moyen d'une meule de petit diamètre. G. Evans conseille de délaisser la pince et de

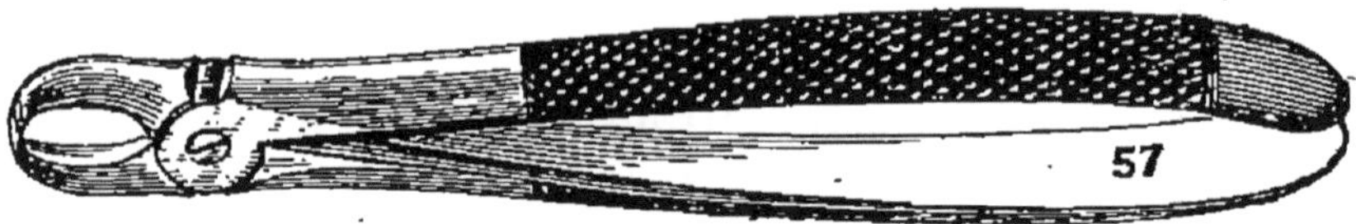

Fig. 111.

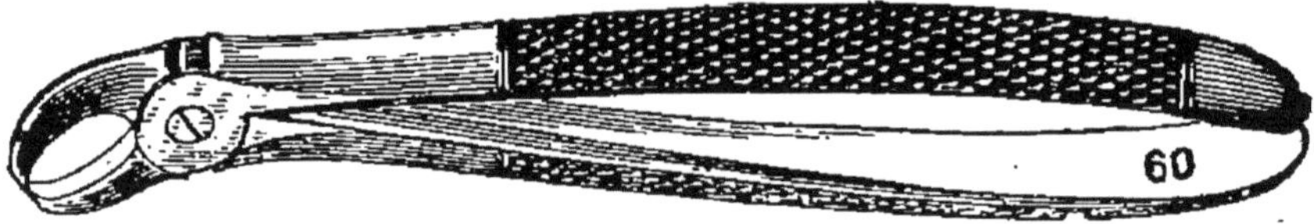

Fig. 112.

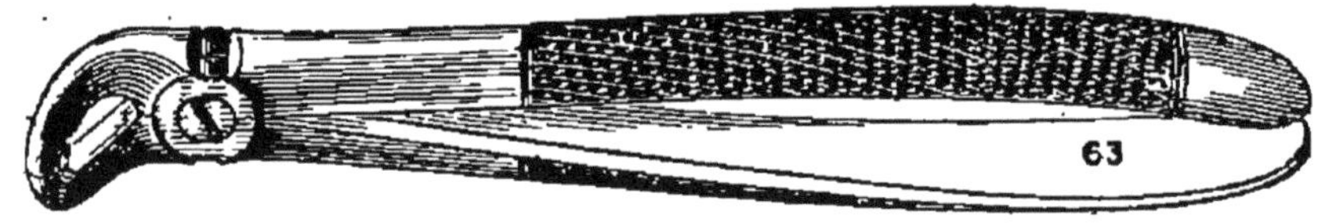

Fig. 113.

Fig. 111, 112, 113. — Différents modèles de pinces coupantes à sections droite et courbe.

faire des trous sur la ligne d'excision pour achever la séparation avec la meule. En tout cas on se défiera des pinces à mors larges, car elles peuvent déterminer des fractures s'étendant au-dessous de la gencive. Il vaut mieux procéder par petites sections en employant les pinces à mors étroits et surtout à mors ronds, comme celle représentée figure 113.

Les parties les plus saillantes excisées, on égalise la

racine en la préparant définitivement. Les meilleurs instruments à utiliser dans ce but sont les meules et disques en acier, en corindon et en gomme-laque : les

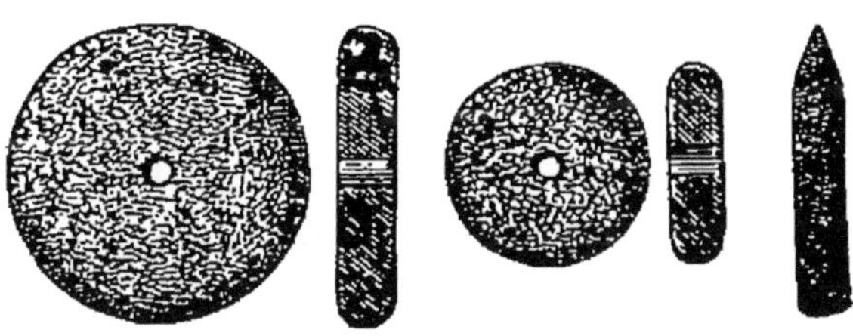

Fig. 114. — Meules de différents diamètres pour exciser les parties saillantes et inégales de la racine.

premières s'encrassent moins et usent plus rapidement.

La lime est moins bien supportée, elle agit moins rapidement et moins sûrement que les instruments montés sur le tour.

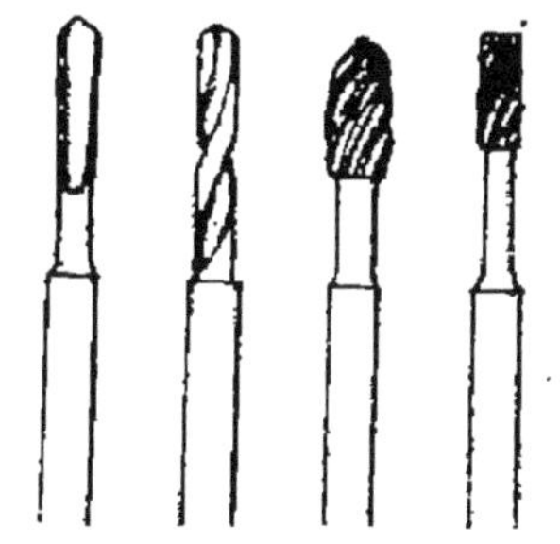

Fig. 115. — Formes de forets et alésoirs à employer pour élargir le canal dentaire afin d'y loger le pivot et, selon les cas, le tube.

La partie supérieure de la racine établie comme il a été dit, on procède à l'alésage du canal dentaire afin d'y loger le pivot.

En général nous donnons à nos pivots une longueur de 5 millimètres. La racine doit être creusée d'un ou deux millimètres de plus, surtout si l'on fixe au préalable un tube dans la racine. On doit éviter de creuser sa racine trop loin ; en observant les dimensions indiquées ci-dessus, cela sera peu à redouter ; pour les incisives latérales on doit également prendre garde d'affaiblir la racine sur les côtés ; dans le sens du petit axe.

Prise de l'empreinte. — Quoique certains modèles de dents à pivots et de couronnes puissent s'ajuster dans la bouche sans qu'on ait son modèle, il est presque toujours préférable de prendre modèle ; le praticien économise ainsi son temps et celui de son patient, tout en faisant un travail plus parfait.

L'empreinte ne doit être prise que la racine définitivement préparée. Il vaut mieux employer de petits porte-empreintes n'embrassant que la région où l'on doit placer la dent: l'empreinte en plâtre est de rigueur. Afin d'avoir la direction, la grosseur et la longueur exactes du pivot, on prépare un pivot de bois ou de métal entrant *aisément* dans la racine ou le tube préparé ; ce pivot dépassera la racine et sera écrasé ou recourbé afin de tenir solidement dans l'empreinte en la retirant de la bouche : on enduira ce pivot d'un peu de cire fondue puis on le replacera dans la racine et on l'enlèvera avec la matière d'empreinte. Par ces moyens, le pivot tiendra bien dans le plâtre, peu dans la dent, et on aura les dimensions et la direction avec une exactitude absolue. Si l'on emploie le système du tube, on en placera un de diamètre égal à celui scellé dans la racine autour du pivot d'empreinte avant de couler le modèle.

Les porte-empreintes à tige sont plus susceptibles de fausses directions que le moyen précédent.

Dent à pivot simple provisoire. — Il est possible de faire instantanément, à la suite d'un traumatisme récent, une dent à l'aide d'une dent à tube, des dents servant avec les pivots en bois, d'une dent de Bonwill ou de Logan.

La racine sommairement préparée, on ajuste dans la bouche l'une des dents des modèles mentionnés ci-dessus, puis, à l'aide d'une tige de bois ou de métal, la dent sera fixée dans la racine à l'aide de la gutta-percha ou du ciment.

On pourrait aussi, dans ces cas, fixer d'abord la tige, puis monter et sceller la dent dessus.

Dents à pivot de bois. — Les dents à tubes peuvent servir, mais les dents préparées pour cet usage seront préférées ; les dents naturelles peuvent être employées avec avantages. Le pivot de bois sera plus fort que les pivots métalliques. Le bois à pivot ayant macéré dans de la paraffine dissoute dans du pétrole est plus incorruptible ; dans le même but on peut le tremper dans la créosote. Lorsque la hauteur manque, lorsque l'articulation est très gênante, on délaissera ce système.

Dents à pivot sans gaine. — Le scellement préalable d'un tube dans la racine est le meilleur moyen de fixation des dents à pivot. Malgré cela, nous devons décrire les autres systèmes qui, dans des conditions favorables, donnent des résultats satisfaisants.

Si l'on veut employer le pivot sans gaine métallique, on délaissera les dents plates qui ne recouvrent qu'incomplètement la racine pour les couronnes d'un des modèles spéciaux dont il est parlé plus loin.

Dents de Logan. — Ces couronnes ont leurs pivots de platine insérés dans la pâte même de la dent. La base est excavée pour faciliter l'ajustement et le scellement. Le pivot est pyramidal avec une strie longitudinale afin de donner une épaisseur suffisante à la matière de scellement. Elles se logent et s'ajustent aisément. En pratiquant des encoches le long du pivot à l'aide d'une échoppe affilée, on lui donne des moyens d'attache dans la racine qui, de son côté, est rainée sur plusieurs points de la hauteur, soit avec une fraise en roue, soit avec les fraises spéciales à renflement triple.

Pour les molaires, ces dents se font avec plusieurs

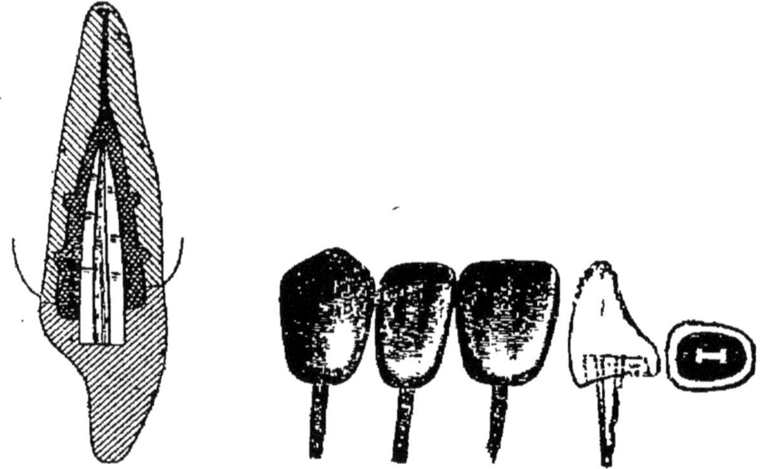

Fig. 116. — Dents de Logan.

pivots correspondant à chacune des racines ; le moyen de les monter est le même que pour les dents uni-radiculaires. La dent ayant été ajustée minutieusement, puis essayée et articulée librement, la racine préparée, elle est scellée à l'aide de la gutta-percha, du ciment ou de l'amalgame après dessiccation de la racine. Les couronnes de Brown, de Richmond se préparent et se montent de même.

Les avantages de ce ystème sont dans la facilité d'ajustement et d'adaptation, surtout quand la racine est largement excavée ; les inconvénients sont dans la nature du support: la matière obturatrice sur laquelle la dent agit à la manière d'un levier fracturant et fissurant sa masse quand la matière est dure comme le ciment et l'amalgame, la refoulant selon la direction de l'articulation quand la matière est susceptible de s'amollir comme la gutta-percha, ainsi que dans les risques de fracture de la couronne elle-même quand l'articulation laisse peu de hauteur.

Dents de Weston. — Le pivot est pyramidal et à encoches, la dent est excavée et a autour de ses crampons une surface plane devant recevoir la plaquette métallique terminant le pivot.

Le pivot et la dent sont d'abord ajustés séparément, puis on les réunit en perçant les trous dans la petite contreplaque en rabattant les crampons. On essaye à nouveau l'ensemble en les maintenant avec de la cire; on soude avec de l'or pur pivot et dent en laissant des parties saillantes afin de fournir des points d'attache à la matière obturatrice qui servira à fixer le pivot dans la racine ainsi qu'à former le talon. Le ciment, l'amalgame, l'or peuvent être employés dans ce but. Pour le foulage du dernier il est nécessaire de placer la digue et de fixer le pivot dans les parties les plus profondes avec une boulette de ciment, qu'on fera durcir instantanément en projetant de l'air chaud.

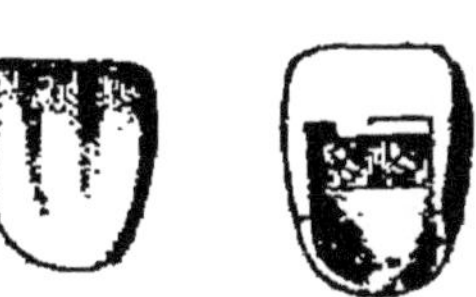

FIG 117. — Dents de Weston.

L'opération peut être faite en deux temps: 1° fixation de la dent et du pivot, 2° formation du talon.

Les dents de Weston ne s'emploient que sur les racines d'incisives et de canines.

Dents de Leech, de Low. — Nous mentionnons ici pour mémoire, d'autres genres de dents sans gaine : celles de Leech formées pour le pivot d'un tube creux, fendu longitudinalement sur une certaine partie de la hauteur. La racine est creusée plus large au fond qu'à l'entrée, de manière à ce que le foulage d'une matière obturatrice à l'intérieur du pivot fasse écarter quelque peu sa partie terminale et assure la fixité nécessaire. La difficulté est dans l'obligation d'élargir le canal justement à l'endroit où la racine est plus étroite, ainsi que dans la difficulté de bien fouler une matière obturatrice, la dent une fois en place. Les dents de Low reposent sur un système de pivot plus rationnel que celui de Leech. On pourrait l'appeler le pivot à télescope. Il consiste en un pivot à gradins, constitués par des cylindres superposés ; très large à l'union de la racine et de la couronne, il devient de plus en plus petit vers la pointe.

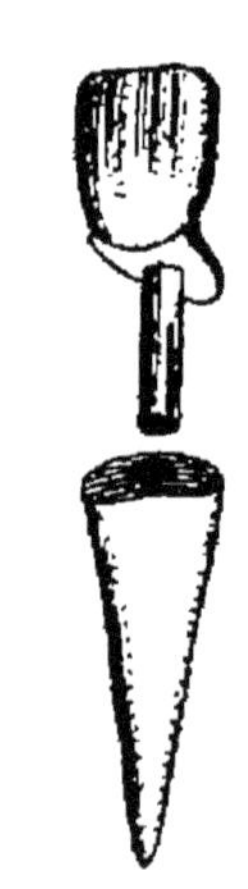

Fig. 118. Dent de Leech

Ce genre de pivot nécessite des alésoirs correspondant à la forme du pivot.

Dents avec tiges ou vis fixées tout d'abord dans la racine. Dents de Bonwill. — Elles consistent en des pivots à crans en forme de double pyramide ayant leurs bases au centre. Une pointe est fixée dans la racine, l'autre dans la dent. La dent est d'un modèle particulier ayant un talon excavé de manière à retenir la matière obturatrice.

Une dent convenable choisie, on l'ajuste sur la racine,

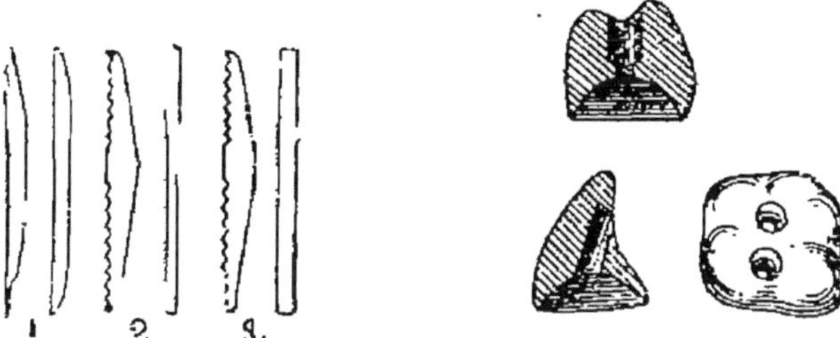

FIG. 119. — Tiges pour dents de Bonwill.

FIG. 120. — Modèles de dents de Bonwill.

puis la tige ou les tiges sont scellées au préalable dans le canal ou les canaux dentaires agrandis ; pour les

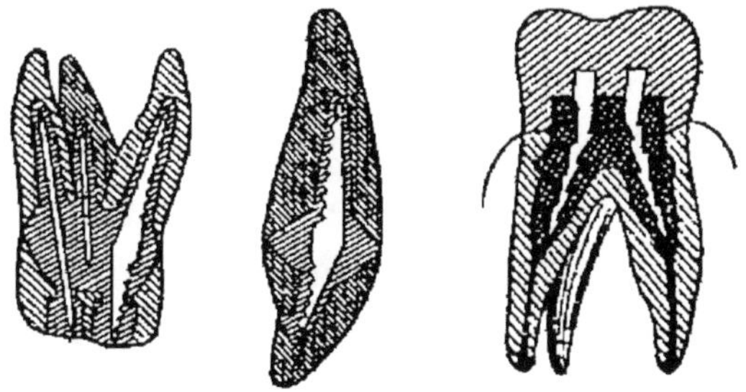

FIG. 121. — Dents de Bonwill, sections longitudinales.

dents multi-radiculaires il est fait plusieurs sortes de tiges, les plus grosses sont destinées au canal palatin des molaires supérieures, au canal postérieur des molaires inférieures ; les plus faibles aux canaux externes.

On ne fixe qu'une tige à la fois en remplissant le canal radiculaire puis en l'enfonçant dans l'amalgame et en la maintenant avec une pince d'une main ferme.

Avant que l'amalgame soit dur, la dent est essayée afin de se rendre compte si la tige est dans une bonne direction et ne vient pas frapper à un mauvais endroit sur la couronne.

Les tiges mises dans les canaux externes doivent être plus courtes, ainsi que le montre la figure 121.

Les tiges fixées, le surplus d'amalgame enlevé, la dent est essayée à nouveau, réajustée si cela est nécessaire en faisant une *large part à l'articulation* de manière à ce que, dans aucun des mouvements de la mâchoire, les dents antagonistes ne viennent frapper fortement sur la couronne artificielle, puis, on refait de l'amalgame qu'on place autour des bouts émergeants des tiges dans la couronne et dans la couronne elle-même qu'on met alors en place en pressant énergiquement avec un linge, avec du papier absorbant, pour chasser le surplus du mercure. Les bords de la couronne doivent continuer ceux de la racine sans amalgame interposé. On remplit les excavations de la face triturante et on brunit le tout. Il est bon de recommander d'éviter la mastication énergique pendant les premières heures.

Il est également indiqué de faire revenir le patient le lendemain pour s'assurer de la parfaite articulation et y remédier en cas de besoin.

Si une couronne venait à se briser on pourrait en replacer une semblable en pratiquant des points de rétention dans l'amalgame. Bonwill prétend qu'une grosse molaire pourrait soutenir deux dents : celle qui recouvre la racine support et une adjacente.

Dents de How. — Le pivot est taraudé dans la racine, les dents antérieures ont une excavation analogue à celles de Weston. La dent ajustée, on procède au taraudage, à la préparation et à l'insertion de la vis qui y correspond. L'extrémité libre de la vis doit bien s'appliquer sur la face postérieure de la dent ; pour cela il est parfois nécessaire de couder légèrement cette vis. Après s'être rendu compte que la dent est bien en place, on courbe les crampons hors de la bouche sur un mandrin spécial sans serrer fermement ; on essaye de nouveau la dent en contrôlant l'articulation qui ne doit frapper ni sur la dent, ni sur les crampons, puis, dans la bouche, on serre définitivement les crampons en les ligaturant sur la vis à l'aide d'une pince spéciale. Le talon est reconstitué ensuite avec une matière obturatrice. Pour ce genre de dents, comme pour celles de Weston, il est bon de se ménager des points d'attache de la matière obturatrice non seulement sur le talon mais encore à l'intérieur de la racine en ne taraudant la vis que vers l'extrémité et en laissant libre la partie supérieure de la racine qui ne sera pas tout d'abord remplie jusqu'au niveau du collet.

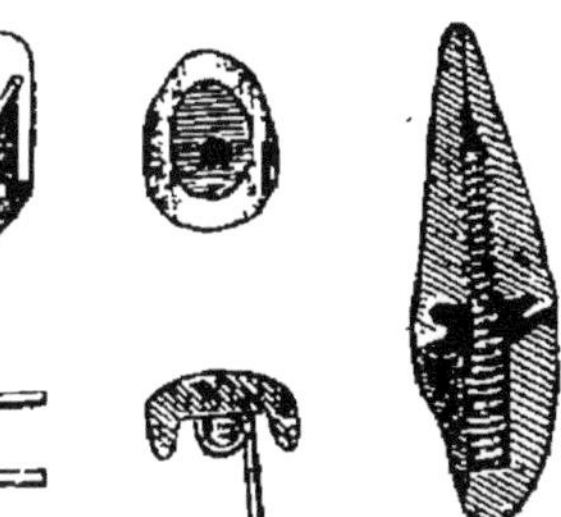

Fig. 122.– Dents de How. sections longitudinales et transversales.

Pour les molaires, How a construit des dents semblables à celles de Bonwill. La perforation longitudinale reçoit une vis à tête ou sans tête que l'amalgame recouvre ensuite. Les moyens d'attache sont les mêmes que pour les dents de Bonwill sauf que la tige est vissée sur une certaine partie de la hauteur au lieu d'être entièrement scellée.

Les dents de How nécessitent un outillage spécial assez compliqué.

Dents de Bing.— Elles se montent aussi sur une vis taraudée dans la racine mais les dents spéciales sont inutiles. Les dents plates sont employées. Une rainure est faite avec les meules du tour à fraiser, pour diminuer l'épaisseur de la dent et permettre le passage de la vis. Cette dent est contreplaquée avec du platine mou très mince, qu'on adapte exactement à la face dorsale de la dent en suivant la rainure : les tiges sont ensuite repliées en demi-cercle, puis on soude à la partie inférieure de la dent un autre demi-cercle de platine épais. Cette soudure est faite avec de l'or, et très grassement.

On a ainsi fait deux petits anneaux métalliques à la partie postérieure d'une dent plate ; on enfonce la dent ainsi préparée sur la partie du pivot émergeant de la racine. Des petits coins métalliques glissés entre les anneaux et la vis augmentent la solidité du tout. Enfin l'amalgame forme le talon et donne sa forme définitive à la couronne artificielle.

Dents de Forster, de Howland, etc.— D'autres modèles de dents empruntant leurs attaches à la vis ont été imaginés, ils n'ont que peu de différence avec les modèles précédemment décrits et reposent sur les mêmes principes. Nous jugeons superflu de les décrire en détail.

Avantages et inconvénients des couronnes avec fixation préalable du pivot. — Comme il est théoriquement avantageux de fixer tout d'abord le pivot à la racine pour monter ensuite la couronne sur celui-ci, l'ingéniosité des inventeurs s'est déployée avec une fertilité surprenante pour surmonter les difficultés pratiques que ce système rencontre dans la bouche. La vis est un excellent moyen d'union et on a voulu la mettre à contribution. Il est aisé de tarauder et aussi de sceller une vis ou une tige à encoches dans la racine ; il est très difficile de fixer assez solidement une couronne sur cette tige de manière à supporter longtemps les efforts de la mastication. Les matières obturatrices sont, dans ces conditions, difficilement insérées absolument à sec ; une fois la dent en place, elles risquent de se fendre et de se fissurer sous la pression des dents antagonistes ; elles manquent de l'étai que les plus frêles fragments de dents donnent et tous ces systèmes échouent généralement devant les difficultés d'application. Le pivot est solide ; la couronne fixée sur sa partie émergeante ne l'est pas.

Nous faisons une exception pour les dents de Bonwill qui, sur des premières et secondes molaires, peuvent rendre de signalés services.

Dents avec bague. — Puisque l'ébranlement et la chute des dents à pivots sont dus à la désorganisation des parties restantes de la racine, on a cherché à l'empêcher en la protégeant de tout contact avec l'extérieur, en la coiffant pour monter sur la coiffe le pivot et la dent.

Les dessins (fig. 125) expliquent bien le système. Il est constitué par une coiffe recouvrant entièrement la racine et la sertissant par une bague, la contournant au collet. Le pivot est un élément de force mais il n'est pas toute la force comme dans les autres genres de couronnes artificielles, aussi n'a-t-il pas besoin d'être épais et de s'ajuster serré, la matière obturatrice devant le sceller en dernier lieu.

On procède de la manière suivante :

La racine est meulée sur un plan oblique ou composé d'une partie plate, la linguale qui reste plus haute, et d'une autre partie oblique, la labiale. La perforation centrale est faite comme d'habitude.

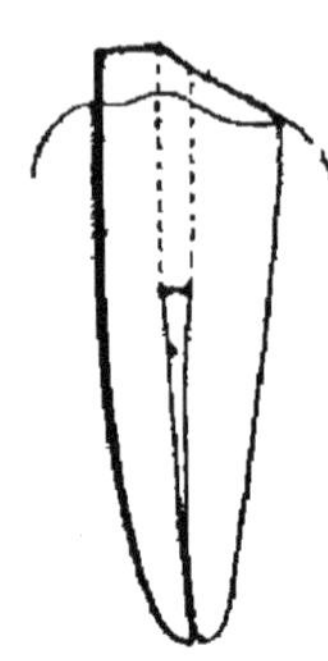

Fig. 123. — Forme à donner à la racine devant supporter une dent à bague.

Afin d'empêcher l'irritation de la gencive par la saillie inférieure de la plaque coiffant la racine, il est bon d'entamer circulairement cette dernière, — comme on le ferait pour placer une virole sur un manche d'outil. La fraise ou la meule sont peu maniables dans cette région. Afin de rendre le travail facilement exécutable, Bing a imaginé l'ingénieuse petite pince reproduite par la figure 124.

Le mors, en forme de fraise ronde, placé au centre

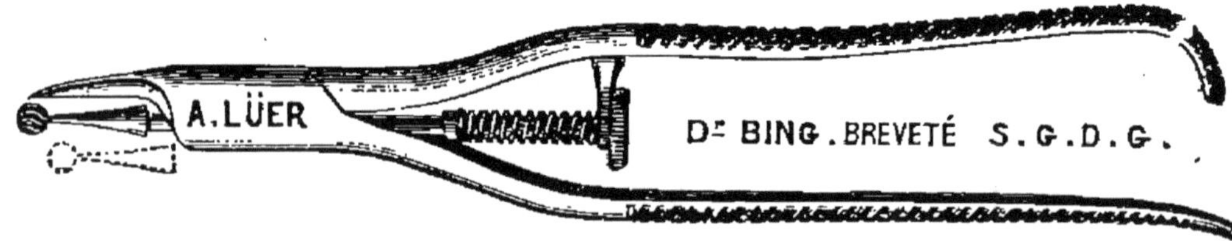

Fig. 124. — Pince de Bing pour entamer circulairement la racine.

de la racine, donne un point d'appui à la partie tranchante et permet d'exciser en un instant et sans léser la gencive, la portion de dent devant être coiffée. On évite ainsi la rétention au collet des détritus, on protège mieux le tissu dur tout en n'irritant pas le tissu gingival.

Grâce à ce petit instrument il est possible d'avoir des lignes d'union insensibles entre le métal et la racine.

Le pivot peut être en platine ou en or. La forme ovale est la meilleure, mais on peut lui donner d'autres formes ; ronde, carrée et même légèrement pyramidale ou conique.

La plaquette sur laquelle il est soudé se fait et s'ajuste comme pour les dents à pivot simple ; l'or à haut titre 22 ou 23 carats (900-950 millièmes) est ce qui convient le mieux ; il a la souplesse nécessaire, il permet d'employer de la soudure à un titre correspondant. Le platine a l'inconvénient de moins bien se souder, mais il peut pourtant servir. L'or doit être assez mince 0 m. 002 ou le 5 de la filière française environ.

Pivot et plaquettes ajustés et soudés, on confectionne la bague qui est la partie essentielle de ce genre de travail.

Cette bague peut affleurer la gencive en arrière, y être largement visible à l'inspection du dentiste, mais en avant elle doit s'enfoncer au-dessous, en ne laissant rien voir de métallique ou si peu que cela n'attire pas l'attention. Pour cela on prend le périmètre de la racine avec un fil métallique serré par une ligature, on découpe une mince bande de métal d'un millimètre plus petite que le fil ayant servi à mesurer, puis on la contourne à la pince ronde, on l'ajuste dans la bouche, et on la soude, on la réajuste de nouveau en limant, ce qui est trop haut et, quand elle a la forme voulue, elle est collée avec de la cire à la plaquette portant le pivot pour y être soudée. On a ainsi la partie inférieure de la couronne ; il ne reste plus qu'à y ajuster la dent qui est soudée comme à l'ordinaire en formant le talon.

Le placement définitif de la dent est très facile : il se

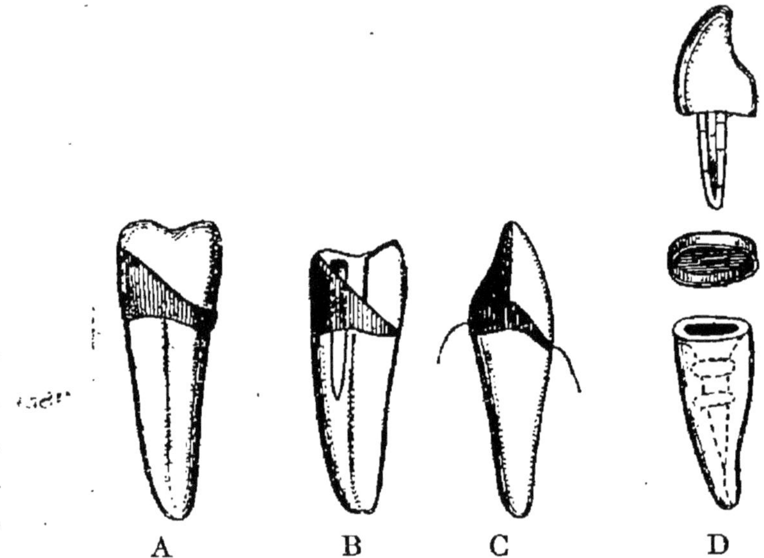

Fig. 125. — Différentes dents avec bague. A Prémolaire avec pivot fixé à la dent. B Prémolaire avec pivot indépendant fixé dans la matière obturatrice. C Canine avec pivot fixé à la dent, talon reconstitué en or. D Dent de Logan avec coiffe, la coiffe est indépendante de la dent.

fait à l'aide de ciment ou même de gutta-percha. On enfonce le tout après en avoir mis une quantité suffisante autour du pivot, il en faut très peu.

L'excédent de la matière obturatrice enlevé, un brunissoir à main ou rotatif sertit plus parfaitement la bague autour de la racine qui doit être absolument emboîtée.

Pour les bicuspides et les molaires on peut faire par ce procédé une coiffe en métal qui sera sectionnée ensuite à sa partie antérieure pour recevoir une dent plate constituant le côté labial. Le mode de construction de ces coiffes est indiqué plus loin.

Pour tous les systèmes où une matière obturatrice sert au scellement, il faut ménager un trou de sortie pour l'air emprisonné et l'excédent de la matière.

Parr ne se contente pas d'une coiffe, il en place une première très mince sur laquelle est insérée celle qui porte la dent.

Knapp n'a pas de système particulier, il a seulement perfectionné la technique de la confection des couronnes et rendu facile la fusion des masses d'or nécessaires pour former les talons des dents. Pour ce résultat son chalumeau à gaz oxydrique est très utile: il concentre sur les points voulus une grande intensité de calorique en évitant la fonte des parties voisines.

Avantages et inconvénients des dents à bague. — Depuis que M. Dwinelle a fait connaître ce système (1855), il a été perfectionné et, certainement, c'est un des meilleurs qu'on puisse adopter; c'est celui qui est le plus employé aux États-Unis. Il a pour avantage d'assurer à la couronne une solidité à toute épreuve, pivot et bague y concourent; il empêche l'infection et la désagrégation ultérieure de la racine en réunissant sans solution de continuité racine et couronne. Ses inconvénients résident dans la difficulté de dissimuler absolument la partie labiale de la bague ainsi que dans l'irritation que le bord de cette bague produit sur le périoste et sur la gencive.

On doit dire que celle-ci est légère avec les bagues bien ajustées.

PIVOTS A GAINE (*ou avec tube fixé au préalable dans la racine*).

Afin d'empêcher la désagrégation ultérieure de la carie, on a pensé dès le commencement du siècle (Magiolo, 1809) à placer le pivot non pas à nu sur la racine, mais seulement après avoir fixé dans la racine une gaine ou un tube à demeure.

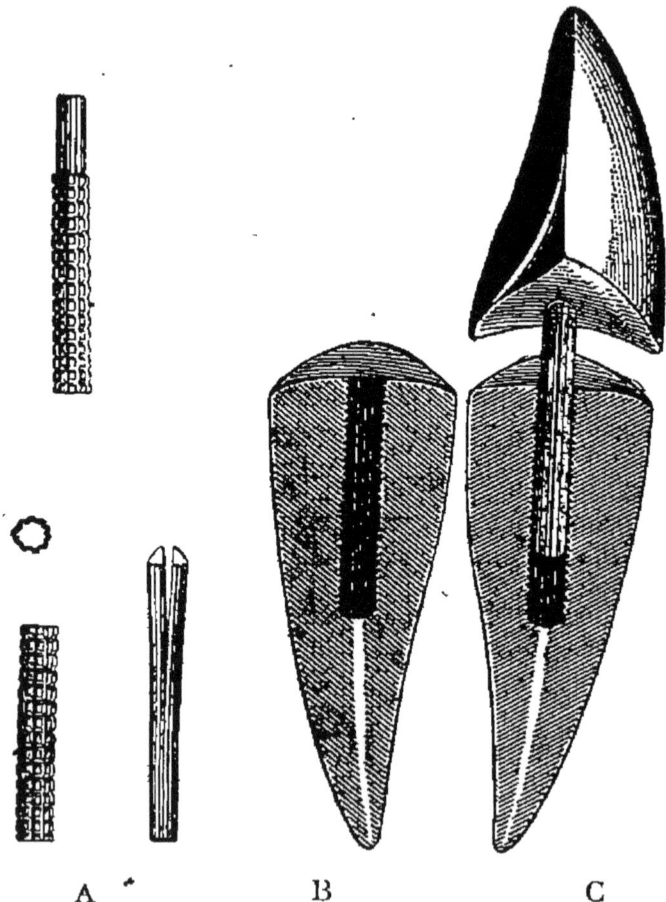

FIG. 126. — Schéma reproduisant le pivot Contenau grandi. A Pivot et tube. B Dent avec pivot soudé. C Dent en place.

Ce système peut s'appliquer avec un tube cylindrique ou ovale, ou en employant des pivots spéciaux.

Modèle Contenau. — Il consiste en un tube cylindrique taraudé extérieurement, afin de pouvoir se visser dans la racine, et un pivot à rainures longitudinales correspondant à d'autres existant à l'intérieur du tube. Il est formé de deux demi-joncs accolés l'un à l'autre et soudés seulement à leur extrémité. Le tube coupé à la longueur voulue est vissé de quelques pas vers l'extrémité apicale. En remontant vers le collet, le tube est entouré de matière obturatrice, ciment, or, amalgame. Pour la fixation, l'amalgame est ce qui convient le mieux, surtout s'il est à base de cuivre.

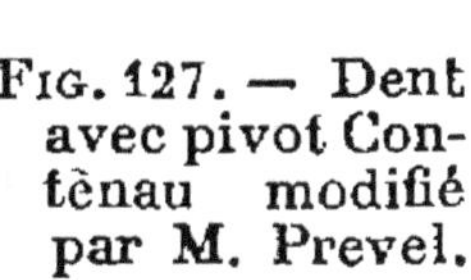

Fig. 127. — Dent avec pivot Contênau modifié par M. Prevel.

Le pivot est soudé à la dent contreplaquée comme à l'ordinaire. Toutes les formes de dents peuvent être employées. En écartant très peu les demi-joncs on donne à la dent une solidité suffisante tout en rendant possible l'enlèvement de la dent.

M. Prevel ajoute à ce pivot un appendice sous forme d'une petite tige pénétrant dans la racine, en arrière du pivot, puis en aurifiant par-dessus, pour sceller la tige.

Pivot ovale modèle P. Dubois. — Convaincu des avantages du tube, nous avons essayé de le perfectionner.

Les pivots cylindriques avec gaine ont l'inconvénient de nécessiter une perforation assez large puisqu'on doit trouver place pour le pivot, pour le tube et pour la matière obturatrice. L'épaisseur des racines de canines et même d'incisives centrales est généralement assez grande pour loger ces trois constituants de dents à pivot avec tube sans trop affaiblir la racine, sans diminuer la solidité du pivot. Il n'en est pas de même pour les incisives latérales qui sont peut-être celles qu'on remplace le plus fréquemment, et il nous a été

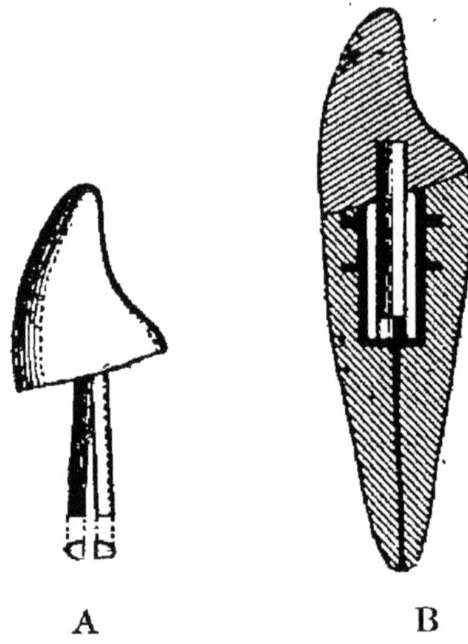

Fig. 128. — Dent avec pivot ovale, modèle P. Dubois. A Dent non montée. B Dent montée (section longitudinale).

donné de le constater à l'époque où nous utilisions les tubes et les pivots cylindriques, soit que le pivot se cassât, soit que la racine se fracturât: nous avons eu des échecs regrettables. Cela est évité avec le pivot et le tube ovales. Cette forme répond à celle de la racine, elle assure au pivot une force à toute épreuve ; le grand axe étant placé dans la direction de l'effort des dents antagonistes, elle n'exige que de moindres sacrifices du tissu radiculaire, et par conséquent diminue les chances de fracture. Depuis des années nous employons ce système avec avantage.

Le tube est formé d'un tube de platine tiré dans une filière ovale. On peut adopter trois grosseurs mesurant 1° $0^m,0037$ sur le grand axe et $0^m,003$ sur le petit pour les canines, 2° $0^m,0034$ et $0^m,0027$ pour les incisives centrales, les bicuspides et les incisives latérales fortes, 3° $0^m,003$ et $0^m,0025$ pour les incisives latérales faibles et pour les incisives inférieures.

Le pivot a des mesures correspondantes ; il est formé de deux demi-joncs accolés comme le pivot Contenau. On soude à la partie supérieure du tube sur les côtés selon le petit axe un minime fragment de ressort, on fait quelques encoches à l'échoppe le long de la hauteur et on scelle à l'amalgame. Pour cela on place fort peu d'amalgame dans la perforation radiculaire ; un instrument de Herbst monté sur le tour l'applique contre les parois, puis on enfonce le tube, la partie supérieure est ensuite garnie de façon à reformer la racine.

Le lendemain on enlève les parties émergeantes d'amalgame et de tube et on prend le modèle comme nous l'avons dit. Il est bon d'avoir tubes et pivots préparés à l'avance.

Tous les genres de dents peuvent être utilisés, mais celles qui conviennent le mieux sont les dents plates dont on reconstitue le talon avec de l'or, de la soudure, ou du caoutchouc.

Le talon s'articulant bien a une grande importance pour la durée des dents à pivots. Le patient cherche toujours avec les dents antagonistes un point de rencontre et, si la dent est simplement contreplaquée sans talon reformé, la pression dans la direction linguo-labiale est plus énergique et amène à la longue un déplacement en avant pour les dents sans tube, un descellement de celui-ci quand on en a placé un. Le talon de caoutchouc permet encore d'enchâsser latéralement les dents voisines, il contribue à la solidité du tout.

Coiffes métalliques.

Les dents à bagues ont déjà donné une idée de coiffage des racines. Pour la 2e bicuspide et les molaires on peut se dispenser de faire une face avec une dent minérale pour reconstituer la couronne à l'aide du métal seul.

Les couronnes métalliques ont l'avantage de restituer à la dent son contour et ses fonctions physiologiques tout en empêchant la désorganisation ultérieure de la racine. Elles sont pour certaines dents largement excavées et diminuées de hauteur ; supérieures à l'obturation, elles permettent de monter plus haut qu'elle et de rendre l'articulation possible d'une manière permanente sans risque d'ébranlement ou d'usure, comme cela serait à craindre avec les très grandes obturations d'or, d'amalgame ou de ciment. Comme on le verra plus loin, elles peuvent se combiner avec le système à pivot pour faire des appareils à pont. Il n'est pas impossible de placer des coiffes métalliques sur les dents entièrement découronnées, mais elles sont plus applicables là où il reste des fragments de couronne.

Manuel opératoire. — Ce que nous venons de dire indique qu'on ne doit pas sacrifier tout ce qui dépasse la gencive, comme on le fait pour les dents à pivots ; les bords déchiquetés, amincis, surplombants, seront seuls réséqués, puis arrondis, régularisés à la meule; on entamera légèrement la couronne de façon à ce que le métal ne fasse que peu ou point saillie à son point d'union avec la racine et soit empêché de glisser par le rebord d'émail ou de dentine.

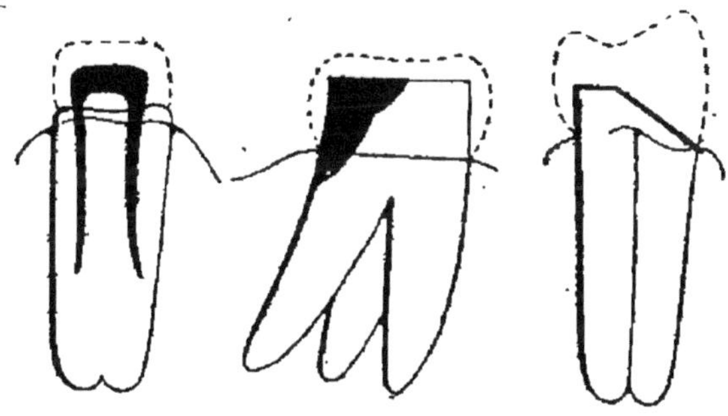

Fig. 129. — Différents genres de préparation de racines ou de couronnes excavées, destinées à recevoir une coiffe métallique.

La prise d'un modèle n'est pas indispensable, elle est pourtant des plus utiles car elle simplifie le travail en présence du patient. La coiffe elle-même se prépare de plusieurs manières. L'or doit être du même titre (900/1000 au moins) et de la même épaisseur que pour les dents à bague (2 dixièmes de millimètre ou 5 de la filière).

Le plus simple est de découper un patron en plomb mince d'après lequel on coupe l'or en forme de croix.

L'estampage et les courbures à la pince font affronter les bords, la soudure les réunit.

Pour estamper les coiffes métalliques, il est bon d'avoir à l'avance des matrices reproduisant les tubercules normaux des bicuspides et des molaires. Il est avantageux que ces matrices soient d'un métal plus dur que le zinc, métal de Spence, cuivre ou acier. En emboutissant la plaque avec ses matrices sur un morceau de plomb épais, on forme les tubercules, puis on rabat les prolongements en formant le contour de la dent. Les bords affrontés sont soudés l'un après l'autre (en plaçant la soudure à l'intérieur). Il est bon de renforcer les pointes des tubercules avec de la soudure. La coiffe doit entrer serrée et même en forçant un peu : autour de la racine, elle doit être à elle seule un moyen d'isolement parfait.

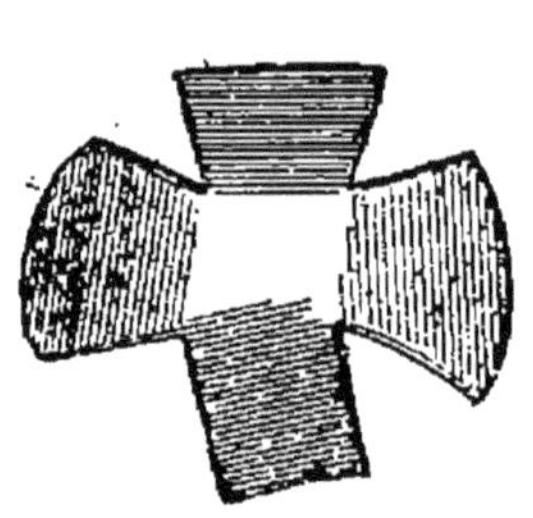

Fig. 130. — Patron de plaque devant former une coiffe de grosse molaire.

Les coiffes peuvent se faire par d'autres moyens : en tournant une plaque autour de la dent comme pour les dents à pivot à bague et en soudant sur cette bague une face triturante estampée à l'aide de la matrice ; en estampant sur le modèle, après avoir reconstitué par le moulage la dent en cire. On peut aussi utiliser les tubes sans soudure de White (*Seamless, Gold-Collars*), et même emboutir toute la couronne dans une plaque d'or en rendant la soudure inutile.

Les coiffes tiennent principalement par leur ajustement serré autour de la racine et des fragments de couronne, mais on doit y joindre des moyens d'attache auxiliaires, petits crampons fixés à l'intérieur de la coiffe, des tiges recourbées fixées dans les canaux radiculaires ; la gutta-percha ou le ciment réunit le tout.

On doit ménager pour le scellement une porte de sortie à l'excédent de la matière obturatrice en pratiquant un ou deux trous dans la coiffe.

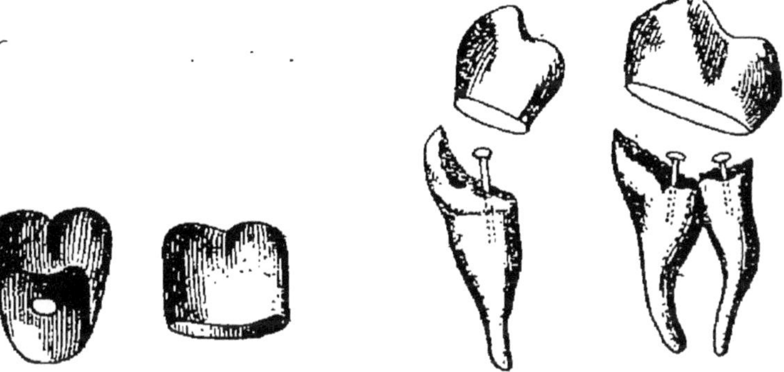

Fig. 131. — Coiffes métalliques terminées : dans les premières, le crampon est attenant à la coiffe ; dans les dernières, à la racine ; le dernier mode est préférable.

Comme pour les autres genres de couronnes, l'articulation devra toujours être aisée.

On peut, dans certains cas, faire des coiffes partielles ; elles sont moins solides que celles qui contournent en entier ce qui reste de la dent. Afin de leur donner un aspect naturel, on peut émailler les parties les plus visibles, placer sur la face triturante un fragment de dent minérale.

Travail à Pont (*Bridge Work*).

Il consiste en un système de prothèse où le support est demandé aux dents adjacentes, au moyen d'une barre pénétrant dans les cavités préexistantes, ou créées exprès.

Par extension on a donné le nom de travail à pont à tout appareil comprenant plusieurs dents artificielles supportées par un ou plusieurs pivots, par la barre ou par la coiffe seules, ou combinées sur le même appareil.

Travail à pont simple. — La barre est le véritable travail à pont. Elle ne s'emploie que là où les racines correspondantes aux dents à remplacer n'existent plus

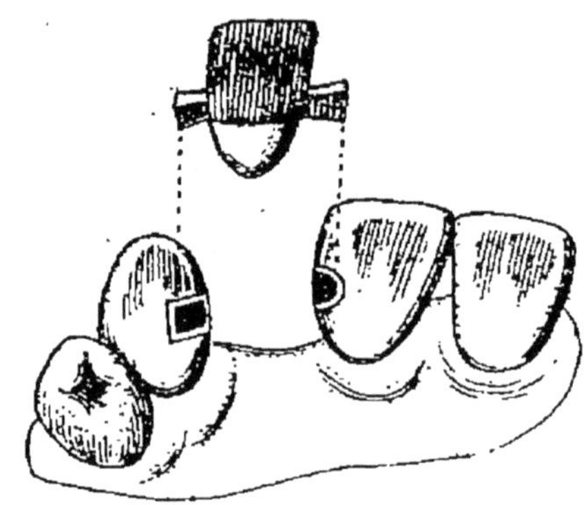

Fig. 132. — Dent soutenue par deux barres scellées dans les cavités siégeant aux dents latérales.

ou sont tellement usées qu'il est impossible de leur demander le plus faible support.

La dent artificielle est tout d'abord ajustée, elle ne doit pas toucher la gencive, une faible distance doit la séparer des dents latérales afin de rendre possible le nettoyage interstitiel.

Les cavités des dents latérales sont agrandies et disposées en queue-d'aronde afin de bien retenir la barre de soutien. Si les dents latérales sont dévitalisées, il est facile de se ménager des points de rétention suffisants; il n'en est pas de même quand les dents sont saines ou affectées de caries non pénétrantes, alors le travail à pont nous semble être une mutilation préjudiciable au patient. Les cavités préparées pour recevoir et retenir la barre et la matière obturatrice qui la scellera, on courbe la barre de manière à ce qu'elle pénètre assez profondément dans les cavités des dents adjacentes et à ce qu'elle puisse être soudée à la dent artificielle. Cette dent artificielle peut être une dent plate ordinaire, une dent du modèle de Bing, ou une dent à tube, à condition qu'on ait disposé la barre en conséquence. Quand on fait une face triturante, il faut évider au-dessous selon un plan oblique, de manière à ne laisser près de la gencive qu'une faible épaisseur. Après s'être assuré que dent et barre s'adaptent à leur place, on fixe la barre à l'aide de l'aurification ou de l'amalgame ou même du ciment.

Ce système a suggéré des variétés d'exécution. Au lieu de la barre et de la coiffe on a substitué des plaquettes estampées sur le talon des dents latérales. Ces plaquettes sont destinées à recevoir des tiges taraudées entrant dans la couronne et fixant le tout. Ce moyen est plus critiquable que la barre et surtout que la coiffe, il est moins solide et rend plus à craindre la rétention des liquides.

Le *bridge-work* le plus élégant est celui qui est dû à Parlmy-Brown. La barre en platine irridié n'est pas soudée, mais insérée dans un revêtement céramique fait sur le talon pour les dents antérieures, à la base pour les molaires. Dans ce but la face devant recevoir la barre est entaillée en queue-d'aronde, puis le revêtement céramique placé est cuit dans un four à *conti-*

nuous gum. Les inconvénients de ce système sont sa fragilité et la difficulté de réparation. Il importe accessoirement qu'un talon de dent artificielle soit d'or ou de porcelaine. Le travail à pont à l'aide de la barre soulève des questions plus essentielles, la solidité et l'innocuité de ses attaches, et avant que celles-ci soient démontrées, on peut n'apporter qu'une importance secondaire à l'apparence des faces postérieures et inférieures des dents.

Travail à pont avec combinaison du pivot de la coiffe et accessoirement de la barre.— Le pivot bien fixé, bien ajusté peut être, avec ou sans bague, un support suffisant pour plusieurs dents surtout avec des moyens d'attache auxiliaires, anneaux, coiffes, etc.

Deux dents voisines peuvent très bien porter sur un seul pivot. Il est facile de se servir du pivot unique quand les dents artificielles ne sont séparées que par une dent intercalaire. Un anneau plat donne une force auxiliaire qui peut être employée ; si la dent intercalaire ou la dent contiguë à la deuxième dent artificielle est très gâtée, on peut coiffer celle-ci avec avantage. Alors on a le pivot et la coiffe réunis sur le même appareil. Non seulement deux dents peuvent porter sur ces supports combinés mais encore trois ou quatre. Si pour un appareil de quatre dents on peut l'appuyer sur deux racines, on le fera. La difficulté, lorsqu'il y a plusieurs pivots, est de les rendre parallèles. On peut y arriver par le procédé suivant :

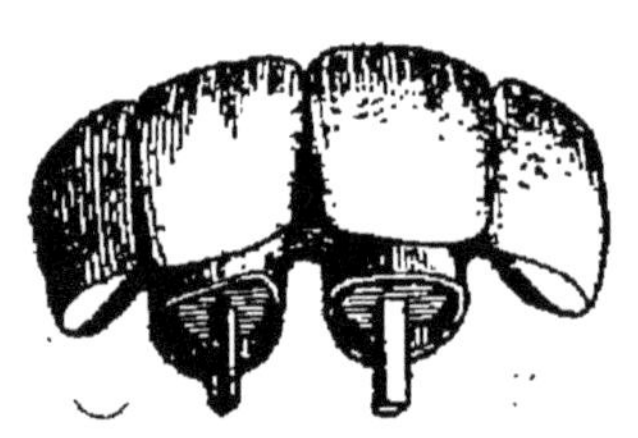

Fig. 133.— Appareil de quatre dents soutenu sur deux pivots.

Une première perforation est pratiquée bien droite, ce dont on s'assure en entrant dans la racine une longue tige dont on observe la rectitude ; si elle s'incline, on rectifie la direction du trou, puis on scelle le tube. On fait de même du côté opposé en mesurant à plusieurs reprises les tiges dépassant la racine qui doivent garder leur direction parallèle, on scelle le second tube et on prend l'empreinte au plâtre comme nous l'avons dit.

Afin d'obtenir le parfait parallélisme des perforations, puis des pivots, M. Godon a construit un petit appareil de contrôle qui consiste en deux tiges gardant, quel que soit l'écartement, leurs directions réciproques grâce à un glissement dans deux gaines.

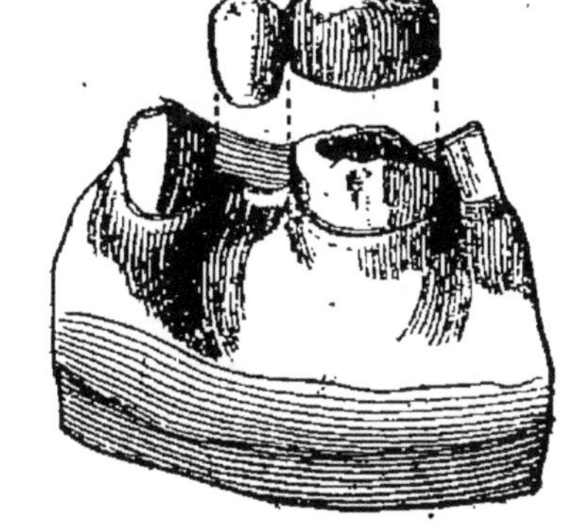

Fig. 134. — Coiffe fixée sur une première grosse molaire et portant une biscupide artificielle.

Lorsque l'effort à demander au pivot est considérable, il est bon de ne pas se contenter du pivot ordinaire même avec tube et d'y adjoindre la bague.

La coiffe seule peut soutenir une dent voisine, ainsi que le démontre le petit appareil ci-dessus de M. Heidé.

Deux coiffes pourraient supporter facilement deux ou trois dents.

La barre peut être suffisante pour une dent unique, mais elle ne peut être employée qu'à titre d'auxiliaire sur un appareil de plusieurs dents.

Pour construire une pièce à pont, on doit faire appel

à tous les éléments de soutien qu'offre la bouche, racines et dents restantes, le pivot est le support le plus ferme, puis la coiffe, enfin l'anneau et la barre. Les racines des canines sont les plus propres à soutenir un appareil de quelque étendue et, quand elles subsistent

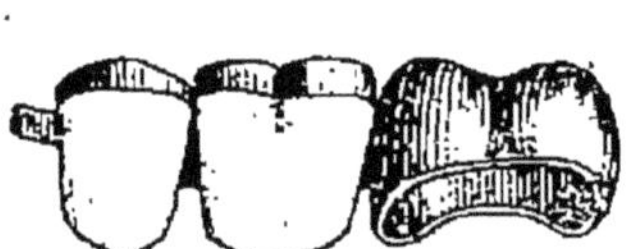

Fig. 135.— Coiffe portant deux dents. Un appendice d'or s'appliquant sur la première bicuspide naturelle empêche le déplacement en avant.

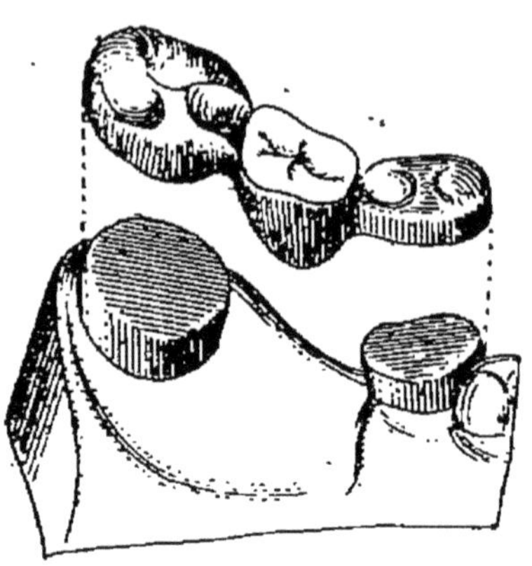

Fig. 136. —Deuxième grosse molaire soutenue sur deux coiffes.

assez saines, on peut reposer sur elles 6 à 8 dents. Certains praticiens exhibent des appareils plus considérables portant toute l'arcade supérieure montée sur deux racines, mais la base leur manque, et cela ne peut être durable. Deux racines même avec le secours de supports accessoires, coiffes sur une ou deux dents, ne peuvent supporter longtemps tout l'effort de la mastication. Huit dents nous paraissent donc un maximum pour un appareil sans plaque.

Le travail à pont combiné ne demande pas un mode opératoire et des appareils dissemblables de ceux que nous avons déjà exposés, il n'est qu'une application judicieuse de ceux-ci, mais avec une plus grande difficulté de parfait ajustement de répartition de la force. Il ne comporte pas la plus petite défectuosité, sans quoi il devient le pire des expédients.

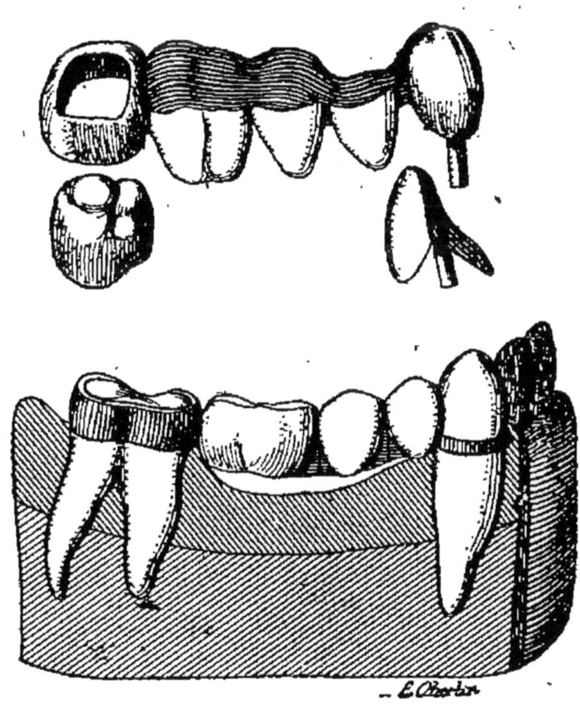

Fig. 137. — Appareil à pont de quatre dents soutenu par un pivot et une coiffe.

On a invoqué contre lui non seulement les défauts de construction mais encore son principe même.

Quoiqu'on ait exhibé hors de la bouche des pièces à pont pouvant se déplacer pour le nettoyage, il comporte généralement l'inamovibilité. Les détritus alimentaires séjournent sous les anneaux, sous les coiffes, dans les interstices, aussi lui a-t-on reproché d'être anti-hygiénique ; sa non mobilité, liée à son étendue, fatigue également les racines et les dents de support, et à ce titre, il pourrait déterminer des périostites traumatiques ; enfin il rend difficile la réparation. Ces objections ne sont pas sans raisons, il n'en est pas moins vrai que, employé dans certaines limites, appliqué avec opportunité, exécuté avec talent, il peut dispenser le malade de porter une plaque.

Il est la solution la plus élégante du problème de la restauration des arcades dentaires.

On peut combattre ses exagérations, mais on ne peut pas déconseiller son emploi.

EXTRACTION DES DENTS

Indications. — Ne doit se faire que si des complications résultent ou doivent résulter de la présence de l'organe dans la bouche, si tous les moyens de la thérapeutique conservatrice ont échoué. La pulpite, la périostite aiguës causent des douleurs assez intenses pour que le malade lui-même demande l'extraction. On lui déconseillera tout sacrifice inutile ; on se refusera à toute opération nuisible. En traitant comme il est dit, la douleur aura vite disparu ; les complications seront écartées, dans l'immense majorité des cas, et la dent sera presque toujours conservée.

L'extraction, pour corriger une irrégularité, ne doit être pratiquée qu'en tenant compte des considérations exposées aux anomalies dentaires. La molaire de six ans doit être aussi respectée que ses voisines et conservée le plus longtemps possible. Il vaudrait mieux, pourtant, la sacrifier à onze ou douze ans qu'à quinze.

Mais quand la dent a causé des désordres graves: fistule cutanée, abcès du sinus, accidents du côté de l'œil, de l'oreille, des névralgies persistantes, de la constriction des mâchoires, quand elle entretient une suppuration abondante, qu'elle complique des affections graves des mâchoires, tumeurs, nécrose, son extraction sera faite au plus tôt.

Contre-indications. — Les époques des menstrues, de la lactation et même de la grossesse, ne sont pas des contre-indications absolues de l'extraction. Pour les deux dernières, on appliquera de préférence un traitement palliatif, surtout dans les trois derniers mois de la gestation. Malgré tout, s'il y avait impérieuse nécessité, on pourrait exécuter l'extraction à ces époques, surtout si la malade la réclamait et si l'on n'était pas en présence d'une névropathe.

On ne doit pas sacrifier les dents de lait plus facilement que les dents permanentes, le placement irrégulier de celles-ci et des troubles digestifs pouvant en résulter.

Les dents de lait restées dans les mâchoires d'adultes, ne doivent pas être extraites si elles tiennent la place d'une dent permanente.

L'hémophilie, la glycosurie, les troubles cardiaques, rendent les extractions fort dangereuses, chez les névropathes, et, principalement chez les épileptiques, elles peuvent provoquer des crises fâcheuses. On soupçonnera l'un de ces états à l'aspect du facies du malade l'interrogation édifiera ensuite.

L'hémophile est généralement un adolescent, aux tissus flasques, boursouflés, il connaît combien il est susceptible d'hémorragies et le plus souvent, en avertit le praticien. Certaines diathèses prédisposent aux hémorragies, le scorbut, le diabète, mais comme elles causent l'ébranlement des dents, l'extraction est toujours aisée. On évitera pourtant d'en pratiquer plusieurs dans la même séance on s'entourera de précautions en cas d'hémorragies.

Chez les sujets sains, il n'est pas contre-indiqué de pratiquer plusieurs extractions le même jour, mais, à moins d'avoir affaire à des dents et racines chancelantes, il est préférable de ne pas aller au delà de trois ou quatre extractions. Des extractions nombreuses provoqueraient une fièvre traumatique, un choc en retour qu'il est bon d'éviter.

Si l'on était en présence d'un véritable hémophilique, on s'entourerait des plus grandes précautions, car l'opération pourrait devenir mortelle; il en est de même pour les cardiaques avancés. (V. Hémophilie, Hémorragie, Cœur.) Pour tous ces cas, il est bon de se faire assister d'un médecin ou au moins d'un parent du malade.

Précautions préparatoires. — Avant d'opérer, on se rendra compte du siège de la dent à extraire ; surtout pour les molaires affectées de caries interstitielles l'erreur est possible; l'inspection à la sonde et au miroir, la projection d'un jet d'eau froide, la percussion, édifieraient complètement à cet égard. Les dires du malade doivent être sérieusement contrôlés, car il arrive souvent d'errer sur la dent et même sur la mâchoire où siège le mal.

Dans les cas où il y a désordre de voisinage ancien, fistule cutanée, névralgie, la dent ne montre pas toujours la relation qu'elle a avec le désordre; les mauvaises dents de la région n'en seront pas moins extraites, l'amélioration, la guérison, en résulteront presque toujours à bref délai.

L'extraction décidée, on se rendra compte du plus ou moins de solidité de la dent, de l'état de ses bords, de l'extension de l'ivoire ramolli, de la direction des racines, de leur réunion ou de leur séparation. On induira, d'après l'aspect des dents voisines, la force et la forme des racines de la dent à extraire (les dents à couronne courte ont généralement des racines longues et *vice-versa*) on se rappellera les particularités anatomiques de chacune d'elles. Pour les dents de la mâchoire inféιieure, on fera asseoir son malade très bas, se tenant en arrière pour les dents antérieures et les postérieures du côté gauche quelque peu en avant pour celles du côté droit; pour celles de la mâchoire supérieure, la tête sera haute et renversée; le renversement devra approcher de l'horizontale pour l'avulsion des dents de sagesse supérieures.

L'opérateur se tiendra presque toujours du côté droit de son malade. Pour les dents postérieures du côté gauche à la mâchoire inférieure, quand on fait usage de l'élévateur ou du davier à bec de perroquet, il est préférable de se placer à gauche.

La tête doit toujours être bien assujettie sur l'appui-tête.

S'il y a constriction, on écartera progressivement les mâchoires avec des écarteurs mécaniques.

Le tartre doit être enlevé avant le placement de la pince.

Si la gencive recouvre la racine et si l'extraction est jugée difficile, il est bon d'exciser au bistouri ou de brûler l'excroissance à l'aide du cautère.

Si des bords fragiles et surplombants devaient empêcher le glissement de la pince, il serait bon de les exciser auparavant à la pince coupante.

Déchausser la gencive est inutile.

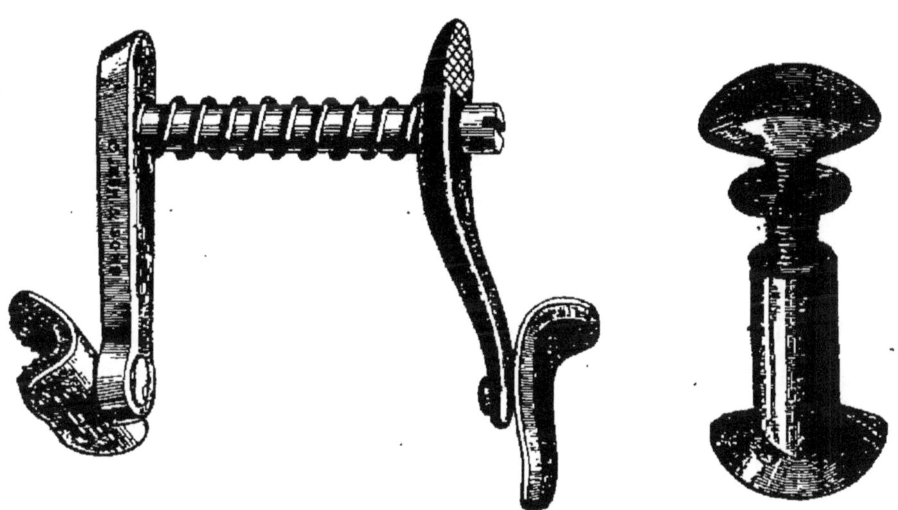

Fig. 138. — Différents modèles d'écarteurs pouvant servir dans les cas de constrictions et aussi pour l'anesthésie.

Selon les cas, on placera à sa portée un ou plusieurs instruments.

La clef n'est plus un instrument d'extraction. Les élévateurs rendent des services. Les daviers serviront dans la majorité des cas; on délaissera ceux à longues branches, à mors épais et coupants, les branches des daviers forme anglaise sont plus maniables que les daviers formes américaines ; leurs mors sont aussi moins coupants. La série reproduite par les figures suivantes est celle de Gray de Sheffield qui est en vente chez la plupart des fournisseurs.

Opérations. *Règles générales.* — Surtout pour les dents de la mâchoire supérieure, il est bon d'entourer la tête du patient avec le bras gauche, la main écarte la lèvre ou la langue; on porte un tampon de linge enroulé autour du doigt,— lorsque l'élévateur est employé.

L'extraction proprement dite comporte plusieurs temps : 1° *placement et enfoncement de l'instrument ;* 2° *luxation ;* 3° *traction et sortie.*

1° *Placement et enfoncement.*— Les mors de la pince doivent enserrer la dent dans toute son épaisseur, le mors du côté lingual est placé le premier; pour cela, il est nécessaire de bien ouvrir la pince, certaines dents ayant une épaisseur assez considérable, et il arrive que des opérateurs inexpérimentés font des mouvements de luxation sur la dent partiellement saisie. L'enfoncement doit être, surtout pour les dents soupçonnées d'être fortement implantées, aussi profond que possible; si la dent a des parois faibles, on enfoncera les mors de la pince par plusieurs poussées successives, en profitant de la luxation commencée, de l'écartement du bord alvéolaire pour remonter un peu plus haut et agir sur des parties moins susceptibles de fracture.

2° *Luxation.*— Elle doit se faire par de petits mouvements de poignet et non du coude et sans grand écart d'angle: les premiers étant les moins accusés, la luxation se fait par des mouvements de dedans en dehors, et de dehors en dedans, puis de latéralité. Le mouvement de dedans en dehors est le plus efficace, par suite de la moindre épaisseur du bord alvéolaire externe ; les mouvements de latéralité aident à la sortie des dents uniradiculaires ; pour les autres, ils doivent être très limités.

3° *Traction et sortie de la dent.* — Elle ne doit se faire que quand la luxation est complète, ce que décèle la mobilité dans l'alvéole. A ce moment, l'extraction n'est plus douloureuse, la sortie de la dent doit être effectuée sans violence et sans précipitation, sans quoi on risquerait de heurter fortement les dents de la mâchoire antagoniste. Des fractures ont eu cette cause.

Quoique les mouvements se succèdent rapidement, il n'en faut pas moins que chacun d'eux soit entièrement accompli avant d'exécuter le suivant.

On n'oubliera pas que les insuccès sont dus en grande partie : *a* — à ce que l'enfoncement des mors n'a pas été poussé assez loin ; *b* — à ce que les mouvements de luxation ont été trop brusques ou trop violents ; *c* — à ce que la traction en dehors s'est exercée trop tôt ; *d* — à ce que la pression sur les branches a été trop forte. Le renflement de la dent au collet, la forme des mors dans les pinces actuelles, rendent peu à craindre le glissement de la dent ; sa section ou son écrasement sont bien plus à redouter ; le pouce placé entre les branches modérera la pression.

L'opérateur ne doit pas se laisser influencer par son malade, et il doit agir avec tout le sang-froid nécessaire.

Voici les instruments et indications opératoires particulières à chaque groupe de dents.

Dents de lait. — On tiendra compte des réserves

que nous avons formulées plus haut sur l'extraction précoce des dents de lait. (Voir aussi anomalies dentaires.)

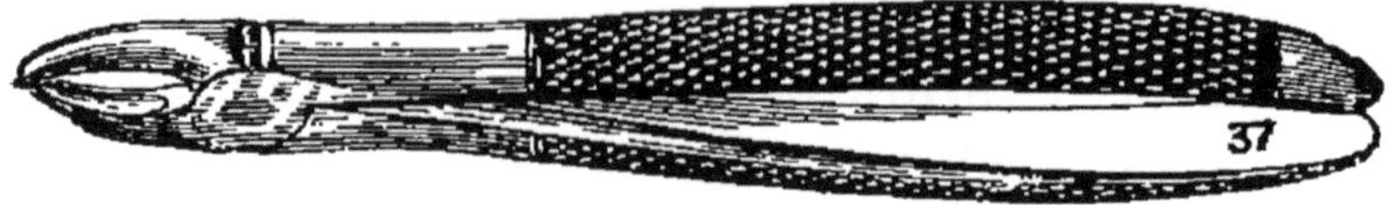

Fig. 139. — Davier droit pour extraction des incisives et canines supérieures de première dentition.

A l'époque habituelle de leur extraction, il y a généralement résorption plus ou moins avancée des racines.

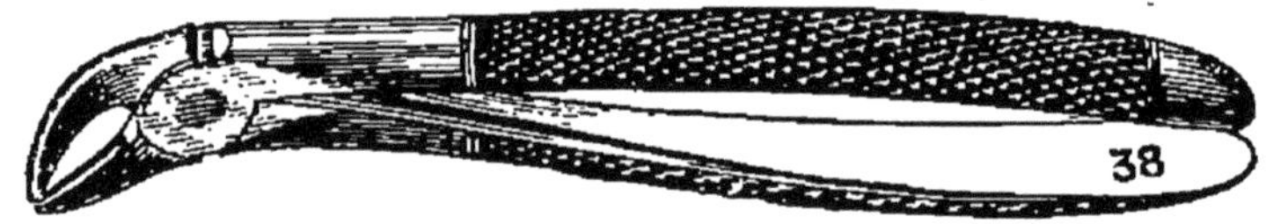

Fig. 140. — Davier courbe pour extraction d'incisives et canines inférieures de première dentition.

Les incisives et les canines de la mâchoire supérieure sont avulsées par une pince droite de modèle spécial (fig. 139) ; celles de la mâchoire inférieure, par la même pince ou par une pince à angle obtus (fig. 140).

La pince la mieux adaptée aux molaires de la mâchoire supérieure est représentée par la fig. 141 ; celle qui convient aux molaires inférieures est la fig. 142.

Quand les molaires de lait sont très cariées, on en a plus aisément raison avec l'élévateur; la mollesse des tissus, la divergence des racines, doivent faire craindre l'écrasement de la couronne; avec l'élévateur, on peut aussi agir plus rapidement et enlever plusieurs racines avant que la bouche soit refermée : on préférera

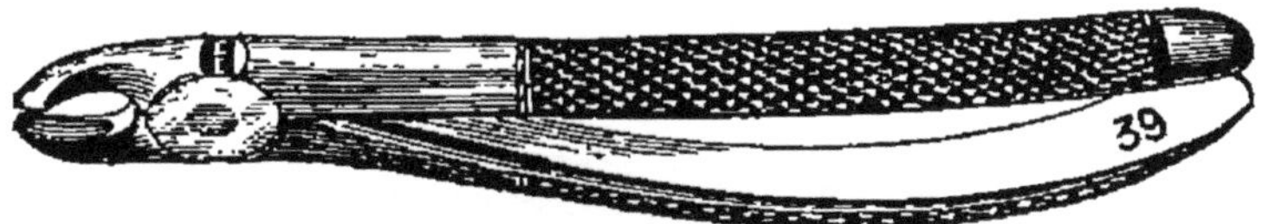

Fig. 141. — Davier pour extraire les molaires supérieures de première dentition.

donc son emploi pour les dents de lait très cariées, ainsi que pour leurs racines.

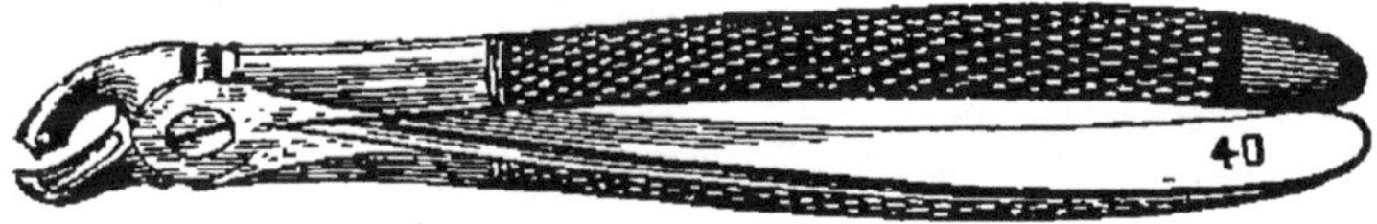

Fig. 142. — Davier pour extraire les molaires inférieures de première dentition.

On évitera de confondre la deuxième molaire de lait avec la molaire de six ans ; la forme rectangulaire de

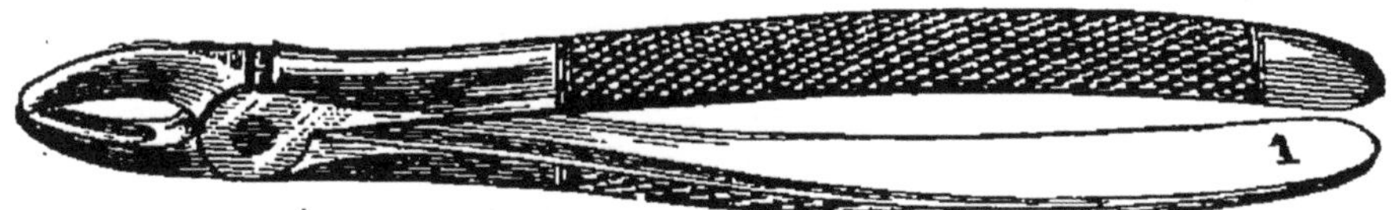

Fig. 143. — Davier pour incisives centrales et canines.

la dent de lait, sa couleur, sa position dans la bouche, l'âge du patient, serviront à contrôler les apparences. Si l'extraction est indispensable, elle sera faite, même de force ; en faisant comprimer les narines par un aide, on force l'enfant à ouvrir la bouche pour respirer, ce qui permet l'opération.

Dents permanentes. Machoire supérieure.— Pour l'extraction des dents antérieures, les daviers droits sont les plus convenables.

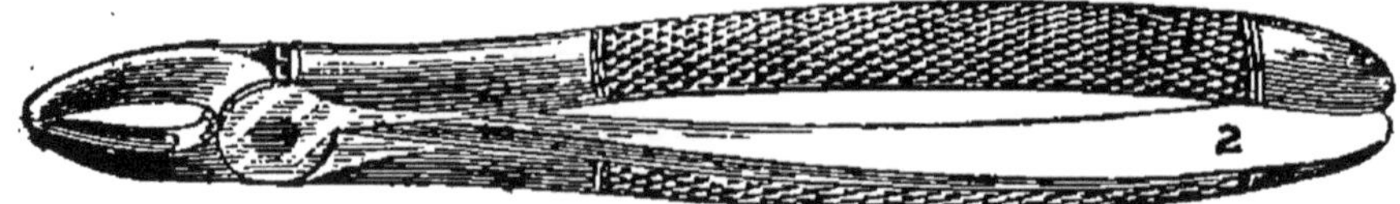

Fig. 144. — Davier pour incisives latérales.

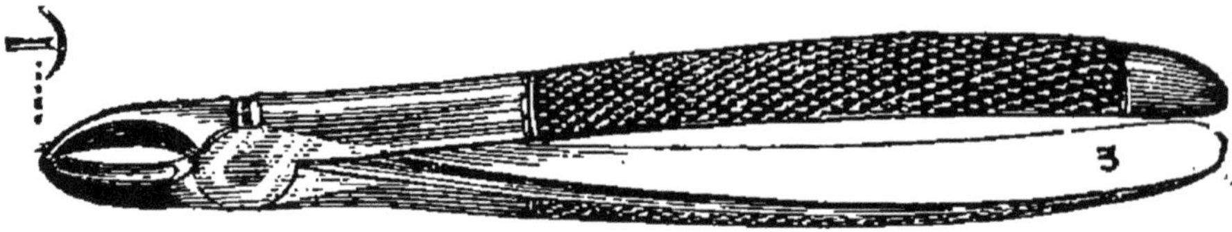

Fig. — 145. — Davier pour dents placées irrégulièrement dans l'arcade (sur dents).

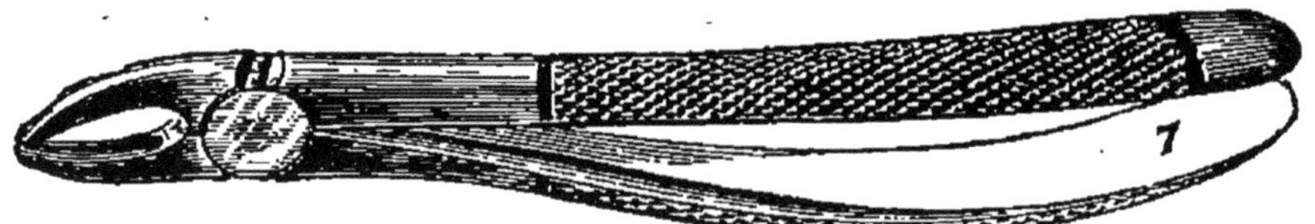

Fig. 146. — Davier pour prémolaires.

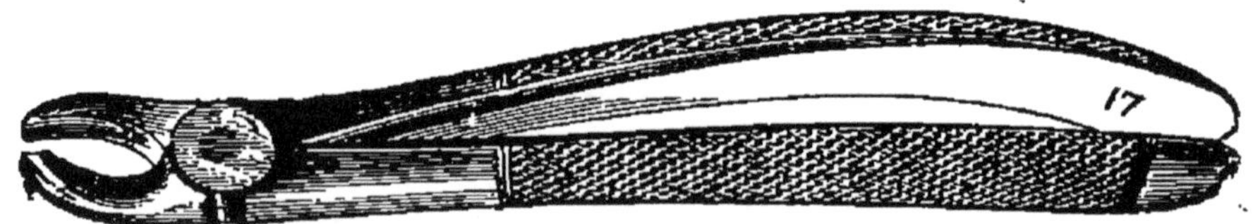

Fig. 147 — Davier pour grosses molaires (côté droit).

Pour les incisives centrales et les canines, ils doivent avoir plus de force et plus de largeur de mors.

Les dents dont l'une des faces est rétrécie par empiétement des dents voisines exigent des daviers à mors de largeur inégale (fig. 145).

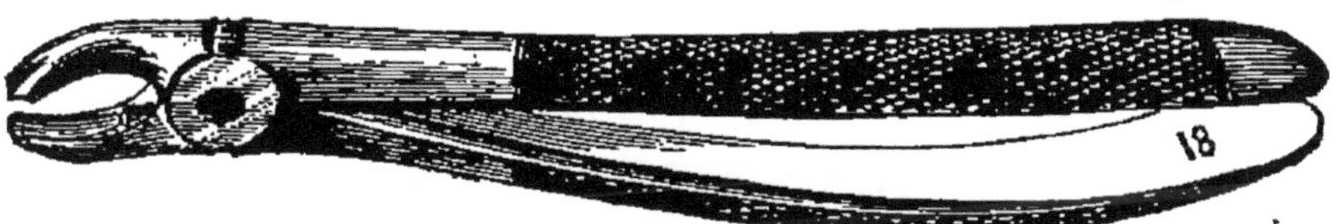

Fig. 148. — Davier pour grosses molaires (côté gauche).

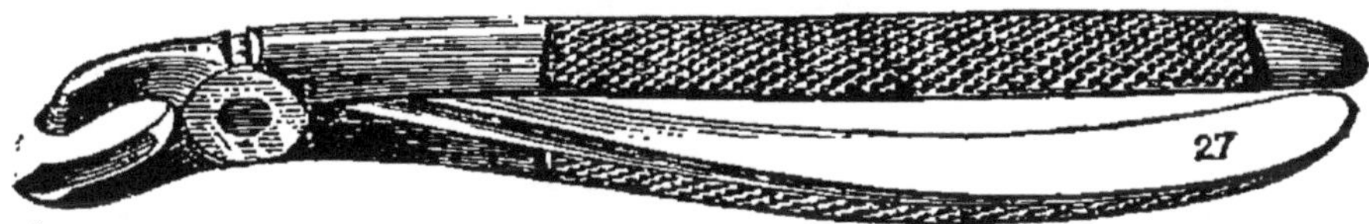

Fig. 149. — Davier sous-alvéolaire pour molaires découronnées (côté droit).

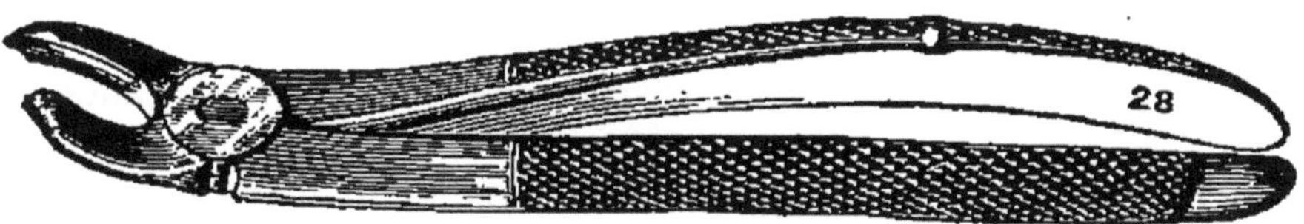

Fig. 150. — Davier sous-alvéolaire pour molaires découronnées (côté gauche).

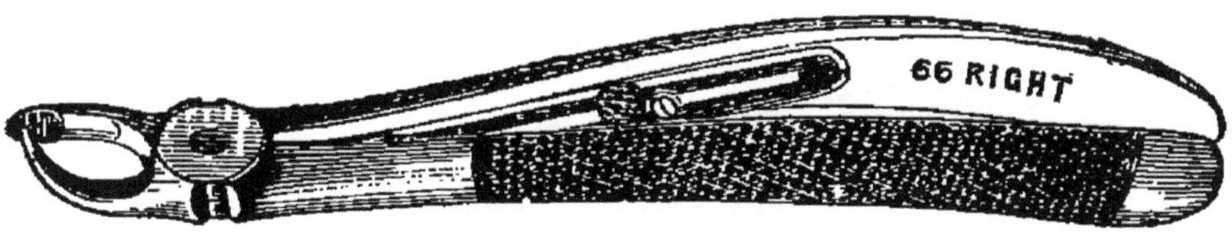

Fig. 151. — Davier sous-alvéolaire dont l'un des mors pénètre entre les racines externes, côté droit (Modèle Baly).

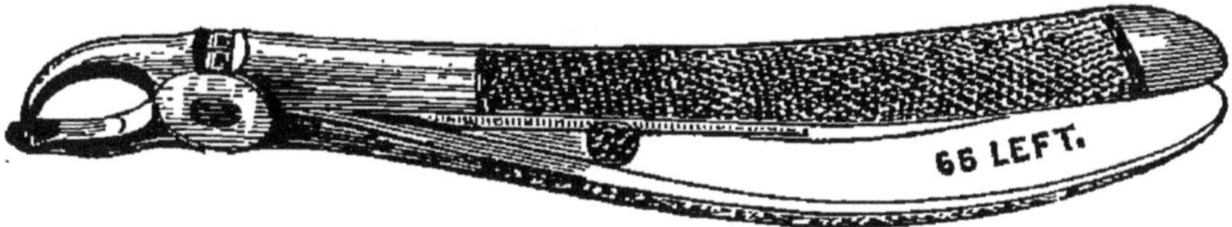

Fig. 152. — Davier sous-alvéolaire dont l'un des mors pénètre entre les racines, côté gauche (Modèle Baly).

Il sera parlé de l'extraction des racines plus loin.

Les prémolaires sont avulsées avec des daviers ayant une légère courbure. Le davier droit pourrait également servir pour la première.

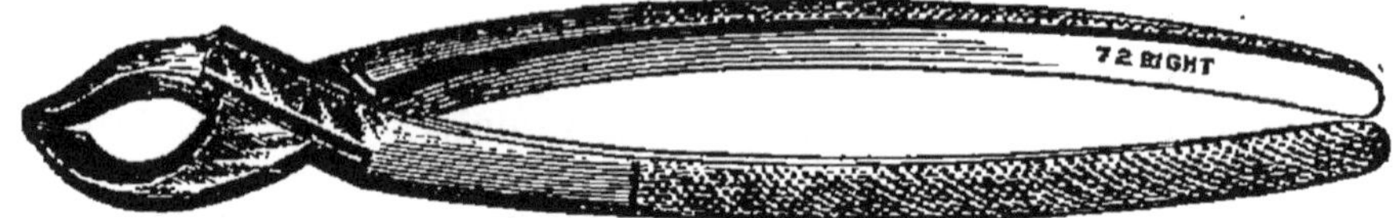

Fig. 153. — Pince à séparer les racines des molaires (côté droit).

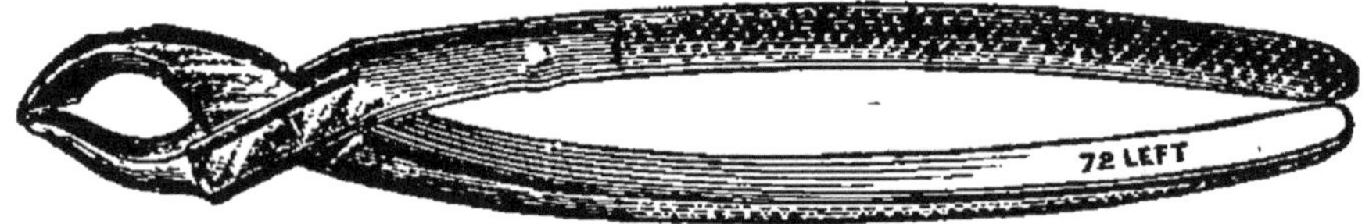

Fig. 154. — Pince à séparer les racines des molaires (côté gauche).

La première et la deuxième grosse molaire ont des formes analogues. Celles du même côté s'enlèvent avec

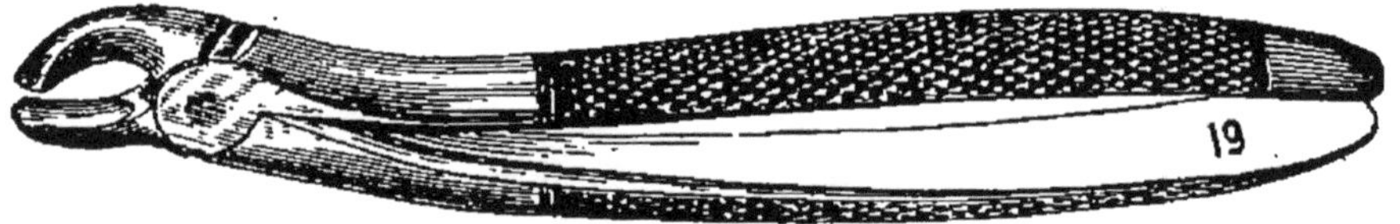

Fig. 155. — Davier pour troisième molaire.

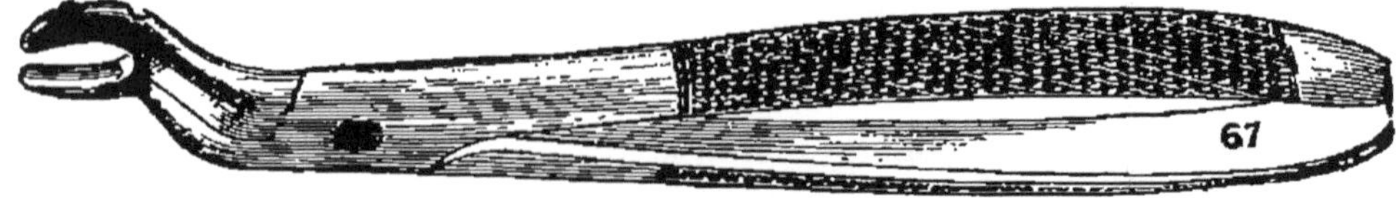

Fig. 156. — Davier baïonnette pour troisième molaire.

les mêmes instruments; ils ne peuvent servir indifféremment des deux côtés, les racines externes devant toujours être prises dans le mors à deux échancreurs. Les molaires découronnées, — à racines réunies, — peuvent être avulsées à l'aide des daviers sous-alvéolaires, tels que ceux représentés ci-dessus.

A ces daviers la pince à racines représentée par la

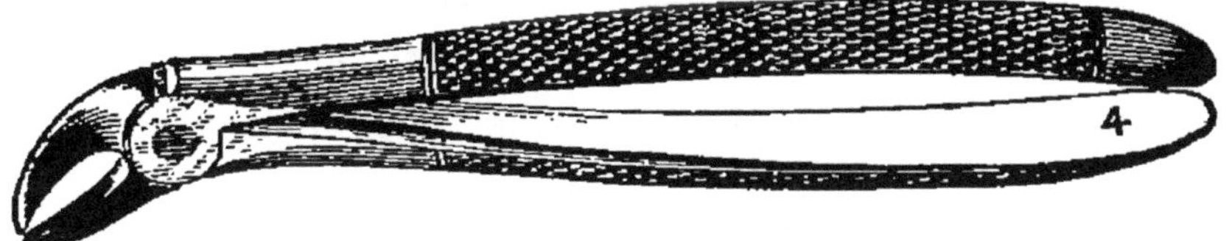

Fig. 157. — Davier pour incisives et canines.

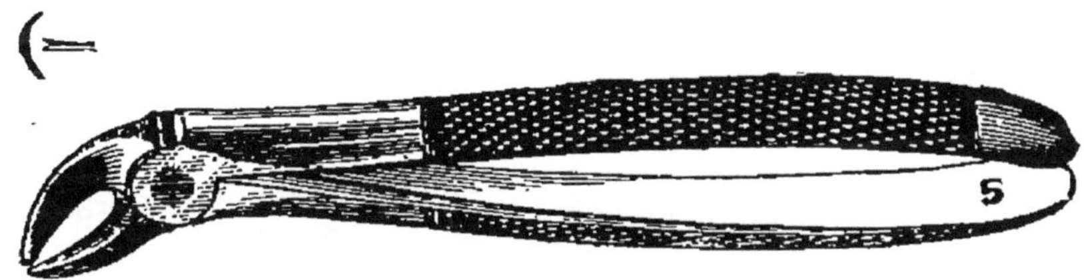

Fig. 158. — Davier pour incisives et canines placées en dedans de l'arcade.

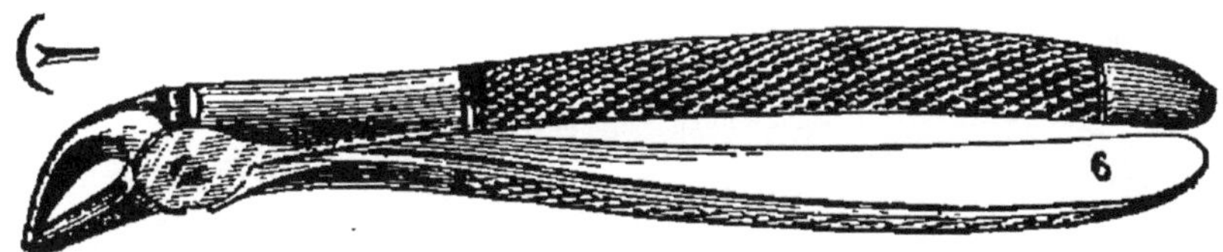

Fig. 159. — Davier pour incisives et canines placées en dehors de l'arcade.

figure 172 peut le plus souvent se substituer avec avantage, elle s'insinue mieux entre l'alvéole et la dent et permet de saisir les racines plus haut.

Dans quelques cas exceptionnels on est obligé de pratiquer la séparation des racines. Cela se fait à l'aide des pinces représentées figures 153 et 154.

La troisième molaire nécessite des pinces de formes

spéciales, représentées figures 155 et 156; la forme baïonnette (fig. 156) est la mieux appropriée, elle se place avec plus d'aisance dans l'axe.

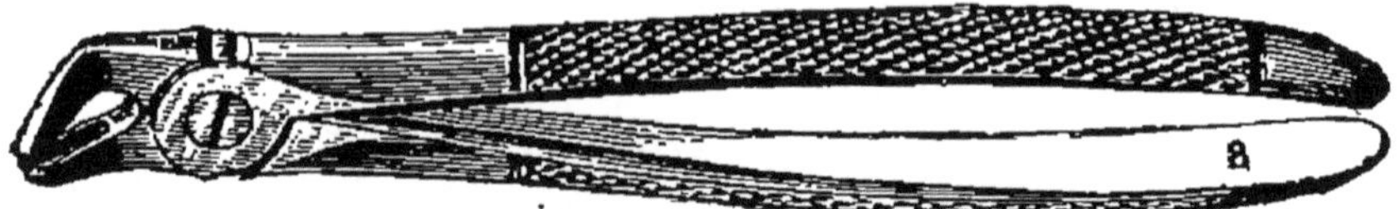

Fig. 160. — Davier pour prémolaires.

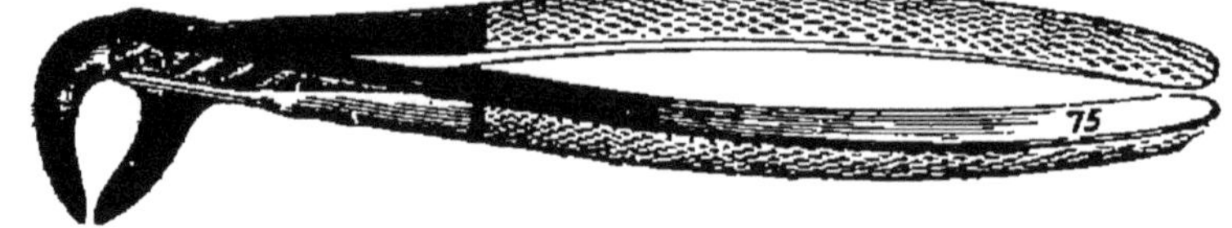

Fig. 161. — Davier à bec de perroquet pour prémolaires.

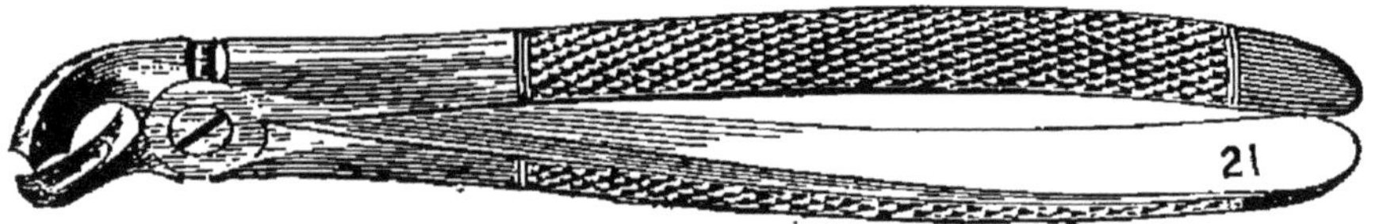

Fig. 162. — Davier pour grosses molaires (deux côtés).

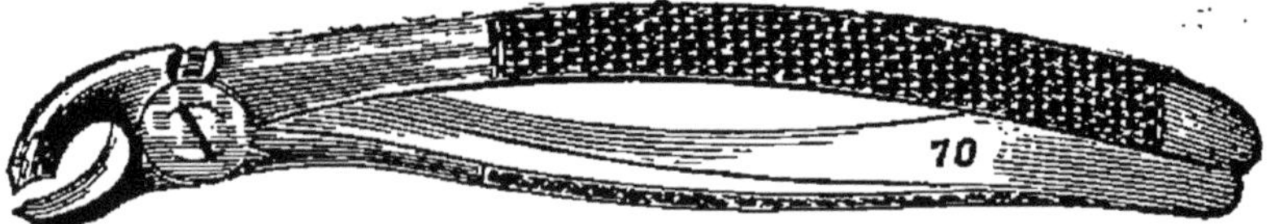

Fig. 163. — Davier pour grosses molaires (deux côtés), la courbure des branches facilite l'extraction quand il y a commencement de constriction. Il peut également servir pour la molaire de sagesse.

Les molaires de sagesse affectées de nanisme peuvent être avulsées par la pince représentée par la figure 163.

Machoire inférieure. — Les dents antérieures seront extraites avec des pinces ayant une légère courbure, afin d'éviter la pression sur les dents du haut. L'opérateur peut se placer comme d'habitude, soit légèrement en avant ou tout à fait en arrière de son patient ; dans cette dernière position, il doit être beaucoup plus haut que lui. Pour toutes les dents de la mâchoire inférieure

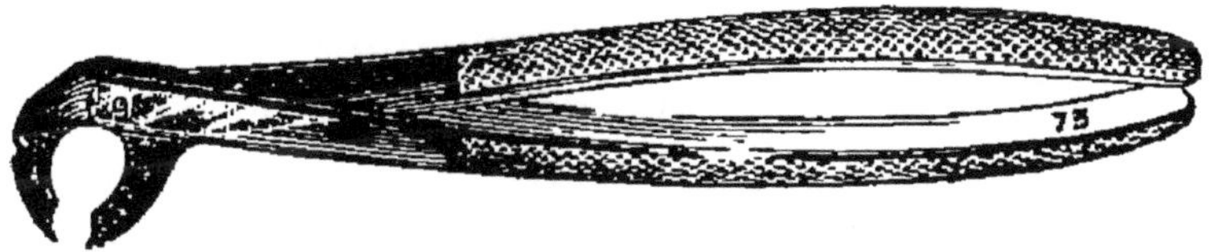

FIG. 164. — Davier à bec de perroquet pour grosses molaires (deux côtés).

on peut également se servir des pinces dont les mors sont à angle droit avec les branches.

Pour les surdents il est bon d'avoir des daviers à mors de largeur inégale. Les pinces à racine pourraient être utilisées dans le même but.

Les prémolaires de la mâchoire inférieure sont généralement des dents faciles à extraire par suite de la conicité de leur racine.

Les prémolaires et les molaires de la mâchoire inférieure sont très facilement extraites à l'aide des daviers

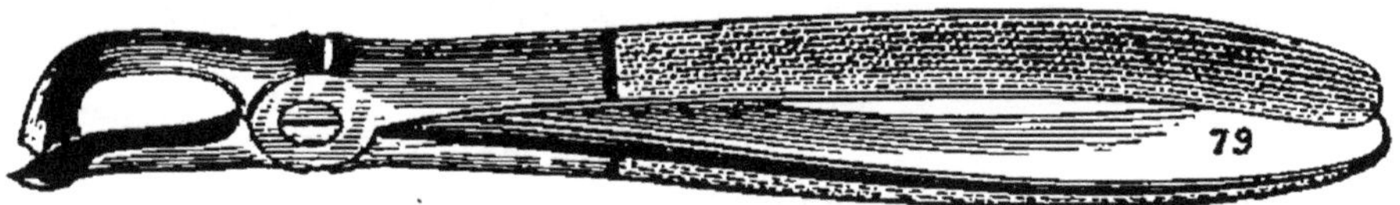

FIG. 165. — Davier modèle Debray pour molaires inférieures découronnées.

à bec de perroquet ; la direction de l'effort permet une luxation rapide, leur mode d'action participe de celui de la clef et de celui du davier. Maniés par des mains inexercées ils peuvent déterminer des accidents analogues à ceux de la clef, notamment des fractures du bord alvéolaire, le mouvement de pesée doit donc être très faible.

L'extraction des deux premières grosses molaires inférieures côté droit, côté gauche, obéit aux mêmes indications ; le choix de l'instrument est guidé par l'état de la couronne. Avec le davier à bec de perroquet, la force est plus grande, la forme des mors rend parfois plus difficile l'enfoncement de la pince.

Dans quelques cas exceptionnels le davier sous-alvéolaire Debray (fig. 165) peut rendre service pour avulser les molaires inférieures découronnées.

Les racines de la première molaire ont parfois une divergence très accentuée et on ne peut les extraire qu'en les prenant isolément, il est alors nécessaire de sectionner le restant de couronne entre les racines ; la séparation s'obtient à l'aide de la pince représentée ci-dessous.

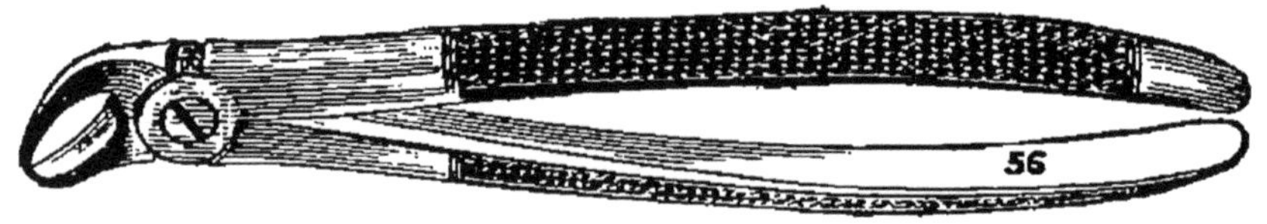

Fig. 166. - Davier pour séparer les racines des molaires inférieures

Pour la molaire de sagesse, on peut quelquefois employer le même davier (fig. 162) que pour les autres grosses molaires, mais, le plus souvent, le peu d'écart avec la face triturante des dents de la mâchoire opposée rend nécessaire l'emploi d'un davier à courbure plus obtuse que celui-là (fig. 163).

Dans ces cas, la langue de carpe rend aussi les plus

grands services, et s'il y a constriction, elle devient le seul instrument pouvant agir. Il en est parlé plus loin.

Extraction des racines. — Pour les racines, la nécessité de remonter haut est encore plus indiquée que pour les

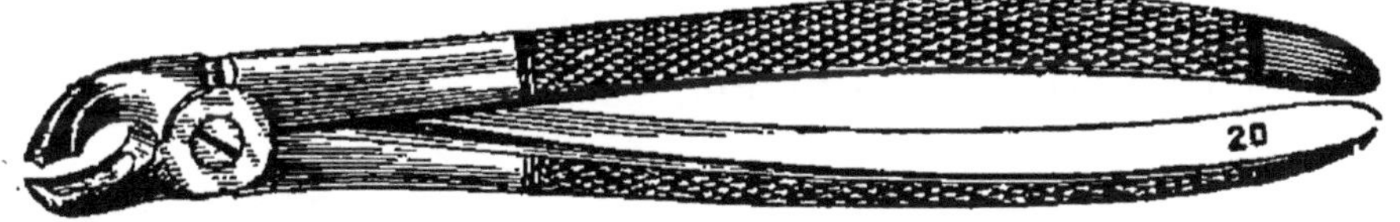

Fig. 167. — Davier pour troisième molaire.

dents ayant leur couronne, et les daviers à racine, à mors minces rendront les plus grands services. Les mors d'un davier à racine doivent être assez minces pour s'insinuer entre l'alvéole et la dent, en écartant légèrement l'os. M. Telschow a construit des daviers à mors assez coupants pour couper l'alvéole et saisir la racine du même coup. Dans les cas désespérés, ils seraient une ressource.

Les racines de la mâchoire supérieure peuvent être

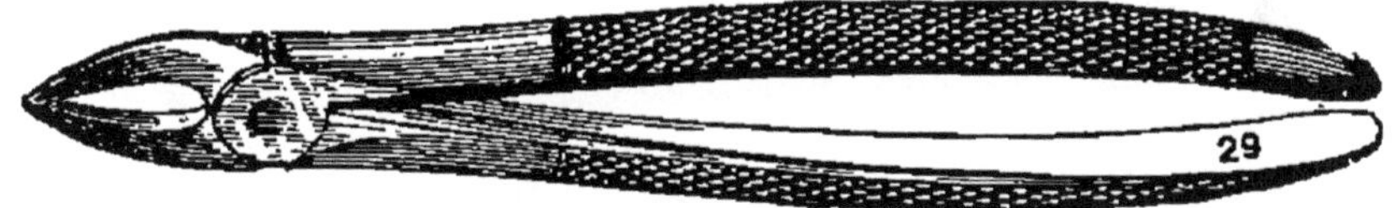

Fig. 168. — Davier droit pour racines d'incisives et de canines.

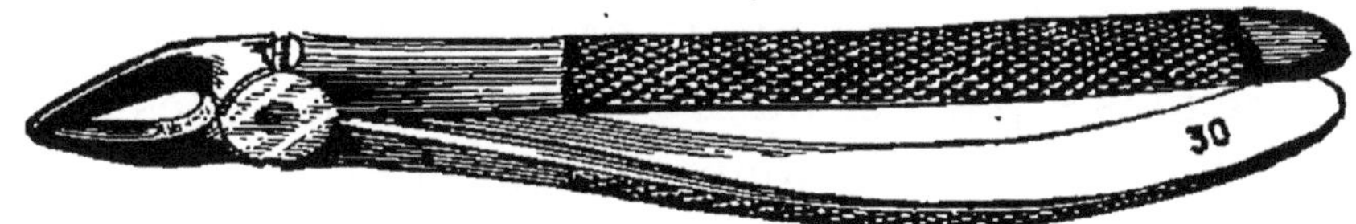

Fig. 169. — Davier à mors courbes pour racines de dents antérieures.

avulsées par l'une des pinces représentées par les figures 168 à 172.

Pour les racines d'incisives centrales et de canines très excavées on a construit une pince agissant par l'action d'une vis insérée au centre de la racine, avant le placement des mors. La pince n'exerce que peu ou point de pression sur les bords radiculaires, la traction s'opérant surtout sur la vis.

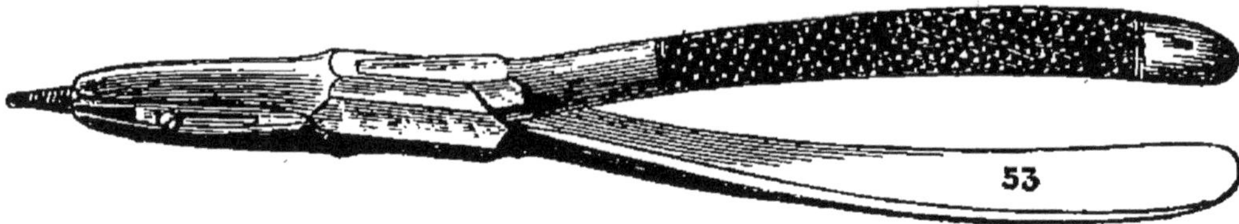

Fig. 170. — Pince à racine recevant une vis taraudée au préalable dans la racine.

S'il vaut mieux enlever du coup une dent multiradiculaire ayant encore quelque prise à la couronne, il

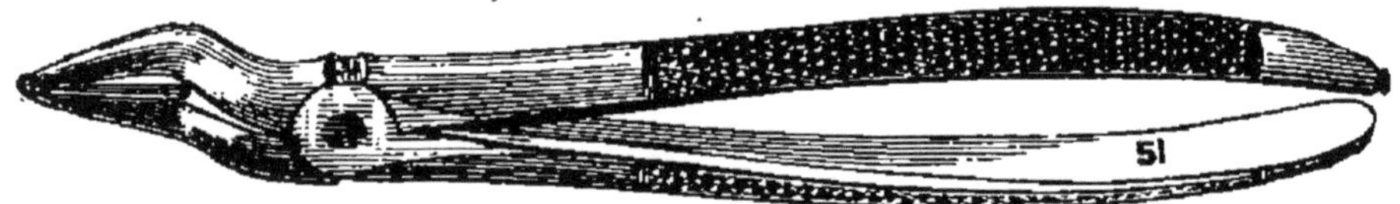

Fig. 171. — Davier forme baïonnette pour racines supérieures.

est contre-indiqué d'embrasser avec la pince une dent aux racines séparées, ou n'ayant plus entre elles qu'un faible lien ; c'est se condamner à un premier échec, tout en rendant plus difficiles les reprises ultérieures, par suite des résistances du malade et de l'effritement des bords. On doit donc s'enquérir exactement, avant le placement de l'instrument, si les racines sont réunies et si les points d'union ont quelque solidité. Cela est surtout important pour les racines de la première prémolaire qui glissent sous l'instrument quand on veut les saisir ensemble, lorsque l'espace interadiculaire est mou ou fracturé. La bifidité irrégulière, la ténuité des racines de cette dent commandent de grandes précautions.

Les figures 171 et 172 représentent des daviers en forme de baïonnette servant à l'avulsion des racines de prémolaires et de molaires. Ces daviers, surtout le premier, sont des plus utiles, ses mors mincent s'insinuent aisément entre la gencive et même entre l'alvéole et la dent, et permettent de remonter aussi haut qu'il est nécessaire. A défaut d'autres, il peut être considéré comme un davier convenant à toutes les racines supérieures. La forme baïonnette permet de

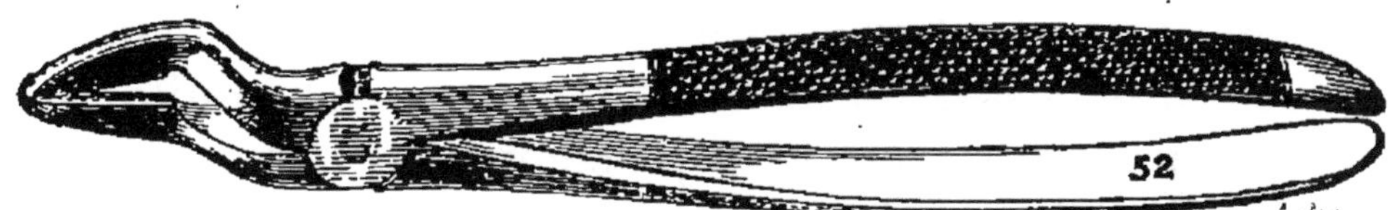

Fig. 172. — Davier forme baïonnette à mors plus épais que ceux de la figure 171.

se placer toujours dans l'axe des racines et nous ne saurions trop recommander son emploi pour les dents postérieures.

On se souviendra que les racines d'une grosse molaire ont des directions différentes, que les externes sont implantées verticalement dans le maxillaire, que la palatine a une direction oblique. Il s'ensuit que le davier doit avoir la même inclinaison.

L'extraction d'une racine facilite toujours celle de sa

voisine en permettant d'entrer au besoin dans la partie libre de l'alvéole; il faut donc s'adresser tout d'abord à la racine la plus chancelante, à celle qui offre le plus de chance pour le succès partiel; pourtant on donnera la préférence, — quand il s'agit d'une molaire supérieure, — à l'une des racines externes, — la présence de celles-ci empêchant le placement aisé de la pince pour enlever en premier lieu la racine palatine.

Quoique les temps doivent être bien distincts on doit s'habituer à enlever plusieurs racines voisines de la

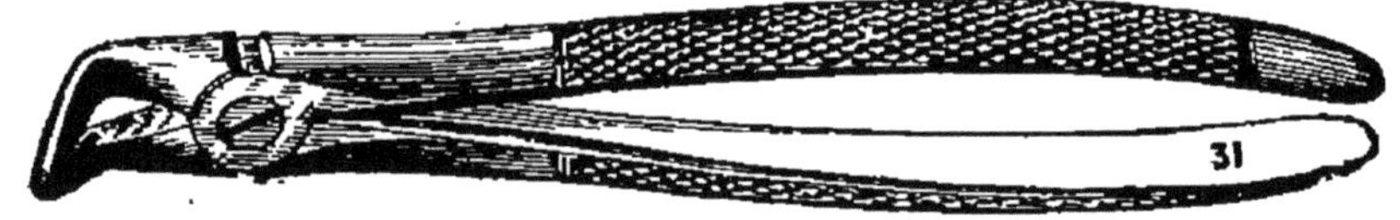

Fig. 173. — Davier pour racines inférieures, région antérieure.

même dent et même dans les cas faciles de dents contiguës sans laisser fermer la bouche. Il est inutile de dire que les extractions rapidement simultanées sont souvent indispensables avec l'anesthésie proto-azotée.

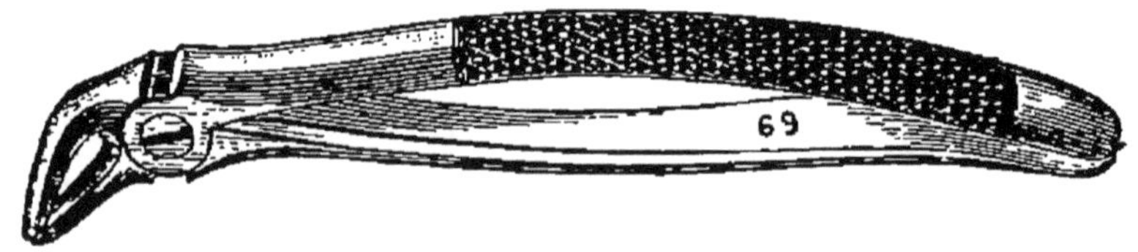

Fig. 174. — Davier pour racines inférieures, région postérieure.

Le davier à baïonnette représenté figure 171 sert à avulser les racines de seconde prémolaire, de troisième molaire; il sert également à saisir d'un seul coup les molaires découronnées aux racines réunies. Nous le préférons aux daviers sous-alvéolaires, ses mors sont plus minces, son action souvent heureuse.

Les racines des dents de la mâchoire inférieure peuvent être extraites avec l'une des pinces reproduites figures 173 à 177.

Pour les racines s'enfonçant dans l'avéole les figures 174 et 175 montrent des daviers pouvant rendre de grands services.

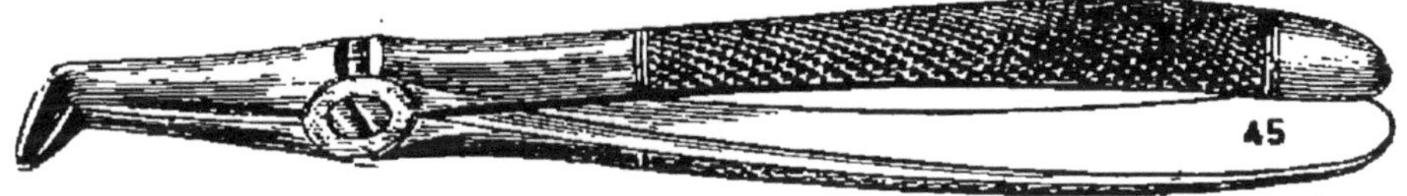

Fig. 175. — Davier sous-alvéolaire pour racines inférieures.

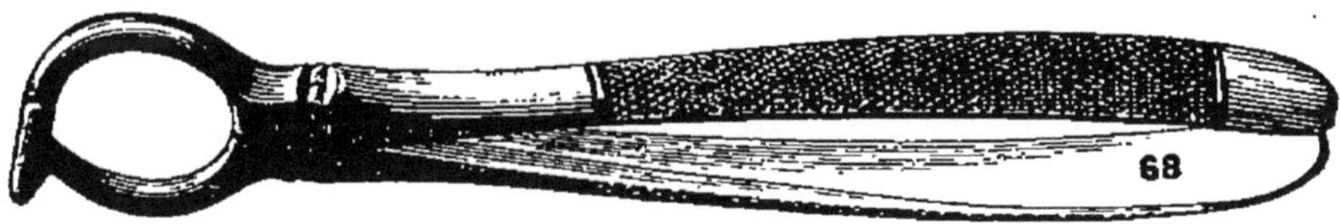

Fig. 176 — Davier sous-alvéolaire pour racines inférieures, modèle de Ryding. L'écartement des branches permet de voir la racine et écarte la joue.

Comme pour les dents le davier à bec de perroquet est souvent un excellent instrument d'extraction des racines de dents inférieures, il n'est pas applicable quand la joue bride et empêche le libre placement de la pince ; aussi il sera délaissé pour l'extraction des racines de la troisième molaire et même, quand la bouche s'ouvre mal, pour celle de la deuxième.

Extraction à l'aide d'élévateurs.— Quand les racines sont très excavées et quand un de leurs bords manque, la pince devient un mauvais instrument d'extraction;

elle écrase et effrite les bords et rend plus difficiles les tentatives subséquentes. L'élévateur est alors l'instrument de choix. Pour les racines chancelantes, c'est un moyen rapide d'extraction, ce qui le rend précieux pour les opérations pendant l'anesthésie au protoxyde

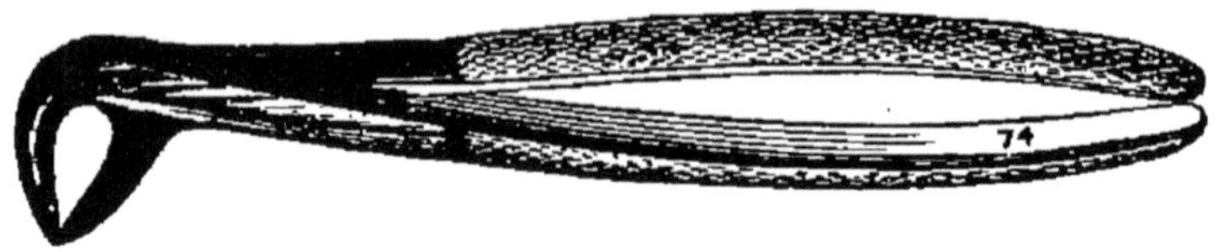

Fig. 177. — Davier à bec de perroquet pour racines de prémolaires et de premières molaires.

d'azote. On n'oubliera pas pourtant qu'il assure moins de force que le davier, et qu'il cause aux parties voisines plus de dommages que celui-ci. Donc, toutes les fois que le centre d'une racine est assez ferme, et que celle-ci est accessible à la pince, on la préférera à l'élévateur. Par contre, quand les bords sont minces, mous, que l'un d'eux manque, que les racines sont chancelantes, quand, dans une première tentative à la pince on a effrité les bords, quand celle-ci ne peut atteindre aisément la racine et se mouvoir aisément, on préférera l'élévateur. Selon les usages différents auxquels on les destine, on leur a donné des formes différentes : les piedsde--biche (fig. 178 à 181) agissant sur la racine par le côté labial ou lingual, la langue de carpe glissant dans l'espace interstitiel séparant les dents et agissant en prenant un point d'appui sur la dent voisine.

On tiendra compte, principalement, de la solidité des bords labial et lingual ; le premier est toujours plus accessible, mais, dans certains cas, la pesée doit se faire du côté interne. Les élévateurs Thomson rendent possible le placement sur le côté labial ou sur le lingual selon les besoins.

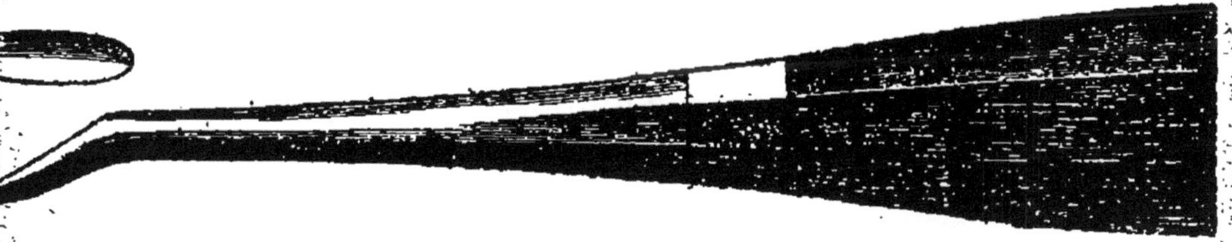

Fig. 178. — Élévateur forme pied-de-biche pour racines, servant des deux côtés.

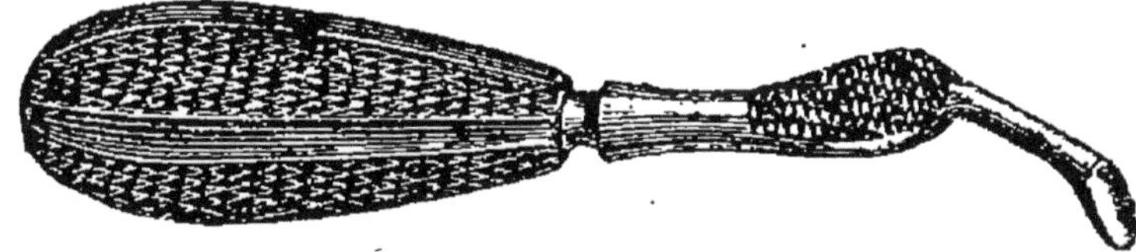

Fig. 179. — Élévateur modèle Thomson, servant des deux côtés.

Si dans quelques cas exceptionnels, racines de mo-

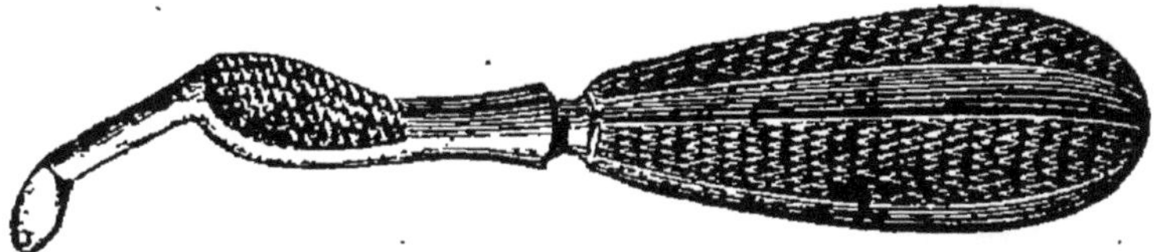

Fig. 180. — Élévateur modèle Thomson, côté droit.

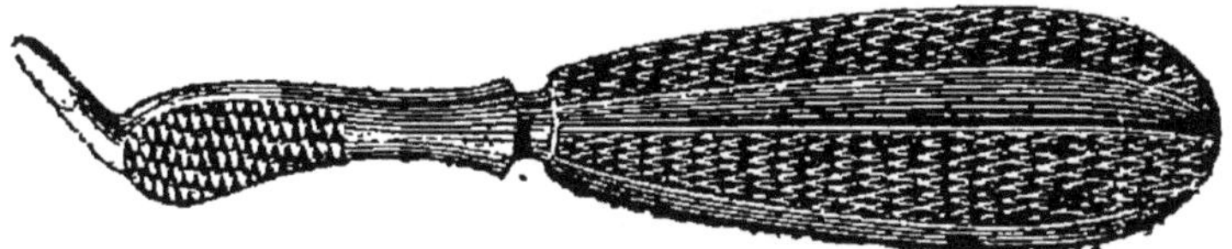

Fig. 181. — Élévateur modèle Thomson, côté gauche.

laires de sagesse par exemple, les élévateurs Thomson (fig. 180-181) rendent des services signalés, ils ne peuvent pas être d'usage courant car leur courbure spéciale enlève de la force à l'opérateur, et ils ne pourraient servir à avulser une racine fortement implantée.

On a imaginé aussi d'employer la vis pour l'extirpa-

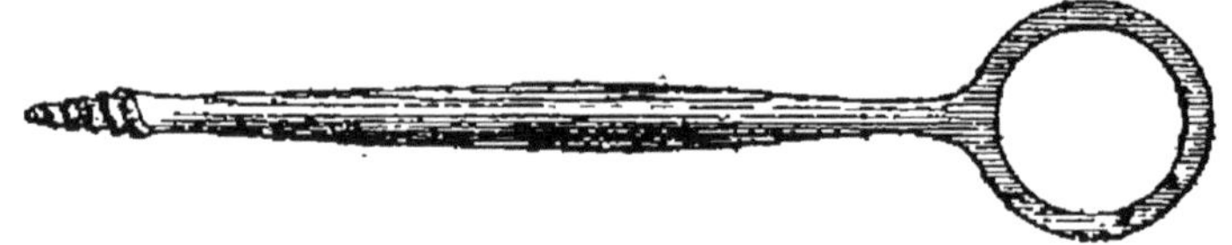

Fig. 182. — Vis pour extraire les racines très excavées.

tion des racines, soit seule, soit combinée avec la pince. Le modèle de M. Wiesner est le plus recommandable.

La langue de carpe (fig. 183-184) est un élévateur d'une grande puissance, pour les racines de la troisième molaire et même pour les dents entières, elle est sou-

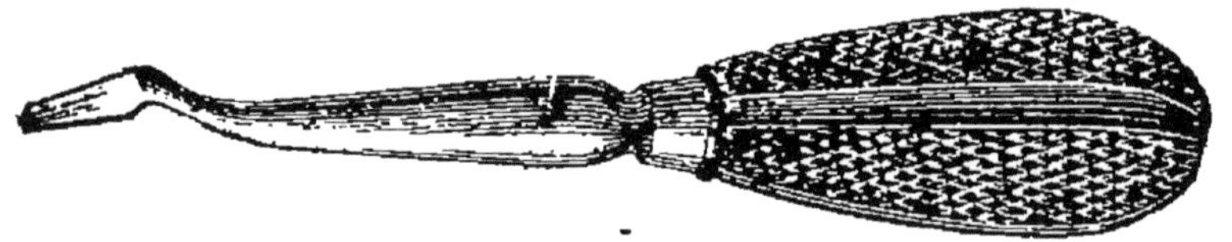

Fig. 183. — Langue de carpe à manche rond.

vent l'instrument de choix. Au lieu d'agir sur la face labiale ou sur la face linguale l'effort est exercé sur la face médiane ou sur la face distale selon que la dent voisine et l'une des racines offrent plus de résistance.

La lame de la langue de carpe s'introduit entre la racine, — ou entre la dent à extraire — et la dent voisine, on remonte aussi haut que possible, puis par de petits mouvements de luxation on luxe légèrement ; les racines coniques peuvent s'enlever entièrement avec cet instrument mais il est presque toujours avantageux de ne demander à la langue de carpe qu'un mouvement de luxation de la racine pour achever ensuite l'opération avec la pince ou même avec le pied-de-biche. La langue de carpe bien engagée assure une force considérable. Elle pourrait causer une fracture du bord

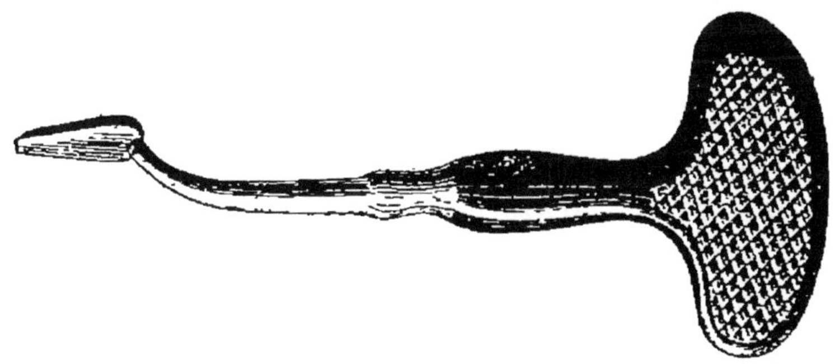

Fig. 184.— Langue de carpe à manche plat et à coude plus prononcé.

alvéolaire ou même une luxation de la dent servant d'appui à la pesée ; il est donc nécessaire que celle-ci soit solide et que l'instrument soit mené avec beaucoup de ménagements, l'opérateur gardant toujours le contrôle de l'action de l'instrument et proportionnant l'effort à la résistance. Du reste le maniement de l'élévateur demande toujours une grande dextérité, il peut glisser et causer des fractures, des déchirures étendues; un certain nombre d'accidents consécutifs à l'extraction lui sont imputables. L'instrument doit être bien en main, son extrémité s'appuyant sur la paume; son manche sera peu long et devra permettre la poussée en avant. L'index de la main gauche, enroulé d'un petit linge, servira de garde contre le glissement de l'instrument, l'opérateur, et, au besoin son aide, ne permettront pas les déplacements de tête du patient. On proportionnera l'effort à la résistance de la racine, à sa solidité d'implantation, à la luxation, aux mouvements qu'on a réussi à lui faire subir. La force à employer nécessite une position dominante pour l'opérateur ; il se placera toujours notablement plus haut que la tête de son patient. L'avantage de l'élévateur sur la pince est la possibilité de remonter plus haut et de n'exercer la pesée que sur des parties résistantes ; on mettra donc cette faculté à profit.

Soins post-opératoires. — L'extraction normale n'a pas de suites ; l'écoulement sanguin ne doit pas durer au delà de quelques minutes ; la douleur de l'extraction des dents et racines ayant causé des périostites aiguës, est parfois assez persistante après l'opération. Un coton imbibé d'huile de girofle agglutinée avec un peu de morphine où une solution de cocaïne en aurait rapidement raison. Pincer la gencive après l'extraction des dents difficiles ou à racines divergentes est avantageux : on favorise la réunion par première intention. On devrait substituer au verre d'eau aromatisée avec de l'élixir dentifrice une solution antiseptique de borate de soude, d'acide thymique, d'eucalyptol. Après de nombreuses extractions, il est bon de faire faire, le jour même, des gargarismes émollients et, les jours suivants, de leur substituer des astringents. Les badigeonnages de teinture d'iode sur la gencive favorisent la résorption alvéolaire.

Si de petites esquilles osseuses restent à la surface, elles seront enlevées avant de laisser quitter le fauteuil, si elles sont profondément placées et si le patient est épuisé, on peut différer cette petite opération, qui sera plus facile les jours suivants.

S'il y a eu accidents, on traitera comme il est dit plus loin.

Le manuel opératoire de l'anesthésie locale est indiqué dans le chapitre suivant.

ANESTHÉSIE LOCALE
POUR L'EXTRACTION DES DENTS

L'anesthésie locale peut être pratiquée exceptionnellement pour l'extirpation de la pulpe, pour la trépanation de l'alvéole, mais sa principale raison d'être en chirurgie dentaire est la suppression ou la diminution de la douleur pendant les opérations d'extraction des dents.

De tout temps on s'est attaché à rendre l'extraction des dents moins douloureuse. Dans ce but, on a mis à contribution l'anesthésie générale (dont nous parlerons dans la seconde partie de cet ouvrage) et les différents agents physiques et chimiques qui peuvent supprimer ou atténuer la sensibilité de la région sur laquelle on doit opérer.

Agents physiques.

ÉLECTRICITÉ

Un pôle d'une batterie étant attaché au davier, l'autre pôle est tenu à la main par le patient. On tâte la susceptibilité du patient en ne laissant passer tout d'abord qu'un faible courant, qu'on augmente graduellement jusqu'à ce que le choc soit senti un peu au delà du coude. L'opérateur revêt ensuite la main qui doit opérer d'un gant en caoutchouc, afin de s'isoler du courant ; puis le davier est placé et l'extraction est pratiquée comme à l'ordinaire. Le patient a le désagrément du choc électrique qui, pour certains, n'est pas sans douleurs. L'opérateur est dans de moins bonnes conditions, son tact étant émoussé, sa dextérité moins grande, par suite de l'emploi du gant de caoutchouc. Ce procédé est abandonné.

Réfrigérants.

APPLICATION DE LA GLACE.

On mélange intimement et couche par couche deux parties de glace pilée et une partie de sel marin. On place ce mélange dans un tissu poreux, tarlatane, mousseline, afin de faciliter l'écoulement de l'eau qui résulte de la fusion de la glace et on l'applique sur le point qu'il s'agit d'anesthésier. Ce procédé n'est pas facilement applicable pour les opérations dans la bouche. En 1857, M. George imagina de disposer une sorte de manchon entourant la gencive. Un récipient supérieur contenait le mélange réfrigérant et s'emmagasinait dans une poire ; un tube amenait l'eau glacée à l'intérieur du manchon, un autre tube servait de déversoir. L'anesthésie s'obtenait en laissant le manchon en place de trois à cinq minutes. Les difficultés d'application, les inconvénients de l'action du froid, surtout quand elle est mal limitée, firent abandonner les moyens ci-dessus.

ÉTHER VOLATILISÉ.

L'effet est analogue ; c'est toujours la réfrigération qui est le moyen d'anesthésie, il est dû à la grande volatilité de l'éther qui produit un abaissement rapide de température par suite du changement d'état.

La région qui reçoit le jet d'éther pulvérisé se refroidit rapidement, par suite de l'évaporation du liquide, se rétracte et s'anémie. Le patient éprouve d'abord une sensation de brûlure plus ou moins intense, puis une insensibilité absolue.

Richardson recommande d'employer de l'éther pur, dont la densité soit égale à 0,723. Ce liquide doit bouillir dans la paume de la main, il doit s'évaporer rapidement sur la langue sans laisser d'autres traces qu'un léger refroidissement. Dirigé sur la boule d'un thermomètre, il fait descendre le mercure à 6° Fahrenheit et y produit une couche de neige, fournie par la vapeur d'eau atmosphérique.

L'anesthésie locale par réfrigération s'obtient en quelques minutes et d'autant plus rapidement que la région est moins sensible et moins enflammée.

Le jet d'éther ne doit pas se diffuser dans toute la cavité buccale, il provoquerait de l'intolérance des voies respiratoires, pourrait déterminer une congélation étendue et des escharres consécutives sur des points éloignés.

La nécessité de la non diffusion du jet d'éther limite

son application à la région comprenant les incisives, les canines et les prémolaires. En voulant s'en servir pour extraire des grosses molaires on risque l'eschari-fication de la partie interne des joues et une anesthésie incomplète. L'éther est très inflammable et on ne l'administrera qu'éloigné de toute lumière et même de tout instrument incandescent. Ses difficultés d'application font que cet anesthésique est maintenant peu employé.

CHLORURE DE MÉTHYLE

« Le gaz chlorure de méthyle ou éther métyl —
« chlorhydrique C H 3. C L est un gaz incolore, d'une
« odeur éthérée, très soluble dans l'alcool, assez solu-
« ble dans l'eau. Sous l'influence d'une pression de
« six atmosphères, ou d'un froid de — 36°, il se liqué-
« fie. » (Debove).

Il agit comme l'éther, mais avec plus d'intensité. L'éther bout à + 36°, le chlorure de méthyle à — 23°, sa volatilisation peut abaisser la température à — 40°.

Employé pour la première fois par Debove, dans un but révulsif et analgésique contre les névralgies, il a été depuis mis à contribution pour obtenir l'anesthésie locale, M. Gallippe est le premier qui l'ait utilisé dans ce but en chirurgie dentaire.

Il est condensé et liquéfié dans une bouteille métallique et l'ouverture d'un robinet, en diminuant la pression, ramène à l'état gazeux.

Il ne serait pas possible de projeter dans la bouche le chlorure de méthyle en un jet aussi diffus que celui de la figure 185 et pour l'appliquer on doit employer le procédé du stypage imaginé par M. Bailly. Il consiste à envoyer une très petite quantité de chlorure de méthyle dans un verre conique ou dans un récipient spé-

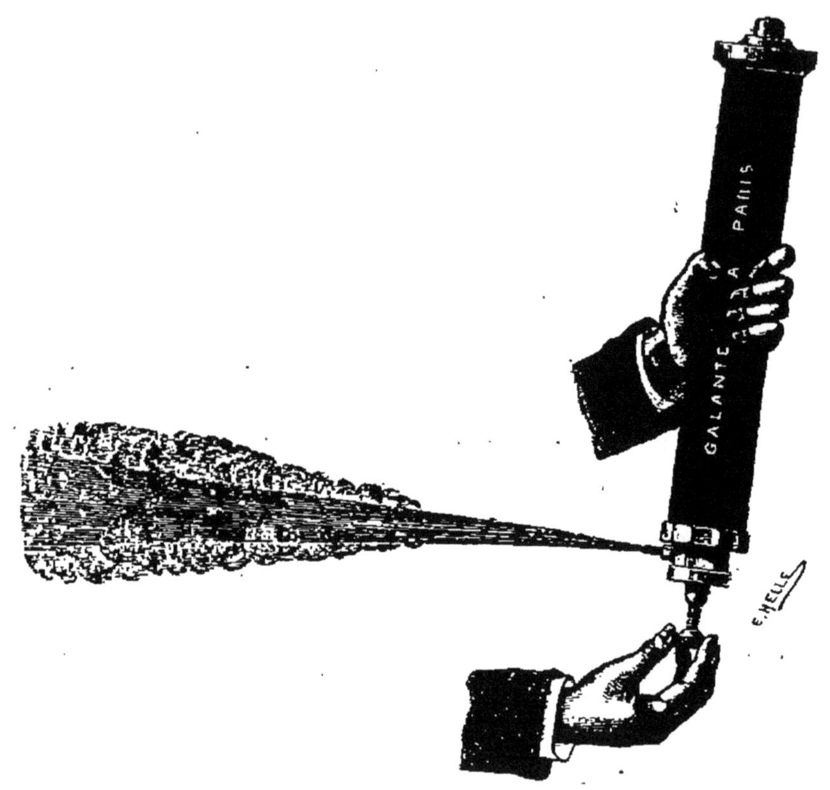

Fig. 185. — Bouteille à chlorure de méthyle.

Mode d'emploi : Tenir le tube comme l'indique la figure. Tourner le bouton à gauche pour ouvrir ; — à droite en serrant fortement pour fermer.

cial, dit thermo-isolateur. On trempe dans le liquide des tampons de ouate entourés de bourre de soie ou même un pinceau, puis on les applique sur la gencive pendant 2 à 5 minutes. M. Gallippe dit : « Je n'ai que très

« rarement observé la mortification de la muqueuse, et « lorsqu'elle s'est produite, elle était absolument super- « ficielle, et n'avait pas plus d'importance que celle qui « est déterminée par l'application d'un caustique à « base d'iode. »

En enduisant préalablement la gencive de glycérine, on obtient une action anesthésique plus durable.

Pour l'éther comme pour le chlorure de méthyle, l'application est relativement aisée quand on veut anesthésier la région antérieure de la mâchoire supérieure, les opérations sur la région postérieure sont plus difficiles par suite du contact de la joue et la nécessité de l'isoler du réfrigérant. Pour la mâchoire inférieure, la difficulté s'accroît considérablement par l'exagération du flux salivaire qui élève la température du réfrigérant en le diffusant.

Les réfrigérants ont des inconvénients : les difficultés d'application, leur action mal limitée, qui peut provoquer des désordres consécutifs — pulpites ou périostites ; ils favorisent l'écoulement du sang au moment de la période de réaction, produisent parfois des escharres et enfin ils sont douloureux, au moins au premier contact.

M. Hennocque se contente d'appliquer le réfrigérant non sur la gencive, mais au pourtour de l'oreille et sur l'expansion faciale du trijumeau. A moins d'une longue application, la peau ne se mortifie pas comme la muqueuse au contact du froid, mais il se pourrait qu'un léger érythème en fût la conséquence ; c'est là une contre-indication d'emploi pour les patientes.

Dans le même ordre d'idées, il nous faut signaler,

un réfrigérant local le *chlorure d'éthyle* que l'on peut avantageusement employer enfermé dans des ampoules de verre dont l'extrémité fermée à la lampe est brisée au moment voulu.

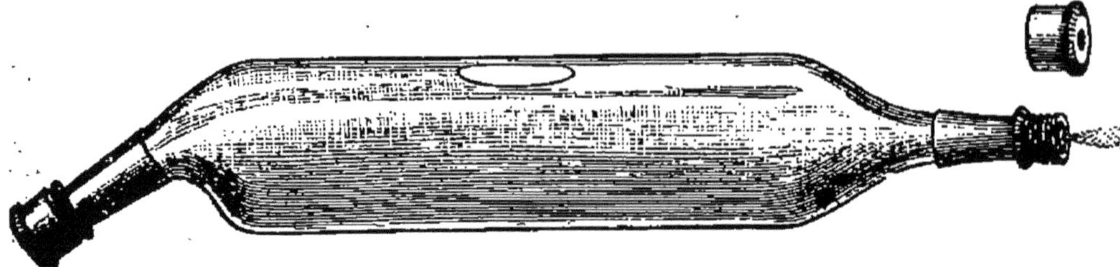

Fig. 186. — Ampoule de chlorure d'éthyle.

Signalons aussi le *coryl* qui est un mélange de chlorure d'éthyle dont M. d'Argent s'est fait le chaud partisan. (*Revue internationale d'odontalgie*, 1893.)

RÉFRIGÉRANTS DIVERS

Le bromure d'éthyle a une action analogue à celle du chlorure de méthyle.

L'odeur nauséabonde du sulfure de carbone interdit son emploi dans la bouche et même dans le cabinet du dentiste.

Le canadol extrait d'une naphte aurait des propriétés anesthésiques similaires aux produits précédents. A la soufflerie, à l'aide des poires de l'appareil de Richardson on pourrait substituer un jet d'air comprimé qui favoriserait l'évaporation.

Agents chimiques.

MÉLANGES ANESTHÉSIQUES

Des alcaloïdes et des médicaments composés ont été mis à contribution pour obtenir l'anesthésie locale. Parmi ces derniers, nous parlerons de l'anesthésique de Distel dont on a publié la formule suivante :

Chlorhydrate de morphine.................	1
Cocaïne....	3
Alcool rectifié...	25
Eau de menthe poivrée................	25
Essence de girofle.................. ..	0,50

Ce composé est placé autour la dent sur des tampons de ouate imbibés du liquide en se protégeant de la dilution de la salive quand on opère sur la mâchoire inférieure; on sèche auparavant et on laisse en place pendant 13 à 15 minutes. Quand on redoute l'emploi des autres anesthésiques et notamment de la cocaïne, par suite de l'âge, des prédispositions, des résistances même du sujet, ce composé rendra des services. On évitera de laisser fuser dans la gorge, la toxicité relative du mélange pouvant entraîner des accidents. Une application d'acide phénique portée sur un petit tampon de ouate et maintenue pendant une ou deux minutes atténue la douleur de l'extraction (Poinsot).

On a donné d'autres formules pour obtenir l'anesthésie locale au moyen d'applications gingivales, en voici deux :

1° Morphine.................... }
Vératrine.................... } ââ 0 gr. 3

	Teinture d'aconit................	30 gr.
	Pyrèthre..........................	15 gr.
2°	Camphre en poudre............	10 gr.
	Ether sulfurique.................	20 gr.

Avant d'aborder l'étude de la cocaïne comme agent anesthésique, signalons l'usage qui vient d'être tenté de mélanger le chlorure d'éthyle avec le chlorhydrate de cocaïne. Ce sel entre dans le mélange dans la proportion de 4 0/0. On renferme le composé dans un tube semblable au coryleur. La pulvérisation se fait à 0,20 centim. du point à anesthésier. On pulvérise lentement cette solution chloréthylo-cocaïnée et l'on attend 5 minutes. L'opération a lieu lorsqu'apparaît sur la gencive un dépôt blanchâtre, givreux de cocaïne.

COCAÏNE

Avant l'introduction de la cocaïne dans la pratique dentaire, l'anesthésie locale était difficile ou incertaine et l'utilisation de l'alcaloïde, de la coca et de ses sels, a fait faire un grand pas à la question.

La cocaïne est extraite des feuilles d'un petit arbuste de 0 m. 50 à 1 m. 50 qui est cultivé sur les plateaux élevés, — 700 à 2.000 mètres, — de l'Amérique du Sud. On le rencontre surtout sur le versant Pacifique des Andes. On se sert de l'alcaloïde même et de ses sels; parmi ceux-ci, le chlorhydrate est le plus employé par suite de sa facilité de dissolution; le benzoate a été aussi préconisé par Bignon.

La cocaïne est un corps solide, incolore, inodore, cristallisant en prismes, à 4 — 6 pans, appartenant au type du rhomboïdal oblique (C 17. H 21 Az O 4), d'une saveur amère et produisant sur la langue une sensation spéciale par anesthésie. Elle fond à 98° et se décompose à une température plus élevée sans donner de résidu.

Peu soluble dans l'eau, elle se dissout facilement dans l'éther, l'alcool, le chloroforme ; dans la vaseline liquide, elle ne se dissout qu'en faisant chauffer le dissolvant.

Le chlorhydrate de cocaïne forme des cristaux allongés à l'état satiné. Il est très soluble dans l'eau et les autres excipients.

Essai des cocaïnes. — On a souvent incriminé l'impureté de la cocaïne, et pensé qu'elle était une cause des accidents observés. Voici un moyen de s'assurer de la pureté du chlorhydrate de cocaïne :

On prendra à peu près, 0 gr. 05 de chlorhydrate de cocaïne qu'on dissout dans 33 gr. d'eau, on ajoute une ou deux gouttes d'eau ammoniacale (l'ammoniaque du commerce) puis on remue le tout avec une baguette de verre ; des stries très accentuées se forment peu après et des flocons de précipité se déposent lentement au fond du vase, laissant le liquide clair et limpide comme auparavant.

Si la cocaïne contient des sels amorphes, même à très petites doses, il ne se forme ni stries, ni précipités et sa surface a plus ou moins l'aspect huileux.

Toxicité. — La cocaïne et ses sels sont toxiques à dose assez faible ; 5 centigrammes sont un maximum qui ne sera jamais donné d'emblée même au sujet le plus robuste.

L'action est très différente selon les individus, selon

leurs prédispositions actuelles. La pureté du produit, le siège de l'injection, l'état du point injecté, la nature du véhicule influent aussi sur le mode d'action.

Les cardiaques et les pneumoniques sont susceptibles d'accidents après l'administration de la cocaïne, mais ceux qui y sont le plus sujets, ce sont les névrosiques et particulièrement les hystériques (Gillard).

Un certain nombre de morts ont résulté de l'usage de la cocaïne; il n'est pas à notre connaissance qu'aucune soit imputable à un dentiste. Malgré cela, nombre d'accidents graves, des syncopes, des troubles de l'innervation, de la motilité durant plusieurs heures et laissant des traces plusieurs jours après, se sont produits à la suite d'injections de doses faibles 0 gr. 025 et quelquefois la forme des accidents a causé des inquiétudes graves au malade, à son entourage et au praticien lui-même.

Cette éventualité commande les plus grandes précautions. Il vaut mieux pour le malade et pour le praticien faire l'extraction sans anesthésie ou l'assurer par d'autres moyens que causer un accès d'hystérie ou des troubles cardiaques inquiétants.

On ne doit pas oublier que l'action n'est pas exclusivement locale et qu'elle se complique de phénomènes généraux, pouvant donner lieu aux accidents mentionnés ci-dessus.

Les injections et même les simples instillations dans la région oculaire ont provoqué plus d'accidents graves que les injections faites dans la cavité buccale.

Un accident mortel s'est produit sur une femme de 73 ans. Il suivit une injection de 0 gr. 04 faite par un de nos plus habiles oculistes. L'âge commande donc des précautions, sans néanmoins interdire l'usage de la cocaïne et nous l'avons souvent administrée à petites doses dans la vaseline à des vieillards de plus de 70 ans. Il serait pourtant préférable, si la dent est chancelante, de ne pas faire d'injection, mais seulement des applications sur la gencive et le rebord alvéolaire, en insinuant la solution entre la gencive et la dent.

L'époque des menstrues n'est pas une contre-indication, mais pendant la grossesse et la lactation, le protoxyde d'azote est préférable à la cocaïne.

La cocaïne accélère tout d'abord la circulation pour la ralentir ensuite, principalement à la périphérie; de là les syncopes et le refroidissement des extrémités. Sauf dans la région anesthésiée, les nerfs moteurs sont plus influencés que les nerfs sensitifs.

MODE D'ADMINISTRATION. — MANUEL OPÉRATOIRE. — Il est toujours préférable de préparer les solutions extemporanément; les dissolutions, surtout celles qui sont aqueuses, sont très susceptibles de s'altérer et quantité d'accidents sont dus à cette cause.

Comme nous l'avons dit, il est indispensable de n'employer que des produits irréprochables quant à la composition chimique et on se défiera des cocaïnes dont on ne connaît pas la marque.

Pour les cas faciles et quand la gencive est décollée, on peut, avec les patients pusillanimes, employer la cocaïne en application sur la gencive. Si l'on veut obtenir une véritable anesthésie, l'injection sous-muqueuse s'impose.

La seringue Pravaz est l'instrument d'injection sous-gingivale. On devra avoir des aiguilles droites et courbes en réserve. La seringue doit toujours être stérilisée

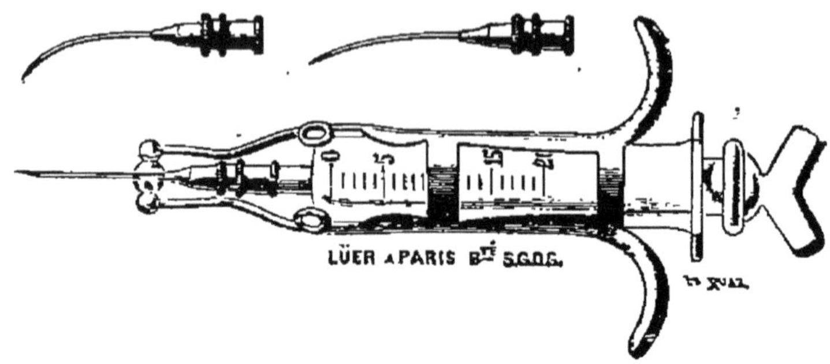

Fig. 187. — Seringue Luër à ailettes montée.

à nouveau avant de s'en servir ; on la lavera donc à

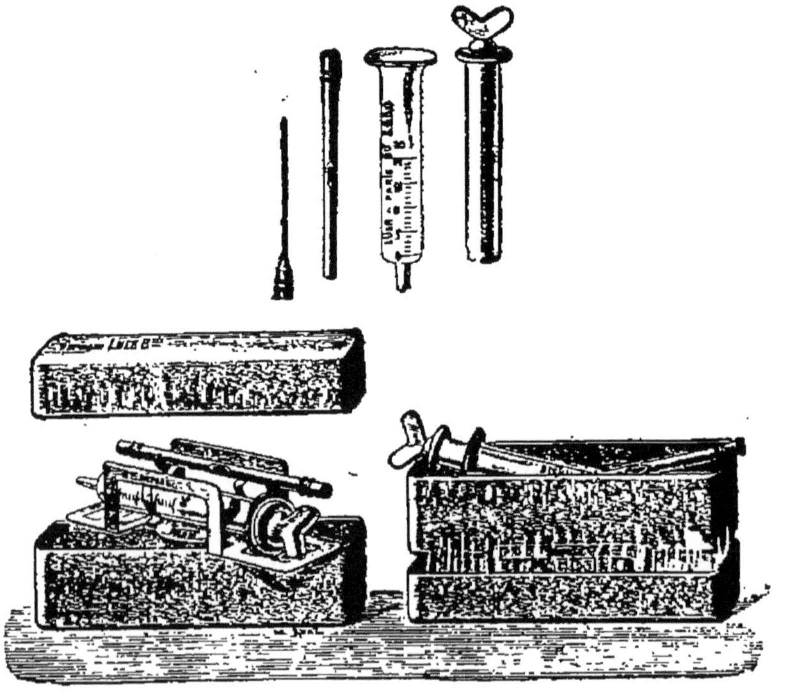

Fig. 188. — Seringue démontée.

plusieurs reprises dans une solution phéniquée et on fera flamber la canule. Après avoir servi, elle doit être lavée immédiatement, notamment quand elle a à injecter de la vaseline. L'eau alcoolisée dissout la vaseline et décrasse très bien la seringue. Un fil métallique restera à demeure dans la canule pendant le repos de l'instrument. Si la pointe de la canule est émoussée, il est bon de l'aiguiser sur la pierre à repasser.

La seringue Pravaz contient un peu plus d'un gramme d'eau (1 centimètre cube 2/10) ; et c'est la quantité maximum qu'on puisse injecter. En n'introduisant sous la gencive que la moitié de cette quantité on irrite moins le tissu et l'inflammation post-opératoire est moins vive.

La seringue de Lüer est aussi un instrument de choix pour l'injection sous-gingivale. Entièrement en cristal, elle est constituée par deux cylindres rodés l'un sur l'autre et s'emboîtant exactement pour en garantir l'étanchéité parfaite. Le premier cylindre sert de piston, le deuxième creux forme le corps de pompe et porte un ajutage rodé sur lequel on adapte les aiguilles. Une telle seringue est facile à stériliser.

Pour les dents antérieures, les canules droites répondent aux besoins ; il n'en est plus de même si on veut atteindre la région des dernières molaires et le côté lingual ; alors les canules courbes et parfois les canules en forme de baïonnette sont nécessaires. Ces dernières ne pourraient servir que pour injecter des solutions aqueuses, car elles s'obstrueraient avec l'huile de vaseline.

Les patients ne doivent jamais être serrés dans leurs vêtements et on les en avertira. Le malade ne doit pas être à jeun ; chez les personnes nerveuses, les vomissements sont possibles. On tranquillisera et on rassurera le patient sur la simplicité de l'opération. Pour l'anesthésie locale comme pour l'anesthésie générale, il est bon que les femmes soient accompagnées.

Le tartre et les enduits muqueux seront tout d'abord enlevés.

La gencive sera au préalable essuyée, puis stérilisée avant l'injection, par un badigeonnage d'alcool sublimé. Il est également bon de laisser en contact avec la gencive une goutte de cocaïne pendant quelques instants, afin de diminuer la douleur de la piqûre. La solution courante doit être à 1 p. 100.

La plus grande quantité du liquide, les 2/3 environ, sera injectée du côté labial et le dernier tiers du côté lingual. La muqueuse palatine étant moins vasculaire que celle du sillon gingivo-labial, le liquide s'absorbe moins, le sphacèle s'y produit plus aisément. A ces raisons anatomiques, il faut ajouter la considération opératoire que l'injection est plus difficile en dedans qu'en dehors de l'arcade alvéolaire.

L'injection se fera sur une ligne oblique à la région médiane du bord alvéolaire.

La canule sera introduite d'une main ferme sous la muqueuse sans atteindre le périoste osseux, car cela pourrait déterminer une ostéite consécutive, l'ouverture de la canule placée en dehors; le liquide sera poussé assez lentement et, après avoir retiré la seringue, on fera laver la bouche. Il est fâcheux de laisser couler la solution cocaïnée dans la gorge et nombre d'accidents sont dus à ce fait. L'injection achevée, on comptera 3 minutes avant d'exécuter l'opération ; on rassurera le patient en piquant la gencive et en lui faisant observer l'indolence de la piqûre. Le placement de la pince et les mouvements de luxation seront faits sans hâte.

Au lieu d'injecter la solution en deux fois, certains opérateurs préfèrent n'injecter que quelques gouttes sur un point, attendre une minute, puis pratiquer d'autres injections à peu de distance.

La cocaïne créant une insensibilité qui s'étend à plusieurs dents, on pourrait avec la même injection enlever sans douleur les dents ou racines voisines pour lesquelles cette opération est indiquée. Si les dents ou racines sont chancelantes, on profitera de l'étourdissement dû à l'anesthésie et à l'opération pour en enlever le plus possible.

On ne pratiquera jamais d'autre injection dans la même séance à moins qu'on n'ait donné la première fois que 0 gr. 025 sans avoir provoqué le plus petit accident.

Emploi de la cocaïne pure. — Il est dû à M. Poinsot qui a montré que la vaseline liquide médicinale, ou oléo-naphtine, la dissolvait à chaud; pour s'en servir, il est donc nécessaire de promener le tube contenant cristaux et excipient au-dessus d'une lampe; il est également indiqué de chauffer la seringue en la maintenant quelques minutes dans de l'eau chaude. L'emploi de la cocaïne pure dans de la vaseline a des avantages considérables.

L'acide chlorhydrique du chlorhydrate de cocaïne peut se dédoubler dans les tissus. En employant l'alcaloïde lui-même, on a un produit plus pur. L'eau peut devenir rapidement septique et on risque d'inoculer des germes infectieux avec elle. La vaseline liquide, même assez ancienne, reste aseptique et les chances d'inoculation sont moindres. Enfin la vaseline retarde considérablement l'absorption (ainsi que le prouvent les expériences faites dans le laboratoire de M. Balzer) et empêche que des doses massives de cocaïne n'entrent dans la circulation ; aussi grâce à ce mélange n'avons-nous pas d'accidents toxiques.

L'inconvénient de la vaseline liquide consiste dans son manque de fluidité, dans la recristallisation rapide de la cocaïne qui se produit quand la température du mélange s'abaisse ; il s'ensuit qu'il devient difficilement injectable et que même l'obstruction absolue de la canule empêche toute sortie du liquide. Afin de rendre l'injection de la cocaïne dans la vaseline plus facile, je fais dissoudre les cristaux dans deux gouttes de chloroforme puis j'ajoute la vaseline, le mélange est ainsi plus fluide et la recristallisation ne se produit pas. En employant plus de deux gouttes de chloroforme, on risquerait de produire une escharre consécutive à l'endroit de la piqûre.

M. Poinsot a conseillé de remédier par un autre moyen au manque de fluidité de la solution de vaseline en lui incorporant une certaine quantité d'huile d'arachide.

Emploi du chlorhydrate de cocaïne. — Le chlorhydrate de cocaïne dissous dans l'eau est plus facilement injectable que les mélanges ci-dessus. Par contre, on doit redouter dans son emploi des phénomènes d'intoxication locale et générale pour les raisons expliquées plus haut. Avec les solutions acqueuses de chlorhydrate de cocaïne, nous avons eu des accidents fâcheux, syncopes, troubles passagers de la motilité, malaises durant plusieurs jours.

Afin de stériliser la solution, et d'augmenter l'effet anesthésique, M. Telschow, puis M. Viau, ont ajouté à la solution une petite quantité d'acide phénique. Cette addition avait des avantages, mais il en résulta des escharres de la gencive, avec œdème de la joue. Les douleurs consécutives étant, dans certains cas, aussi violentes que dans la périostite aiguë.

D'autres opérateurs font dissoudre le sel de cocaïne dans de l'eau de laurier-cerise, on ajoute ainsi à la cocaïne un peu d'acide cyanhydrique et l'on a des effets analogues au composé phénol eau et cocaïne avec atténuation. L'eau distillée est, somme toute, le meilleur véhicule du chlorhydrate de cocaïne. On tiendra compte que l'eau distillée se laisse rapidement envahir par les moisissures, et on ne se servira que de celle qui a été récemment préparée.

Le *Benzoate de cocaïne* a été recommandé par M. Bignon, il agit comme le chlorhydrate, il se dissout, s'injecte et se donne aux mêmes doses que celui-ci.

ACCIDENTS DUS A LA COCAÏNE

Nous avons indiqué les causes prédisposantes de ces accidents, si on y a égard et si on n'administre la cocaïne qu'à des sujets sains, aux doses indiquées par nous et en se servant de la vaseline liquide comme véhicule, on n'aura que peu ou point d'accidents toxiques.

Les accidents sont de deux sortes : immédiats et post-opératoires.

Immédiats, quand ils résultent des arrêts de la circulation, de l'anémie cérébrale et quand ils déterminent la syncope. La cocaïne est vaso-constrictive. La syncope doit toujours être aussitôt combattue par l'aération de la pièce et du sujet; ouverture des fenêtres, élargissement des vêtements serrés, position horizontale et même dans les cas graves, abaissement de la tête au-dessous de ce plan, respiration de produits fortement odorants, acide acétique, ammoniaque, éther ou excitants comme le nitrite d'amyle (une ou deux gouttes, sur un mouchoir). Le nitrite d'amyle est excessivement dangereux et il pourrait aller contre le but poursuivi si on dépassait la dose. On peut, pour éviter tout accident de ce genre, employer les ampoules de verres spéciales qu'on écrase entre les plis d'un linge.

Les excitations périphériques, flagellation de la face donnent de bons résultats. Les effets dépressifs de la cocaïne étant connus, on peut faire appel aux stimulants généraux (alcool sous forme de grog chaud) et par ce moyen nous avons dissipé nombre de défaillances. L'application de l'électricité serait une ressource suprême; mais pour s'en servir, il faudrait que la syncope eût vraiment des caractères alarmants ; dans ces cas, on ferait bien d'appeler le médecin.

Accidents post-opératoires. — Ils sont seulement locaux, les accidents généraux dont nous venons de parler étant passagers. Du côté de la face et de la gencive, l'injection laisse parfois après elle des traces inflammatoires qui peuvent être accusées et douloureuses.

En règle générale, on peut dire que, après l'injection sous-gingivale, la plaie se cicatrise moins rapidement. Ce n'est qu'un inconvénient peu grave quand c'est tout le désordre : dans quelques cas, il est accompagné d'un œdème de la face, mais l'enflure est peu douloureuse et disparaît 24 ou 48 heures après, au plus. Au début de l'emploi de la cocaïne, nous avons observé une enflure persistant huit jours.

A cet œdème correspond une inflammation du bord alvéolaire, avec ou sans suppuration, pouvant déterminer une nécrose partielle. Quand il en est ainsi, la douleur et la gêne à la mastication durent plusieurs jours et ne disparaissent qu'avec élimination du séquestre.

Ce genre d'accidents se produit surtout quand la tuméfaction précédait l'opération, quand la cocaïne ou son excipient n'étaient pas purs, quand à l'injection s'est ajoutée une opération laborieuse, enfin et surtout quand le composé contenait un caustique même à petite dose.

Le traitement est celui de toutes les inflammations du bord alvéolaire : pastilles de chlorate de potasse ou de borate de soude purs, gargarismes, injections avec les détersifs tels que ceux indiqués à la carie du 4° degré.

Des badigeonnages de teinture d'iode, un ou deux bains auraient un effet heureux.

En résumé, la cocaïne est un excellent moyen d'anesthésie locale, mais elle rend possibles des accidents graves généraux ou fâcheux chez les sujets prédisposés, ainsi que des accidents locaux. Néanmoins on doit les éviter ou les atténuer presque entièrement et donner place dans sa pratique à ce puissant analgésique.

Stovaïne.

PROPRIÉTÉS CHIMIQUES.

Le chlorhydrate d'amyleine ou stovaïne, découvert par M. Fourneau et dont les propriétés physiologiques principales ont été établies par M. Billon, est le chlorhydrate du α dimethylamino β benzoyl pentanol.

C'est donc un corps de constitution chimique parfaitement définie. Préparé synthétiquement il est toujours semblable à lui-même et on n'a pas à craindre comme avec la cocaïne la présence d'alcaloïdes voisins ou isomères moins actifs ou plus toxiques.

La stovaïne se présente en petits cristaux blancs fondant à 175°.

Elle est extrêmement soluble dans l'eau ; les solutions aqueuses précipitent par tous les réactifs des alcaloïdes.

Les solutions alcalines (borate de soude) même les plus diluées déplacent la base stovaïne sans décomposition. Les alcalins sont donc incompatibles avec la stovaïne.

Ses solutions aqueuses sont stérilisables par la chaleur ; elles peuvent être portées à l'autoclave à 115° sans décomposition.

PROPRIÉTÉS PHYSIOLOGIQUES.

La stovaïne provoque partout où elle est mise en contact avec les extrémités nerveuses une anesthésie extrêmement intense.

La toxicité, si l'on considère la dose nécessaire pour produire la mort chez les animaux, est trois fois moindre que celle de la cocaïne. Si l'on envisage la dose nécessaire pour produire le début des accidents, on voit qu'elle est environ dix fois moins toxique. C'est dire que sa zone maniable est beaucoup plus étendue que celle de la cocaïne.

Parmi les autres propriétés physiologiques qui peuvent intéresser le médecin nous signalerons les suivantes:

La stovaïne n'est pas vaso-constrictive, elle a une action toni-cardiaque remarquable ; elle possède un pouvoir antiseptique manifeste, enfin elle possède un pouvoir antithermique. Toutes ces propriétés lui constituent en dehors de la toxicité une supériorité très nette sur la cocaïne.

PROPRIÉTÉS THÉRAPEUTIQUES.

La valeur thérapeutique de la stovaïne a été ainsi jugée par M. le professeur Reclus qui, le premier, l'expérimenta : « Depuis vingt ans que la cocaïne est « entrée dans la thérapeutique chirurgicale, c'est la « première fois qu'on nous présente un analgésique « qui la vaille » — « j'injecte sans crainte plus de « stovaïne que je n'injectais de cocaïne et j'ose des « opérations que je n'aurais pas faites autrefois. » (*Académie de Médecine* 5 juillet 1904.)

En odontologie, les premiers essais furent faits par M. Sauvez, professeur à l'École dentaire de Paris. De ses conclusions confirmées par M. Nogué, dentiste des hôpitaux et M. A. Pont, directeur de l'École dentaire de Lyon, il résulte que au point de vue anesthésie les résultats sont les mêmes qu'avec la cocaïne sans qu'il y ait jamais ni menace de syncope ni malaise pendant l'opération qui a toujours été effectuée dans la position assise. Les patients que l'on a eu l'occasion de revoir et d'interroger ont déclaré n'avoir éprouvé dans la journée de l'opération ni céphalalgies, ni nausées, ni malaise, d'aucune sorte. Ces petits accidents de la cocaïne sont de ceux que, suivant l'expression de M. Pont, le malade n'oublie pas et ne pardonne pas.

Les solutions employées étaient à 0,75 ou 1 0/0. On peut en injecter plusieurs centimètres cubes.

Si la seringue dont on se sert a été bouillie dans une solution de borate de soude il faut avant de s'en servir, la laver soigneusement à l'eau distillée bouillie. Le borax en effet précipite la stovaïne.

ACCIDENTS CAUSÉS PAR L'EXTRACTION DES DENTS.

Classification.

L'usage expérimenté des instruments actuels ne cause pas les désordres graves et étendus qui résultaient de l'emploi des anciens instruments et notamment de la clef.

La classification la plus rationnelle est celle de Delestre (1); nous l'adopterons donc comme cadre de cette étude:

A. *Accidents portant sur la dent elle-même.*

1° Fracture de la dent;

2° Luxation et avulsion des dents voisines;

3° Extraction de germe de seconde dentition.

B. *Accidents intéressant les os maxillaires.*

1° Fracture partielle ou complète du bord alvéolaire;

2° Luxation de la mâchoire;

3° Lésion des sinus maxillaires.

C. *Accidents intéressant les parties molles.*

1° Déchirure et décollement de la gencive;

1. Delestre. *Accidents causés par l'extraction des dents.* Paris, 1870.

2° Contusion et blessure des lèvres, de la joue, de la langue ;
3° Emphysème.

D. *Accidents consécutifs.*
1° Hémorragies ;
2° Fluxions, abcès et phlegmon ;
3° Dents pénétrant dans les voies digestives et aériennes.

E. *Accidents sympathiques.*
1° Névralgies ;
2° Tétanos ;
3° Accidents intéressant les organes des sens ;
4° Accidents chez les femmes en état de grossesse, de lactation ou de menstruation.

Nous y ajouterons l'infection virulente ou microbienne. Les différents genres d'accidents peuvent se combiner.

A. Accidents portant sur la dent elle-même. — *Fracture de la dent.* — Dans la grande majorité des cas, c'est là un accident de peu de gravité, qu'une seconde tentative répare sans laisser de traces. Il va de soi que de plus grandes précautions sont alors nécessaires. Si la dent est fracturée assez bas, on se conduira comme pour l'extraction des racines. On enfoncera les mors de la pince ou la pointe de l'élévateur aussi loin que possible, jusqu'à ce qu'on ait la sensation de bien saisir le fragment. On doit faire tous ses efforts pour que la seconde tentative soit heureuse, car il est à craindre d'enlever par des manœuvres répétées tout ce qui offre quelque prise. Si de grandes difficultés se présentaient et s'il n'y avait pas urgence absolue, il vaudrait mieux différer l'achèvement de l'opération; peu de jours après elle serait plus aisément exécutable, par suite de l'inflammation consécutive et aussi de la plus grande facilité d'exploration. Chez les sujets sains la rétention d'un fragment de racine est de peu d'importance et il s'élimine de lui-même.

Luxation et avulsion de dents voisines. — Si, par suite d'exostose de position ou de direction vicieuse, de difficulté exceptionnelle, d'accident opératoire, une dent voisine est luxée, on la replace en recommandant au malade de s'abstenir de toute fatigue de ce côté; s'il y a périostite consécutive, prescrire des badigeonnages avec de la teinture d'iode, 4 ou 5 fois par jour, ainsi que des gargarismes détersifs, est un moyen de la dissiper.

Si une dent voisine est entièrement déplacée, on pourra la réimplanter immédiatement en se conduisant comme il est dit. (Voir *Réimplantation.*) Il est bon même quand la dent est indemne de carie ou que celle-ci est non pénétrante, de trépaner la couronne, d'enlever la pulpe et d'obturer le canal. Les chances de reprise de la pulpe sont douteuses chez les sujets jeunes et nulles chez les adultes. Quoique ces réimplantations soient ordinairement des plus heureuses, surtout s'il n'y a pas de lésions des bords alvéolaires, on s'entourera de toutes les précautions que commande la greffe dentaire.

L'extraction d'un germe de seconde dentition est irréparable.

B. Accidents portant sur les os maxillaires. — *Fracture du bord alvéolaire.* — La fracture d'un petit fragment du bord alvéolaire n'est pas grave, notamment quand il est attaché à la dent extraite. Chez les sujets débilités ou diathésiques, la plus petite fracture peut causer des complications, surtout si le fragment osseux reste à l'état de séquestre plus ou moins mobile. Il est indiqué, à la suite des opérations difficiles et quand la dent extraite a une divergence accusée des racines, de resserrer énergiquement les bords alvéolaires comme le faisaient les anciens dentistes; si une petite esquille faisait saillie sur la gencive, il serait préférable de l'extraire immédiatement.

S'il y a fracture étendue ou complète, on traitera comme il est dit à *Fracture des maxillaires.* On n'oubliera pas que, chez les vieillards ainsi que chez certains diathésiques, les os sont sans résistance au choc; cela commande les plus grandes précautions pour les opérations sur ces sujets et des fractures complètes du maxillaire se sont produites à la suite d'extractions simples. Une résorption alvéolaire considérable dans le voisinage de la dent à extraire crée un point faible dont on doit tenir compte. Ces accidents sont beaucoup plus à redouter en opérant sur le maxillaire inférieur.

S'il y a luxation de la mâchoire, on réduira immédiatement. Certains individus ont une grande laxité articulaire, et chez eux la luxation se produit au moindre effort ; cela commande des précautions spéciales, la direction judicieuse de l'instrument et le maintien du maxillaire avec la main gauche empêcheront cet accident.

Si la dent à extraire était poussée dans le sinus, on devrait immédiatement l'enlever en élargissant l'ouverture, ce qui sera relativement facile, le poids de la dent l'empêchant de s'écarter du plancher du sinus.

Si ce dernier est ouvert sans fracture ni nécrose, on prescrira des gargarismes astringents ou faiblement antiseptiques, on fera des irrigations avec les mêmes liquides, on prendra des précautions contre la pénétration des corps étrangers dans le sinus en badigeonnant la gencive au-dessous de la perforation avec une dissolution concentrée de gutta-percha.

S'il n'y a pas écoulement pathologique, on pourrait faciliter la réunion en avivant la plaie avec le cautère.

Une petite pièce de prothèse assurant l'occlusion agirait de même, si la lésion était étendue. Dans le cas d'abcès du sinus préexistant ou consécutif à l'extraction, on doit traiter comme nous l'indiquons à ce mot.

C. Accidents intéressant les parties molles. — S'il y a déchirure légère des parties molles de la gencive, de la joue ou de la langue, la cicatrisation se fera seule. Si la déchirure est assez étendue, on lave par une irrigation et on recolle les parties en recouvrant de dissolution de gutta-percha agglutinée superficiellement avec du tanin. Si le lambeau n'adhérait plus que par un pédicule étroit, il vaudrait mieux l'exciser. Nous avons dit en parlant de l'extraction que certaines dents contractaient des adhérences gingivales ; dans ce cas il est indiqué d'exciser le lambeau adhérent plutôt que de le détacher par déchirure en enlevant la dent.

La dent peut glisser dans l'arrière-bouche, se loger dans les piliers, ce qui se produit principalement lors de l'extraction des troisièmes molaires à l'aide de la langue de carpe. Après s'être assuré de sa place et de sa direction, on fera, si la dent est enclavée dans du tissu tuméfié, une incision cruciale, afin de la saisir facilement ; la dent sera ensuite enlevée. On se souviendra que la carotide est dans le voisinage, ce qui commande les plus grandes précautions. L'emphysème est une complication exceptionnelle, sans gravité.

D. ACCIDENTS CONSÉCUTIFS.— *Hémorragie.* — Quoique les hémorragies buccales puissent résulter de traumatismes accidentels et même de très petites opérations, scarifications de gencives, etc., quand le sujet est prédisposé, hémophilique, scorbutique, on peut parler de l'hémorragie et surtout de son traitement à propos de sa cause la plus fréquente, l'avulsion des dents. De tous les accidents que l'extraction peut déterminer, l'hémorragie est la plus grave et Moreau comptait, en 1873, 26 morts au passif de cette opération. La gravité et la terminaison funeste ne sont pas forcément dues à des fautes opératoires. Pourtant l'on doit dire que si les dentistes faisaient toujours une enquête sur les antécédents pathologiques de leurs malades, le nombre des accidents serait beaucoup diminué, les hémophiliques constituant la majorité des sujets à hémorragies graves (Voir Hémophilie).

L'hémorragie consécutive à l'extraction des dents rentre dans la classe des hémorragies traumatiques ; elle intéresse rarement les artères, malgré cela, dans deux cas cités par Delestre elle résulta de la rupture d'un anévrisme de l'artère dentaire inférieure: dans le premier l'extraction même l'avait causée, dans le second une esquille osseuse avait déterminé la rupture ; les deux cas furent mortels ; les artérioles, les capillaires sont plus souvent atteints, cela suffit néanmoins à créer des complications redoutables.

La tuméfaction des tissus, les tumeurs, les fongosités favorisent l'écoulement anormal du sang. La nécessité de plus grandes précautions en résulte, surtout quand l'opération a été particulièrement difficile et a laissé après elle une plaie assez étendue.

L'hémorragie qui suit immédiatement l'opération n'est pas dangereuse, à moins qu'elle ne soit exceptionnellement abondante. Un observateur inexpérimenté peut se tromper sur la quantité de sang expulsé par suite de la salive qui s'y mêle. La coloration des crachats est un premier indice de valeur sur la nature de l'écoulement sanguin; lorsqu'il perd sa coloration rouge foncé pour montrer de la transparence et une couleur rose clair, cela permet d'espérer sa cessation prochaine.

Les hémorragies les plus dangereuses sont celles qui se produisent plusieurs heures et surtout plusieurs jours après l'opération, qu'il y ait eu ou non cessation temporaire.

On se souviendra que le meilleur des hémostatiques est le caillot sanguin lui-même et c'est à le former et à le laisser en place qu'on doit tout d'abord s'attacher; aussi, quand, l'opération exécutée, on constatera une perte de sang assez abondante, on suspendra les lavages, particulièrement ceux à l'eau tiède, en recommandant de ne pas faire de succion et de garder le repos. Ces précautions suffiront le plus souvent à arrêter l'écoulement du sang.

Mais si l'hémorragie a duré plusieurs heures, toute

une nuit avec ou sans cessation apparente et si le dentiste est appelé à nouveau, cette situation commande la plus grande attention, car, avec le temps et par suite de la mortification que cause l'anémie locale et l'affaiblissement général, par suite des tentatives malheureuses, la contractilité des vaisseaux diminue et alors l'exploration de l'alvéole et l'application des topiques deviendront plus difficiles. Il est plus aisé d'arrêter l'hémorragie après une première rechute qu'on ne pourrait le faire ensuite. L'enquête sera donc minutieuse sans action précipitée, complète. Si l'on ne s'était pas informé tout d'abord des antécédents pathologiques du malade, on le ferait alors. On se remémorera les détails de l'extraction, le recours ou non à la reprise, la difficulté opératoire, et les instruments employés. On reconstituera la dent et on acquerra la preuve qu'aucun fragment n'est resté dans l'alvéole; s'il en existe un et si sa présence et sa situation sont indubitables, on essaiera de l'avoir, à condition pourtant que ce complément d'opération n'ait pas pour conséquence de délabrer et de meurtrir les tissus. Il est compréhensible qu'une tentative avortée aurait pour résultat d'aggraver la situation, et si on n'est pas sûr du succès immédiat il vaut mieux ne rien essayer dans ce sens. Si la plaie est béante et irritée par contact d'une esquille et si sa mobilité et sa situation sont évidentes, on enlèvera l'esquille. La cavité débarrassée des corps étrangers, on resserrera les bords de la plaie avec les doigts.

On lavera ensuite l'alvéole avec de l'eau froide, on l'essuiera avec un gros tampon de ouate afin de reconnaître autant que possible la source de l'écoulement et d'appliquer le topique sur le vaisseau ouvert. Si la gencive est déchirée, on agira comme nous l'avons dit plus haut, en la recollant, en l'excisant, selon les cas. Puis on placera à l'intérieur de la cavité alvéolaire un tampon de ouate imbibé d'un des liquides indiqués plus oin. Quand il y a fracture étendue du bord alvéolaire, il n'est pas bon de faire le tampon de ouate très gros car cela pourrait empêcher l'affrontement des parties osseuses. Alors on placerait à cheval sur l'alvéole une petite attelle de papier absorbant ou d'amadou. Dans un cas nous avons fait tenir cette attelle par un clamp dont les mors avaient été meulés. Dans la majorité des cas il est avantageux au contraire de pratiquer une certaine compression sur le fond de l'alvéole, en plaçant un tampon assez gros dépassant la gencive et permettant une pression légère des dents antagonistes. Dans ce but, on peut adjoindre un pansement hémostatique proprement dit un corps interposé rendant possible cette compression, bouchon de liège, gutta-percha, Stent et même, à défaut d'autre matière, le plâtre pourrait rendre service.

La plupart des acides ont des vertus coagulantes I purs ou peu concentrés, ils ne peuvent guère être employés dans la bouche, de plus il est à craindre qu'ils ne créent des hémorragies secondaires lors de la chute des escharres, qu'ils ne décalcifient les dents voisines; les astringents et les occlusifs seront donc seuls employés.

Le perchlorure de fer est l'hémostatique le plus réputé, sa réputation est un peu usurpée. Rabuteau a démontré qu'au contact du sang le perchlorure se transformait en protochlorure, qui, lui, ne possède aucune action coagulante; malgré cela, des solutions assez concentrées peuvent garder un excès de perchlorure et agir comme hémostatique vrai; la solution à 30° sans dilution sera appliquée de préférence, mais seulement dans la cavité même, en évitant le fusage, afin d'empêcher l'action escharotique sur les parties voisines.

D'après notre expérience, les meilleurs hémostatiques pour combattre les hémorragies alvéolaires sont le tanin, l'eau de Rabel et la dissolution de gutta-percha dans le chloroforme; la gutta-percha forme un bouchon imperméable retenant sur la plaie le magma astringent et toutes les hémorragies que nous avons eu à traiter ont cédé à leur action. On fait une pâte semi-solide d'eau de Rabel et de tanin, on imbibe de gutta chloroformée une première boulette de coton qu'on enduit de la pâte au tanin et on place au fond de l'alvéole en évitant de faire fuser sur les dents voisines afin d'éviter l'action nocive de l'alcool sulfurique. Cette première boulette est recouverte d'une autre imbibée de gutta seule, puis d'un morceau de papier absorbant ou d'amadou enchâssant les dents voisines dans les perforations correspondantes.

Lorsqu'une hémorragie a duré plusieurs heures ou plusieurs jours, notamment quand elle a récidivé, le repos absolu de la mâchoire et de tout le corps est obligatoire. On fera mettre un bandage, on défendra la parole, on nourrira avec des aliments liquides; l'alcool par ses propriétés stimulantes serait une ressource; on pourra même conseiller des grogs froids. On fera coucher le malade dans une position qui ne soit pas trop déclive et on le fera tenir en observation afin d'éviter les heurts et les mouvements violents. Quand le sang a coulé pendant plusieurs jours, l'arrêt est rarement brusque : il diminue d'abord de quantité, ce que dénote la coloration des crachats, puis cesse, au bout de quelques heures. Il est quelquefois nécessaire de renouveler le pansement. Ce changement ne sera opéré qu'en cas de nécessité et après une observation assez prolongée de 6 à 10 heures. Dans les hémorragies à récidives, il est bon de recommander les plus grandes précautions au malade et à son entourage, pendant 4 à 5 jours ; pourtant, quand le sang n'a pas reparu pendant une période de 48 heures, il y a toute chance d'arrêt définitif. Le pansement sera enlevé par le dentiste lui-même ; encore est-il bon de n'enlever tout d'abord que sa partie supérieure.

A ce moyen de choix, on peut en substituer d'autres. Tomes conseille l'emploi de feuilles de matico roulées en cylindres glissés dans la cavité alvéolaire ; on a préconisé aussi l'emploi des bouchons de cire, de plâtre, de Godiva.

La cautérisation au fer rouge est peu applicable dans un alvéole obstrué de caillots sanguins et entouré de tissu tuméfié et nous n'en recommandons l'usage qu'en dernière ressource et avec le concours du chirurgien. Il en est de même de la ligature artérielle, des résections osseuses. Nous ne connaissons pas d'hémorragie alvéolaire où ces moyens aient réussi et empêché une terminaison funeste.

On combattra ensuite les désordres consécutifs, la gingivite locale, par des gargarismes appropriés.

La plupart des hémorragies alvéolaires s'arrêtent après l'emploi des hémostatiques convenablement appliqués. On pourra avoir recours aux injections d'ergotine. Malgré tout, le dentiste doit toujours être en garde contre deux dangers graves : la rechute après un arrêt momentané, la méconnaissance de l'hémophilie.

Les fluxions œdémateuses ou phlegmoneuses sont rarement produites par l'extraction sans anesthésie locale, il arrive même que celles qui préexistaient sont le plus souvent jugulées. L'opération exécutée, elles peuvent pourtant se produire comme complication des accidents notés ci-dessus ; elles sont surtout symptomatiques et l'intervention portant sur la cause essentielle, avulsion de fragment de racine, d'esquille, suffira le plus souvent à dissiper l'enflure.

Les fluxions consécutives à l'injection de cocaïne sont rarement douloureuses et intenses quoique d'une durée de plusieurs jours; alors elles se limitent à un œdème ou plutôt à une légère boursouflure de la face, que des gargarismes antiphlogistiques, chlorate de potasse, borate de soude font bientôt disparaître. Quand il y a phlegmon grave, l'extraction tardive est plutôt la cause des accidents que l'opération elle-même.

Dents pénétrant dans les voies digestives et aériennes. — Cet accident est à craindre lorsque l'extraction est pratiquée sur des sujets anesthésiés, principalement quand on a employé le protoxyde d'azote et qu'on a eu à extraire plusieurs dents. La chute dans l'œsophage est sans danger sérieux, il n'en est pas de même lorsque la dent s'est engagée dans les voies aériennes. Les cris, les mouvements désordonnés du patient peuvent, comme l'anesthésie, faire que la dent s'engage dans la trachée, pendant un mouvement d'inspiration.

« Dès que la dent est tombée dans le conduit aérien, « elle détermine, par son passage à travers le larynx, « un violent accès de toux accompagné de suffocation : « ce signe n'est point pathognomonique ; du sang peut « de même pénétrer dans le larynx et déterminer des « accidents semblables. Mais bientôt les symptômes « d'asphyxie cessent : le corps étranger est descendu « dans la trachée, il a pénétré dans les bronches, jus- « qu'à ce qu'il soit arrivé à un rameau dont le diamè- « tre est trop petit pour lui livrer passage. Dans cer- « tains cas cependant, hérissé d'aspérités, il ne va pas « aussi loin et s'implante dans la muqueuse. » (Delestre, *loc. cit.*). Ce qui peut arriver de plus heureux est que la dent soit expulsée dans un violent accès de toux, soit immédiatement après l'accident, soit ultérieurement en expectorant le pus de l'abcès consécutif. La mort par suffocation, par inflammation ou par gangrène du poumon pourrait résulter de la chute d'une dent dans les voies aériennes.

Un vomitif, des chatouillements à l'intérieur de la trachée peuvent provoquer l'expulsion de la dent. Dans ce but on fera tenir le malade en travers d'un lit et la tête en bas pendant les accès de toux. Si ces tentatives restaient infructueuses, on ferait appel à un chirurgien afin de pratiquer la trachéotomie.

Accidents sympathiques. — Il est évident que tous les accidents opératoires que nous venons de décrire peuvent retentir sur le système nerveux et donner lieu immédiatement ou consécutivement à des névralgies portant sur les terminaisons périphériques des nerfs sur les branches, sur les centres mêmes. Mais, dans nombre de cas, la névralgie post-opératoire n'a pas cette origine, elle se produit après des extractions faciles comme celles qui sont faites à la suite d'inflammations intenses et où la tuméfaction des tissus a diminué la somme d'efforts nécessaires. Dans les périostites, principalement quand il y a phlegmon, la douleur est souvent plus vive après que pendant l'opération. La mâchoire inférieure y est beaucoup plus sujette que la supérieure. Cela se comprend par l'étude anatomique du maxillaire inférieur. Certaines racines de molaires sont normalement en contact immédiat avec le nerf dentaire inférieur. De plus, la carie dentaire, et aussi l'évolution vicieuse peuvent déterminer des désordres restant à l'état latent jusqu'au jour de l'opération.

La canine supérieure peut aussi, quand elle est très longue, donner lieu à une névralgie sous-orbitaire, mais cela est exceptionnel.

Si le désordre est lié à des lésions traumatiques, le traitement de celles-ci s'impose en premier lieu. Pour les névralgies se produisant aussitôt après une extraction heureuse, on peut les combattre par une application d'acide phénique agglutiné avec de la morphine. Le laudanum de Rousseau, une solution de cocaïne au 1/10e, cette dernière avec précautions, sont également recommandables.

Dans le cas où la névralgie persisterait plusieurs

jours après l'extraction, il serait nécessaire de bien se rendre compte de l'état de l'alvéole et des parties environnantes pour remédier à la lésion post-opératoire. On fera une enquête sur les antécédents du malade, afin de discerner s'il y a ou non influence diathésique. Comme traitement interne anodin on pourrait faire prendre 1 à 3 grammes d'antipyrine en un jour. (Voir *Périostite aiguë.*) On instituerait, de concert avec le médecin, le traitement anti-névralgique proprement dit, en faisant appel aux médicaments modificateurs de l'irritabilité nerveuse : gelsemium sempervirens, aconitine, etc.

Les désordres des centres nerveux commandent une médication générale.

Infection virulente ou microbienne. Des accidents graves de nature septique ont été parfois postérieurs à l'extraction. Dans la majorité des cas on doit incriminer plutôt l'intervention tardive que l'opération elle-même. Malgré cela, de toutes les opérations que nous pratiquons, l'extraction est la plus susceptible d'inoculer à l'opéré des germes morbides. L'étendue de la plaie, sa forme, les désordres antérieurs, la secousse opératoire rendent possibles des inoculations, des infections dont les conséquences sont redoutables.

Non seulement on doit préserver le patient de l'apport des germes d'origine externe, mais encore de l'auto-infection.

Nous avons déjà insisté sur la propreté méticuleuse des instruments d'extraction. Cela n'est pas suffisant si l'on veut écarter tout danger, et il est bon de stériliser tout ce qui sert à l'extraction et à l'exploration. L'immersion dans un liquide antiseptique, dissolution d'acide phénique 1/10, de sublimé 1/250, serait très efficace, mais elle est difficilement praticable, tandis que le flambage au-dessus de la lampe a l'inconvénient de détériorer l'instrument, de le rendre moins maniable.

Parreidt conseille un mélange d'huile, 2 parties, acide phénique, 1 partie, pour enduire les instruments.

Si les opérations sur des sujets et des tissus sains commandent de grandes précautions, à plus forte raison celles ou il y a mauvais état général ou local. L'extraction a souvent pour conséquence de favoriser l'écoulement du pus mais, dans certains cas, cet écoulement n'est pas suffisant, sa puissance nocive est toujours grande; on doit donc le faire évacuer et le neutraliser autant que faire se peut. S'il n'y a pas hémorragie, l'irrigation et le gargarisme auront ce double effet et ils suivront de près l'extraction.

Witzel a imaginé de faire dans ce but des crayons d'iodoforme désinfecté par une addition de café. Ces crayons sont placés dans l'alvéole; l'opération accomplie, ils s'y dissolvent peu à peu. Leur formule est la suivante :

Iodoforme pulvérisé....................	12.
Café torréfié..........................	6.
Sucre blanc............................	4.
Gomme adragante........................	2.
Eau distillée..........................	Q. s.

Saupoudrer avec lycopode pour faire des petits cônes.

Si l'on redoute des accidents post-opératoires on fera bien de prescrire le liquide suivant qui servira à désinfecter la plaie. L'irrigation à l'aide d'une seringue en verre est un mode d'administration plus efficace que le gargarisme. Dans les cas graves elle sera faite une fois par heure.

Acide thymique....................	1 gr.
Alcool...........................	20 gr.
Eau..............................	500 gr.

L'eau iodée, l'eau phéniquée, etc., auraient des résultats analogues. Non seulement l'infection par les instruments, par le dentiste, par les produits de la plaie même est à redouter, mais encore l'infection au dehors par contage de germes d'érysipèle, de tuberculose, etc. Si l'opéré est en contact avec des malades, on fera bien de lui recommander des précautions.

FIN

APPENDICE

1 stallation type d'un cabinet d'opérations

ÉNUMÉRATION ET DÉSIGNATION DES APPAREILS ET INSTRUMENTS SERVANT AUX OPÉRATIONS DÉCRITES.

Quoique dans l'avant-propos et dans le courant de cet ouvrage nous nous soyons efforcé d'indiquer avec précision quels sont les instruments qui conviennent à chaque genre d'opérations, il est peut-être bon de récapituler en une nomenclature d'ensemble quels sont les auxiliaires mécaniques pour le traitement de la carie dentaire.

Il est évident que le modèle d'installation exposé ici recevra, selon les convenances individuelles, selon les acquisitions déjà faites, selon les habitudes de travail, des modifications nombreuses.

Ayant été très souvent le confident de l'embarras des élèves et des jeunes praticiens sur cette question, après tout capitale, nous pensons qu'il ne sera pas sans profit de leur fournir quelques indications à cet égard.

Meubles et appareils d'usage général.

1. Fauteuils d'opérations à pompe (Fig. 1. 2.)
2. Crachoir attenant au fauteuil ou indépendant (Fig.4.5.)

3. Tablette opératoire (Fig. 6. 7. 8.)
4. Meuble à outils, modèle courant (Fig. 9).
5. Lampes à incandescence (Fig. 11. 12), ou à gaz, avec réflecteur Telschow et brûleur Aüer (Fig. 10).
   — à huile avec réflecteur Telschow.
6. Réchaud à gutta-percha de Flagg (Fig. 8.)
7. Pharmacie, modèle P. Dubois (Fig. 27).
8. Pompe à salive, modèle P. Dubois (Fig. 13).
   — — Telschow.
   — — Michaëls.
   — — Ronnet et Tralero.
9. Poire à air chaud simple (Fig. 67).
   — — électrique de Barbe (Fig. 68).
   — — — de Telschow (Fig. 69).
   — ou Injecteur de Brasseur (Fig. 70).
10. Galvanocautères (Fig. 23).
    ou Cautère Paquelin, petit modèle (Fig. 24).

Menus objets et Instruments divers.

11. Miroir à main.
12. — bouche, grand modèle (Fig. 29).
13. — — petit — (Fig. 28).
14. Seringue métal et verre pour irrigation.
15. — H. Lüer (Fig. 188).
16. Ciseaux courbes (Fig. 25).
17. droits.
18. Bistouri (Fig. 26).
19. Porte-nitrate en caoutchouc vulcanisé.
20. Sondes pour explorations (Fig. 30).
21. Sonde souple en argent pour trajets fistuleux.
22. Lampe à alcool en verre.
23. — à gaz avec brûleur Bunsen.
24. Bouillotte.

25. Écarteurs des lèvres et ouvre-bouche (Fig 138).
26. Limes à racines demi-rondes et ovales.
27. — à séparer n°s 000,00,0,1 (Fig. 99).
28. — à métal.
29. Lime à caoutchouc.
30. Gouge pour retoucher les pièces.
31. Pince plate à mors minces.
32. Pierre d'Arkansas pour aiguiser les instruments.
33. Ouate hydrophile, 250 gr.
34. Amadou, 100 gr.
35. Papier *fiber lint*, 250 gr.
36. — d'amiante, un cahier.
37. Laminaire, 100 gr.
38. Caoutchouc à section carrée et de trapèze, 3 épaisseurs, 1 mètre.
39. Caoutchouc en anneaux, grosseurs variées.
40. Bois d'Hickory pour coins et cales.
41. Fil d'aluminium.
42. Flacons pour matières obturatrices et réserve de médicaments.

Instruments à longs manches pour préparation des cavités.

43. 2 couteaux à émail, modèle de P. Brown (Fig. 55).
44. 2 — — Jack (Fig. 55).
45. Rugines à section coupante, droite, série de 14 (Fig. 74)
46. — en forme de cuillère, série de 10 (Fig. 75).

Instruments pour exclusion de l'humidité.

47. Clamps fixe-tampons de Stokes (Fig. 58).
48. Petites serviettes rectangulaires 25 × 15.
49. Digue de caoutchouc, moyenne.

50. Pince perforatrice d'Ainsworth (Fig. 60).
51. Pince porte-clamps (Fig. 61).
52. Clamps. Série de Stokes ou de Palmers (Fig. 62, 63).
Les modèles pour prémolaires et pour molaires sont indispensables, la série peut se réduire à 4 clamps.
53. Clamps refoule-gencive de W. Evans (Fig. 66).
54. Fil de soie cirée pour fixer la digue.
55. Poids pour abaisse-digue.
56. Fixe-digue afin d'empêcher l'abaissement des coins

Tour dentaire et Accessoires.

57. Modèles Klingelfüss, Shaw, S. S. White, Johnston. Trouvé fig. 14 à 20).
58. *a*. Pièce à main droite n° 6 (fig. 21, *a. c.*).
58. *b*. — à angle droit n° 2 (fig. 21 *d.*).
59. Forets. 3 à pointe en forme de lance (Fig. 77).
60. — — — bêche . —
61. — — modèles Forbes —
62. — — — d'équarrissoir.
Soit 12, dont 10 pour la main droite et 2 pour la main à angle droit.
63. Fraise, 4 de forme ronde (Fig. 76).
64. — 4 — roue —
65. — 4 — en cône renversé (Fig. 76).
66. — 2 — ovale.
67. — 2 — cylindrique pour fissures et dents à pivot.
Soit 16, dont 12 pour la pièce à main droite et 4 pour la main à angle droit.
68. Fraises pour enlever l'excédent d'or, 2 de forme ovale (Fig. 101).
69. — — — 2 de forme perle,
70. — — — 2 — pain de sucre.
Soit 6.

71. Brunissoirs rotatifs à côtes, 2 de forme ovale (F. 105).
72. — — — 2 ronde —
73. — — — 2 perle
74. — — unis, 2 cylindrique.
75. — — — 2 boule.
76. Forets et alésoirs pour couronnes artificielles, 3, (Fig. 115).
77. — en corde (Fig. 115).

Les fraises pour fissures peuvent servir à élargir les perforations faites par les mèches.

78. Forets et fraises flexibles pour canaux dentaires, 2, modèle Brewer (Fig. 41).
79. — — — 2, — Gates (Fig. 42).

Soit 4 instruments, dont 2 pour la main droite et 2 pour l'angle droit.

80. Mandrins et porte-meules, porte-disques, 2 porte-meules n° 8 (Fig. 102).
81 2 porte-bois et disques n° 7 (Fig. 102).
82. 2 porte-meules épaisses et disque n° 4 (Fig. 102).
83. 2 porte-disques en papier.
84. 1 porte-brosse.

Ces mandrins sont destinés à recevoir :

2 meules minces corindon et caoutchouc, 1 gomme-laque et corindon épaisse, 1 brosse circulaire à polir et à nettoyer.

Des disques caoutchouc et corindon, gomme-laque et corindon, en papier, en feutre, en caoutchouc souple, en cuir, en bois (Fig. 104).

85. Burette à huile.
86. Jauge pour mesurer les fraises et les pivots.

Instruments pour préparation, foulage et polissage des matières obturatrices.

87. Spatules à ciment en acier, 2 (Fig. 79).
88. — et brunissoirs en agathe, 2 (Fig. 80).
89. Plaques de verre pour mélanger les ciments.
90. Mortier pour amalgames.
91. Cuiller en fer pour chauffer les amalgames de cuivre.
92. Or en feuilles mou et adhésif, au moins un cahier de chacun. N° 4 dans le cas d'un seul cahier.
93. Bouteille à mercure.
94. Mercure redistillé.
95. Amalgame, argent, étain, etc.
96. Amalgame de cuivre.
97. Ciments d'oxyphosphate de zinc jaune clair et bleu gris dans le cas de deux flacons.
98. Gutta-percha blanche.
99. — commune.
100. — avec oxyde noir de cuivre pour canaux.
101. — nitrate d'argent.
102. Fouloirs à gutta-percha, 2.
103. — amalgames, 2.
104. Brucelles, 2 (Fig. 81).
105. Matrices (Fig. 78).
106. Boîte à or à aurifier.
107. Fouloirs à or mou, 4. Série de Bing (Fig. 83.)
108. Maillet à main (Fig. 82.)
109. Daviers à condenser l'or, 3. (Fig. 86).
110. Fouloirs à or adhésif. Série de Varney (Fig. 88).
111. — Série de Thompson (Fig. 89).
112. Maillet électrique de Bonwill (Fig. 93) ou automatique à double action (Fig. 91 et 92).
113. Rifloirs à finir les aurifications (Fig. 99).

114. Scie de Bodecker (Fig. 99).
115. Lames métalliques de P. Brown (Fig. 100).
116. Brunissoirs à main (Fig. 106).
117. Papier à articuler.
118. Poudres à polir.
119. Morceaux de porcelaine pour fixer dans les matières obturatrices (Fig. 94).

Instruments pour le traitement des cavités pulpaires et des canaux.

120. Coiffes métalliques pour recouvrir les pâtesde coiffage (Fig. 40).
121. 2 fraises de Gates, à grosses côtes (Fig. 41).
122. 4 trocards de Hopkins (Fig. 42).
123. 2 sondes de Donaldson (Fig. 47).
124. 1 — en platine irridié.
125. 12 tire-nerfs barbelés.
126. 2 instruments à pointe d'hameçon pour enlever les gros débris de pulpe (Fig. 42 *c.*).
127. 12 équarissoirs d'horloger.
128. Pince pour retirer les fragments de tire-nerfs cassés et introduire les tiges métalliques dans les canaux (Fig. 48).
129. 1 porte tire-nerfs (Fig. 46.)

Divers.

130. Trépans et alésoirs (Fig. 51.110).
131. Écarteur de Parr, de Perry (Fig. 53-54).
132. Pinces coupantes pour exciser les racines (Fig. 111-112-113).
131. — — à cales modèles Preterre.

134. Pince de Bing pour entamer circulairement les racines (Fig. 124).
135. Appareils pour anesthésie locale (Fig. 185-186).
136. Série de 10 instruments à nettoyer.
137. Piles de Leclanché, de Vert, etc. (Fig. 22).

Instruments d'extraction.

138. *Série complète* composée de 38 pinces et de 2 élévateurs représentés par les figures à 139 à 184
Série réduite.

2 daviers pour molaires de lait (supérieures et inférieures) (Fig. 141-142).
1 — incisives centr. et canines sup. (Fig. 143).
1 — prémolaires supérieures (Fig. 146).
2 — 1re et 2e molaires supérieures droite et gauche (Fig. 147-148).
1 — 3e — (Fig. 156),
1 — incisives et canines inf. (Fig. 157).
2 daviers prémolaires inf. (Fig. 160-161).
2 — 1re et 2e molaires inf. (Fig. 162-163).
1 — 3e molaire (Fig. 167).
3 — racines supérieures (Fig. 168-171-166).
3 — — inférieures (Fig. 174-176 177).

Soit 19 daviers.

Les élévateurs et la vis tire-fonds, représentés (Fig. 178 à 184) sont indispensables à un dentiste.

Série très réduite (pour médecins) composés de 9 daviers représentés par les figures 143, 146, 147. 148, 156, 160, 162, 169, 174.

1 élévateur (Fig. 178).
1 langue de carpe (Fig. 184).

CARIE DENTAIRE

PATHOLOGIE, THÉRAPEUTIQUE ET DENTISTERIE OPÉRATOIRE.
Principaux Livres, Mémoires, Périodiques à consulter.

(OUVRAGES DE PUBLICATION POSTÉRIEURE A 1860).

ADLER. — *Les dents*, in-18, 1878.
— *La bouche*, in-18, 1880.
— *Causeries sur les dents*, in-8, 1882.
— *Les dents artificielles*, in-18, 1892.
— *Aide-mémoire du chirurgien dentiste*, par P. Dubois, Isch-Wall, Paquy, Thomas, 2 volumes, in-18 cartonnés, 5 fr.

Première partie. — *Thérapeutiqne de carie dentaire*, 1905.

Deuxième partie. — *Maladies de la bouche et des dents*, 1900.

AMOEDO. — *L'art dentaire en médecine légale*, in-8, Paris, 1899.

AMYOT. — *Odontologie. Hygiène de la bouche*, in-18, 1867

ANDRIEU (L.). — *Leçons cliniques sur les maladies des dents*, in-8, 1885.
— *Monographie de la dent de 6 ans*, in-8, 1887.
— *Traité de dentisterie opératoire*, in-8, 1889.
— *Traité de prothèse buccale et de mécanique dentaire*, in-8, 1888.
— *De l'étude et des moyens d'étude de la chirurgie dentaire*, 1882, in-8

Andrieu (L.). — *Le bon sens en prothèse dentaire*, 2e éd., in-8, 1866.

— *Emploi raisonné du caoutchouc vulcanisé comme monture de dents artificielles*, in-8, 1867.

— *Quelques vérités sur la manière actuelle de remplacer les dents*, in-8, 1865.

Arnulphy. — *Études sur les anomalies de la dent de sagesse inférieure*, in-8, 1876.

Ash. — *Catalogue of artificial teeth, dental materials, instruments*, in-8.

Bardet. — *Formulaires des nouveaux remèdes*, 11e édit., 1899, in-12.

Baudequin. — *Nouveaux instruments destinés à l'extraction des dents et des racines*, in-8.

Béal. — *Maladies de la bouche et des dents (Manuel de thérapeutique clinique sous la direction du Dr Lemoine)*.

Beltrani. — *L'articulation alvéolo-dentaire*, in-8, 1895.

Berard. — *Maladies de la bouche et de ses dépendances* in-8.

Berchon. — *Emploi méthodique des anesthésiques et du chloroforme*, in-8, 1861.

Bermondy. — *Considérations sur les abcès dentaires*, in-4o, 1879.

Bernard. — *Leçons sur les anesthésiques*, in-8, 1875.

Bertin. — *Traité du déchaussement et de l'ébranlement des dents et des maladies des gencives*, in-12, 1864.

Bocquillon-Limousin. — *Formulaire de l'antisepsie*, in-18.

Bogue. — *Sur le limage des dents et l'usage de l'écarteur*, in-8, 1885.

Bonieux. — *De la chute des dents dans l'ataxie locomotrice*, in-4°, 1883.

Bossis. — *Essai sur l'analgésie chirurgicale* obtenue par l'action combinée de la morphine et du chloroforme, in-4°, 1879.

Bouchardat. — *Nouveau formulaire magistrat*, dernière édition, in-18.

Bouvier. — *Des maladies des ouvriers* employés à la fabrication des allumettes, in-8.

Bramsen. — *Les dents des enfants*, in-16, 1889.

Brasseur. — *Méthode de transplantation des dents dans les alvéoles artificiels*, in-8, 1887.

— *De l'air en thérapeutique dentaire*, in-8, 1888.

— *Application du polyscope et de la galvanocaustie aux affections de l'appareil dentaire*, in-8, 1879.

— *Chirurgie des dents et de leurs annexes*, in *Encyclopéd. Intern. de Chirurgie*, 1885.

— *L'emploi de l'air en thérapeutique dentaire*, 1889.

Brouardel. — *Hygiène des ouvriers employés dans les fabriques d'allumettes*, in-8, 1889.

Bruneau. — *Hygiène pratique de la bouche et des dents*, in-18, 1896.

Bucquoy. — *Nécrose des maxillaires supérieures produite par le phosphore*, in-8, 1868.

Bugnot. — *Contribution à l'étude de la greffe dentaire*, in-8, Rouen, 1886.

Caravias. — *Études sur les vaselines liquides comme véhicule dans la méthode hypodermique.*

Cartier. — *Étude sur les résections du maxillaire supérieur*, in-8, 1880.

Castinel. — *Réimplantation des dents*, in-4, 1882.

Chateau. — *Dictionnaire dentaire*, in-18 cart. 1903.

Chéreux. — *Fractures de la mâchoire supérieure*, in-4, 1879.

Choquet. — *Emploi du chloral comme agent d'anesthésie chirurgicale*, in-4, 1880.

Choquet. — *Traité technique des préparations microscopiques à l'usage du dentiste*, in-18, 1895.

Choquet. — *Précis d'anatomie dentaire*, in-8, cartonné avec 195 figures, 1903.

Codex Medicamentarius. — In-8, avec supplément, 1895.

Coizeau. — *Des dents, recherches d'odontotechnie*, in-12 1862.

Coleman. — *Manuel de chirurgie et de pathologie dentaire*, trad. par G. Darin, in-8, 1886.

Coles (O.). — *Manuel de prothèse ou mécanique dentaire* (plaques d'or, d'aluminium, de porcelaine, de caoutchouc, base celluloïde, etc., etc.), trad. G. Darin, vol. in-8, 1874.

Colle. — *Fistules osseuses d'origine dentaire*, in-8, 1874.

Combe. — *De l'acide arsénieux dans ses applications à la thérapeutique de la carie dentaire*, in-8, 1879.

Cruet. — *Des caries dentaires compliquées*, in-8, 1879.

— *Hygiène et thérapeutique des maladies de la bouche*, in-8, 1899.

David. — *Étude sur la greffe dentaire*, in-8, 1877.

— *De la greffe dentaire. Exposé et observations*, in-8, 1880.

— *Hygiène dentaire chez les enfants*, première dentition, in-8, 1884.

DAVID. — *Avulsion des dents par le procédé de la religieuse*, in-8, 1884.
— *De la consolidation des dents mises à nu dans la nécrose des mâchoires*, in-8, 1885.
— *Soins à prendre après l'extraction des dents.* in-8, 1885.
— *De la maladie de Fauchard*, in-8. 1885.
— *Du sort de la pulpe dans les opérations de greffe dentaire*, in-8, 1887.
— *Les dents des goutteux*, in-8, 1887.
— *Des pansements en chirurgie dentaire*, in-18 1888.
— *Bibliographie de l'art dentaire*, in-8, 1889.
— *Chirurgie dentaire*, in-8, 1885-1890.
— *Prohibition du phosphore blanc dans la fabrication des allumettes*, in-8, 1889.
— *De la carie des dents*, in-18, 1890.
— *Les microbes de la bouche*, in-8, 1891.

DARIN. — *Sur les anesthésiques*, in-8, 1880.

DAVENPORT (J.-B.). — *Importance, forme et disposition naturelle des arcades dentaires de l'homme*, in-8, 1888.

DEBOVE. — *De l'emploi médical du chlorure de méthyle*, in-8, 1889.

DEJARDIN. — *Restaurations prothétiques faites dans les hôpitaux de Paris*, in-8, 1878.

DELESTRE. — *Accidents causés par l'extraction des dents*, in-8, 1870.

DEMONTPORCELLET et DECAUDIN. — *Manuel d'anatomie dentaire humaine et comparée*, in-12, 1887.

DESCAMPS. — *Note sur un vulcanisateur, et un articulateur*, in-4°, 1872.

DESPRÈS. — *Maladies des mâchoires*, in-8, 1875.

DORIGNY. — *Questions d'art dentaire*, in-18, 1864.

DORVAULT. — *L'officine ou répertoire général de pharmacie pratique*, 14e édit., gr. in-8, 1898.

DUBOIS. — *L'art dentaire aux États Unis*, in-8, 1888.

DUBOIS. — *Aide-mémoire du chirurgien-dentiste.*

DUCHESNE (A.). — *Étude sur le protoxyde d'azote*, in-8, 1869.

DUCHESNE (J.). — *De la cocaïne et de ses applications*, in-4°, 1887.

DUJARDIN-BEAUMETZ. — *Les nouvelles médications*, in-8, 1885.

DUJARDIN-BEAUMETZ et YVON. — *Formulaire*, in-16, 1900.

DUMUR. — *Des dents*, leur importance et leur signification dans les questions médico-légales, in-4°, 1882.

DUNOGIER. — *Cas nouveau d'héterotopie de la dent de sagesse inférieure*, in-8, 1893.

— *Accidents muqueux de la dent de sagesse*, in-8, 1893.

— *Traitement des déviations dentaires*, in-8, 1895.

FERRIER. — *Névralgies réflexes d'origine dentaire*, in-4°, 1876.

FERRY. — *Du chloroforme au point de vue de son action physiologique*, in-4°, 1876.

FEUILTAINE. — *Du traitement de la carie dentaire*, in-4°, 1879.

FLETCHER. — *Métallurgie dentaire pratique*, trad. G. Darin, in-8, 1886.

FOULKS. — *Questions et réponses sur la pathologie et la thérapeutique dentaires*, in-8, 1886.

FOURRIER. — *De la prothèse palatine*, in-4°, 1883.

FREY et LEMERLE. — *Pathologie de la bouche et des dents*, in-18, cart. 2e édition, 1904.

GAILLARD. — *Des déviations des arcades dentaires et leur traitement rationnel*, in-8, 1881.

GALIPPE. — *Enseignement de l'Odontologie en Angleterre*, in-8, 1882.

— *Recherches sur les propriétés physiques et la constitution chimique des dents*, 1884.

GAULTRON DE LA BATE. — *De la première dentition et du rôle de la mère*, in-18, 1869.

GIRALDÈS. — *Des anesthésiques*, in-8, 1864.

GODON. — *École dentaire*, in-8°, 1901.

FRITEAU. — (Voir Godon).

GODON et FRITEAU. — *Dentisterie opératoire*, in-18, cart. 1904.

— *Clinique des maladies de la bouche et des dents*, in-18, cart. 1904.

GODON et BONNET. — *L'art dentaire aux États-Unis en 1893*, in-8°, 1894.

GOLDENSTEIN. — *Faut-il soigner les dents de la première dentition.*

GRUNWALD et LAURENS. — *Atlas manuel des maladies de la bouche*, in-8° avec 41 planches coloriées, 1903.

GUBLER et LABBÉ. — *Commentaires thérapeutiques du Codex*, 5e édit.. 1896.

GUÉNARD. — *Des hémorrhagies alvéolaires à la suite d'extractions de dents*, in-4°, 1876.

HAAS. — *Quelques observations de nécrose phosphorée des maxillaires*, in-8, 1874.

HAMONAIDE. — *Examens des chirurgiens dentistes, questions posées aux trois examens*, in-18, Paris, 1895.

HARRIS, AUSTEN et ANDRIEU. — *Traité théorique et pratique de l'art du dentiste*, 2e édit. in-8, 1884.

HEATH. — *Lésions et maladies des mâchoires*, trad. G. Darin, in-8, 1888.

Heidé. — *Reconstitution des dents découronnées*, in-8, 1889.

Heydenreich. — *Des accidents provoqués par l'éruption de la dent de sagesse*, in-8, Paris, 1878.

Hirschfell (W.). — *Étude sur la carie dentaire et son traitement par le plombage*, in-8, 1898.

Hooton. — *Nouvelle méthode pour mouler et confectionner de la gencive continue*, in-8, 1893.

Isch-Waal. — (Voir *Aide-Mémoire du chirurgien-dentiste*).

Jagu. — *Contribution à l'étude de la nécrose de cause phosphorée*, in-8, 1874.

Johnson. — *Principes et technique de l'obturation des dents*, traduit par Gires et Rolin, in-8 avec 102 figures, 1903.

Kuhn. — *De la première dentition des enfants, maladies qu'elle détermine*, in-8, 1865.

Lacassagne (Al.). — *Des phénomènes psychologiques avant, pendant et après l'anesthésie provoquée*, in-4°, 1869.

Laffont. — *Sur les anesthésies employées dans les maladies des dents*, in-8, 1885.

Laforesterie. — *Essai historique et critique sur les kystes dentaires*, in-4°, 1886.

Leber et Rottenstein. — *Recherches sur la carie dentaire*, in-8, 1868.

Leblanc. — *Traitement des fractures du maxillaire postérieur*, in-8, 1897.

Lecaudey. — *L'avenir de l'art dentaire en France*, in-8, 1888.

Lefert. — *La pratique des maladies de la bouche et des dents dans les hôpitaux*, in-18, Paris, 1896.

LEGROS et MAGITOT. — *Morphologie du follicule dentaire chez les mammifères*, in-8, 1879.

LEMERCIER. — *Anatomie iconographique de la dent humaine*, in-folio, 1877.

LEMERLE. — (Voir Frey).

LEPLAT. — *Dent d'Hutchinson, dent érodée*, in-8, 1892.

LIKNAITZKY. — *Palatoplastie*, in-4°, 1892.

LUIGI. — *Contribution à l'histoire de l'hémorrhagie consécutive à l'extraction des dents*, in-8, 1876.

MAGITOT. — *Deux cas de réimplantation des dents*, in-8, 1865.

— *Anesthésie locale produite par la pulvérisation d'éther* appliquée à l'avulsion des dents, in-8, 1866.

— *Accidents de l'éruption de la dent de sagesse inférieure*, in-8.

— *Lésions anatomiques de l'émail et de l'ivoire dans la carie dentaire*, in-8, 1866.

— *Altérations des tissus dans la carie dentaire*, in-8, 1866.

— *Traité de la carie dentaire*, in-8, 1867.

— *Mémoire sur l'ostéo-périostite alvéolo-dentaire*, in-8, 1867.

— *Études et expériences sur la salive considérée comme agent de la carie dentaire*, in-8, 1867.

MAGITOT. — *Recherches sur les altérations du système dentaire*, in-8, 1867.

— *Mémoire sur les kystes des mâchoires*, in-8, 1873.

— *Mémoire sur les tumeurs du périoste dentaire* et sur l'ostéo-périostite alvéolo-dentaire, 2e édit., in-8, 1873.

Magitot. — *Traité des anomalies du système dentaire chez l'homme et les mammifères*, in-4°, 1877.

— *La question des kystes des mâchoires*, in-8°, 1879.

— *De la greffe chirurgicale dans ses applications à la thérapeutique des lésions de l'appareil dentaire*, in-8, Paris 1878.

— Articles : *Fluxion dentaire. Dent et dentition.* (Dict. des sciences méd. Dechambre.)

Maire. — *De l'érosion dentaire*, in-8, 1898.

Malassez. — *Existence d'amas épithéliaux autour de la racine des dents chez l'homme adulte à l'état normal*, in-8, 1885.

Manuel du chirurgien-dentiste publié sous la direction de Godon, 9 vol. in-18, Paris, 1896-1904. Voir Frey, Friteau, Godon, Lemerle, Marié, Marie-Martinier, Roy, Sauvez.

Martin. — *De la trépanation des extrémités radiculaires des dents* appliquée au traitement de la périostite chronique alvéolo-dentaire, in-8, 1881.

Marié. — *Notions générales d'anatomie, d'histologie et de physiologie*, in-18 cart. 1900.

Marie. — *Notions générales de pathologie*, in-18, cart. 1900.

Martin. — *De la prothèse immédiate* appliquée à la résection des maxillaires, in-8, 1899.

— *Enseignement de l'art dentaire en France*, in-8, 1898.

Martinier. — *Clinique de prothèse dentaire et de prothèse orthopédique*, in-18, cart., 1903.

— *Clinique de prothèse chirurgicale et res-*

tauratrice des maxillaires, in-18°, cart., 1904.

MAUREL. — *De l'inflammation aiguë et chronique et la pulpe dentaire*, in-4°, 1873.

— *Des fractures des dents*, in-8, 1876.

— *Sur la fréquence de la carie dentaire* chez les Indiens Galibis et leurs métis avec la race noire, in-8, 1878.

— *Des luxations dentaires, et du traitement de la carie dentaire*, in-8, 1866.

MENDELSSOHN. — *Contribution à l'étude de la prothèse immédiate*, in-8, 1898, Montpellier.

MICHALSKI. — *Étude sur la première dentition*, in-8, 1871.

MILLER. — *L'odontotechnie ou l'art de préserver, de guérir, de restaurer et de remplacer les dents*, in-8, 1891.

MOLLIÈRE. — *Du nerf dentaire inférieur*. Anatomie et physiologie, in-8, 1871.

MONNIN. — *Hygiène dentaire*, in-8, 1898. Le Mans.

MOREAU. — *Mémoire sur l'hémorrhagie consécutive à l'extraction des dents*, in-8, 1873.

MOREAU-MARMONT. — *Thérapeutique des anomalies de l'appareil dentaire*, in-8, 1878.

MOREAU-MARMONT (LOUIS). — *Contribution à l'étude du traitement des sinusites maxillaires d'origine dentaire*, in-8, avec 5 fig., 2 fr.

NICAISE. — *L'Antisepsie dans la pratique de la chirurgie journalière*, in-18, 1896.

NUX. — *Études sur l'art dentaire*, in-8, 1893.

OUDET. — *Recherches anatomiques sur les dents et sur leurs maladies*, in-8, 1862.

PABON. — *Manuel juridique des dentistes. Exercice de la médecine de l'art dentaire*, in-18, 1894.

PACOT. — *De l'acide carbonique comme anesthésique*, in-4°, 1860.

PAGE. — *Sur les dents et les dentiers en pâte minérale*, in-8, 1864.

PAILLASSON. — *Sur les principaux anesthésiques employés en chirurgie dentaire*, in-8, 1886.

PALIS. — *Action physiologique du chloroforme*, in-4°, 1885.

PAQUY. — (Voir *Aide-mémoire du chirurgien-dentiste*).

PASQUIER. — *Quelques remarques sur le traitement des kystes périostiques des mâchoires*, in-8, Nancy, 1883.

PELEZ. — *Maladies des dents et de la bouche*. Guérison, in-18, 1880.

PERRIER. — *Névralgies réflexes d'origine dentaire*, in-8, 1884.

PERROLLAZ. — *Anomalies des dents canines*, in-4°, 1878.

PETAVEL. — *Le chloroforme*, in-8, 1865.

PETIT. — *Étude du scorbut*, in-4°, 1890.

— *Manuel préparatoire, aux examens de chirurgien dentiste*, in-18, Paris 1897.

PEYRAUD. — *Nouvelle méthode dite dosimétrique pour l'emploi du chloroforme dans l'anesthésie*, in-8, 1883.

PIETKIEWICKZ. — *De la périostite alvéolo-dentaire*, in-8, 1876.

PINEL. — *Étude sur la greffe dentaire*, in-4°, 1880.

PINET et VIAU. — *Essais d'anesthésie locale en chirurgie dentaire au moyen de la tropacocaïne*, in-8, 1893.

POINSOT. — *Les accidents de la première dentition*, in-16, 1898.

PRÉISWERK et CHOMPRET. — *Atlas manuel des maladies des dents et de la bouche*, in-8, cart. avec 44 planches en couleur, 763 figures, 1905.

PRÉTERRE. — *L'art dentaire*, 2 vol. in-8, 1862-1863.

PRÉTERRE. — *Extraction des dents* et opérations dentaires sans souffrance par le protoxyde d'azote, in-8, 1868.

— *Le protoxyde d'azote*, in-8, 1878.

— *Nouvelles recherches sur les propriétés du protoxyde d'azote*, in-8, 1878.

— *Les dents. Traité pratique des maladies de ces organes*, in-12, 1885.

— *La cocaïne en chirurgie dentaire*, in-8, 1887.

— *État actuel de l'art dentaire*, in-8, 1892.

QUINCEROT. — *Manuel de thérapeutique dentaire spéciale* et de matière médicale dentaire suivi d'un formulaire 2e édit. 1899, in-18.

QUINET. — *Traitement de la périostite alvéolo-dentaire* au moyen du drainage et de la greffe dentaire, in-8, 1880.

RAGAGEOT. — *Considérations sur l'emploi de l'aluminium en prothèse dentaire*, in-8, 1896.

REDIER. — *Greffes dentaires par transplantation*, in-8, 1879.

— *Formulaire de l'hygiène et de la pathologie de l'appareil dentaire*, in-16, 1885.

— *Traité théorique et pratique de la carie dentaire*, in-8, avec 44 figures, 1904.

RENAUD. — *Sur un nouvel appareil à chloroformer*, in-8, 1890.

RICHAUD. — *Sur les fistules dentaires*, in-4°, 1877.

RICOUX. — *Traitement chirurgical de la névralgie rebelle du nerf dentaire inférieur*, in-4°, 1864.

ROGER et GODON. — *Code du chirurgien-dentiste*, in-18, 1893.

ROLLAND. — *Anatomie de la bouche et des dents en 25 leçons*, in-8, avec nombreux schémas explicatifs, 1904.

ROSSI. — *Relations du système dentaire avec la fissure alvéolaire dans le bec-de-lièvre*, in-8, 1887.

ROUQUETTE. — *Effets physiologiques et appliqués de l'hydrate de chloral*, in-4°, 1871.

ROUSSET. — *Dents d'Hutchinson et ichthyose*, in-8, 1894.

ROUX. — *Études sur l'embrasement des vapeurs d'éther* et sur les dangers de l'anesthésie par cet agent, in-4°, 1879.

SARAZIN. — *Dent et dentition*, in-8, 1872.

SAUVEZ. — *L'anesthésie locale pour l'extraction des dents*, in-8°, cartonné, 1905.

SAUVEZ. — *Les meilleurs moyens d'anesthésie* à employer en art dentaire, in-8, 1896.

SAUVEZ. — *Anatomie et pérysiologie de la bouche et des dents*, in-18, cart. 1896.

SCHMITT. — *Le chloroforme destiné à l'anesthésie*, in-8, 1883.

SIMON. — *Étude sur la chirurgie dentaire*, in-12, 1867.

SIMONIN. — *Parallèle de l'action de l'éther et du chloroforme*, in-8, 1866.

SPILLMANN. — *Procédés d'anesthésie par la cocaïne*, in-4°, 1889.

TAYAC. — *Les progrès de l'art dentaire*, histoire et description de l'art du dentiste, in-18, 1890.

TELLIER. — *Traitement des fistules d'origine dentaire*, in-4, 1892.

THOMAS. — (Voir *Aide-mémoire du chirurgien-dentiste*).

THOMSON. — *Formulaire dentaire*, maladies et hygiène de la bouche et des dents, in-18, 1895.

TOMES. — *Traité de chirurgie dentaire*, ou traité complet de l'art du dentiste, trad. Darin, in-8, 1873.

TOMES. — *Traité d'anatomie dentaire humaine et comparée*, trad. Cruet, in-8, 1880.

TOURREIL. — *De l'emploi du bromure d'éthyle pour l'anesthésie locale*, in-4, 1880.

TOUVET. — *Considération sur les anomalies des dents humaines*, in-8, 1882.

— *Observations sur la réimplantation des dents*, in-8. 1890.

TRICHET. — *Rapports qui existent entre les diverses affections de la muqueuse buccale et l'état des dents*, in-4°, 1884.

TROISFONTAINES. — *Manuel d'antisepsie chirurgicale*, in-12, 1888.

VERGNE. — *Du tartre dentaire et de ses concrétions*, in-8, 1869.

VERNE. — *Eruption des dents provisoires*, in-4°, 1863.

VIAU. — *Formulaire pratique pour les maladies de la bouche et des dents*, suivi du manuel opératoire de l'anesthésie, in-8, Paris, 190.

— *De l'anesthésie locale* par les injections sous-cutanées de cocaïne, 1886.

VICTOR et PREST. — *Mémoire sur un nouveau moyen de guérir la carie dentaire* par l'acide phénique diluée et l'obturation médiate, in-8, 1866.

— *De l'art dentaire*, considérations sur sa pratique, in-8, 1866.

VIGOUROUX. — *De l'influence de la sensibilité sur la circulation pendant l'anesthésie*, in-8, 1861.

ZIPFEL. — *Ankylose osseuse de l'articulation temporo-maxillaire*, in-4°, 1886.

INDEX ALPHABÉTIQUE

ET

ANALYTIQUE

TABLE DES MATIÈRES

INDEX ALPHABÉTIQUE ET ANALYTIQUE

DES MATIÈRES CONTENUES DANS CET OUVRAGE

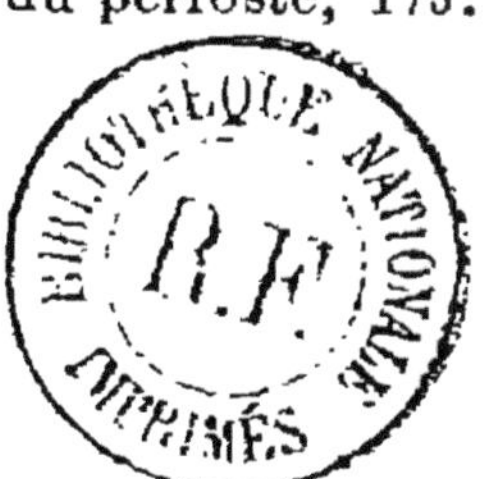

TABLE DES MATIÈRES

Pages

CARIE DU TROISIÈME DEGRÉ.

CARIE DU QUATRIÈME DEGRÉ.

LIVRE DEUXIÈME

Dentisterie opératoire liée au traitement de la carie dentaire.

FIN DE LA TABLE DES MATIÈRES

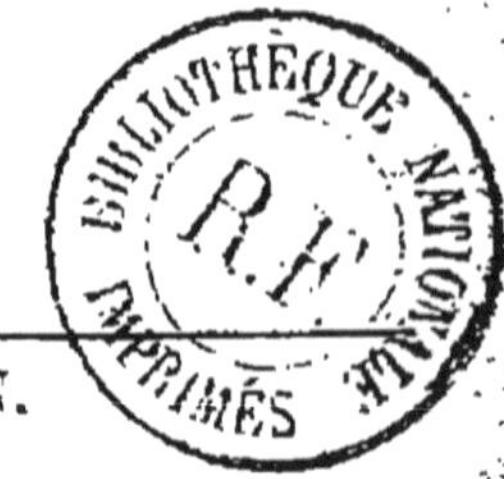

Mayenne Imprimerie CH. COLIN.

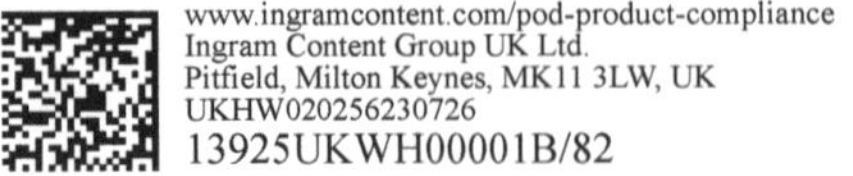
www.ingramcontent.com/pod-product-compliance
Ingram Content Group UK Ltd.
Pitfield, Milton Keynes, MK11 3LW, UK
UKHW020256230726
13925UKWH00001B/82

9 782013 676311